Terapêutica Clínica em Ginecologia

Edmund Chada Baracat
Angela Maggio da Fonseca
Vicente Renato Bagnoli

MEDICINA USP

HC FMUSP

DISCIPLINA DE Ginecologia FMUSP

Terapêutica Clínica em Ginecologia

EDMUND CHADA BARACAT
Professor Titular da Disciplina Ginecologia do Departamento de Obstetrícia e Ginecologia da Faculdade de Medicina da Universidade de São Paulo (FMUSP). Diretor da Divisão de Clínica Ginecológica do Hospital das Clínicas (HC) da FMUSP.

ANGELA MAGGIO DA FONSECA
Livre-docente em Ginecologia pela FMUSP. Professora-associada da Disciplina Ginecologia do Departamento de Obstetrícia e Ginecologia da FMUSP. Responsável pelo Setor de Ginecologia Endócrina e Climatério da Divisão de Clínica Ginecológica do HC-FMUSP.

VICENTE RENATO BAGNOLI
Livre-docente em Ginecologia pela FMUSP. Professor-associado da Disciplina Ginecologia do Departamento de Obstetrícia e Ginecologia da FMUSP. Responsável pelo Setor de Ginecologia Endócrina e Climatério da Divisão de Clínica Ginecológica do HC-FMUSP.

Manole

Editor gestor: Walter Luiz Coutinho
Editora: Karin Gutz Inglez
Produção editorial: Cristiana Gonzaga S. Corrêa e Juliana Morais
Capa: Daniel Justi
Projeto gráfico: Lira Editorial

Dados Internacionais de Catalogação na Publicação (CIP)
(Câmara Brasileira do Livro, SP, Brasil)

Terapêutica clínica em ginecologia / [editores] Edmund Chada Baracat, Angela Maggio da Fonseca, Vicente Renato Bagnoli. -- Barueri, SP : Manole, 2015.

Vários autores.
Bibliografia.
ISBN 978-85-204-4012-4

1. Ginecologia 2. Ginecologia - Terapêutica
I. Baracat, Edmund Chada. II. Fonseca, Angela Maggio da. III. Bagnoli, Vicente Renato.

CDD-618.1
15-01019 NLM-WP 100

Índices para catálogo sistemático:
1. Ginecologia : Ciências médicas 618.1

1ª edição – 2015

Direitos adquiridos pela:
Editora Manole Ltda.
Avenida Ceci, 672 – Tamboré
06460-120 – Barueri – SP – Brasil
Tel.: (11) 4196-6000 – Fax: (11) 4196-6021
www.manole.com.br
info@manole.com.br

Impresso no Brasil
Printed in Brazil

Este livro contempla as regras do Acordo Ortográfico da Língua Portuguesa de 1990, que entrou em vigor no Brasil em 2009.

São de responsabilidade dos coordenadores e autores as informações contidas nesta obra.

A edição desta obra foi financiada com recursos da Editora Manole Ltda., um projeto de iniciativa da Fundação Faculdade de Medicina em conjunto e com anuência da Faculdade de Medicina da Universidade de São Paulo – FMUSP.

Autores

Ana Lucia Cavalcanti
Mestre e Doutora em Ginecologia pela Faculdade de Medicina da Universidade de São Paulo (FMUSP). Especialista em Ginecologia e Obstetrícia, Sexualidade Humana, Psicoterapia Sociodramática e Construtivista de Casais e Família e Formação em Análise Transacional.

Ana Marta Monteiro de Souza
Especialista em Ginecologia e Obstetrícia pelo Hospital dos Servidores do Estado/RJ e em Colposcopia pelo Instituto Brasileiro de Controle do Câncer (IBCC). Médica Colaboradora do Ambulatório de Patologia do Trato Genital Inferior – Colposcopia da Divisão de Clínica Ginecológica do Hospital das Clínicas (HC) da FMUSP.

Angela Francisca Trinconi
Especialista em Mastologia pela Sociedade Brasileira de Mastologia (SBM). Mestre e Doutora em Ginecologia pela FMUSP.

Angela Maggio da Fonseca
Livre-docente em Ginecologia pela FMUSP. Professora-associada da Disciplina Ginecologia do Departamento de Obstetrícia e Ginecologia da FMUSP. Responsável pelo Setor de Ginecologia Endócrina e Climatério da Divisão de Clínica Ginecológica do HC-FMUSP.

Aparecida Maria Pacetta
Doutora em Ginecologia pela FMUSP. Assistente da Divisão de Clínica Ginecológica do HC-FMUSP. Professora-assistente da Disciplina Ginecologia do Departamento de

Ginecologia e Obstetrícia da FMUSP. Subchefe do Setor de Uroginecologia e Cirurgia Vaginal da Divisão de Clínica Ginecológica do HC-FMUSP.

Aricia Helena Galvão Giribela
Doutora em Ginecologia pela FMUSP. Médica-assistente do Setor de Planejamento Familiar da Divisão de Clínica Ginecológica do HC-FMUSP.

Arlete Gianfaldoni
Doutora em Ginecologia pela FMUSP. Assistente Doutora da Divisão de Clínica Ginecológica do HC-FMUSP.

Bruno Salvador Sobreira Lima
Especialista em Mastologia pela FMUSP e em Ginecologia e Obstetrícia pela Universidade Estadual de Campinas (UNICAMP). Médico Colaborador do Setor de Mastologia da Disciplina Ginecologia do Departamento de Obstetrícia e Ginecologia da FMUSP e do Instituto do Câncer do Estado de São Paulo (ICESP).

Carlos Roberto Izzo
Especialista em Reprodução Humana. Mestre e Doutor em Ginecologia pela FMUSP. Professor-assistente da Disciplina Ginecologia do Departamento de Obstetrícia e Ginecologia da FMUSP.

Cassiana Rosa Galvão Giribela
Mestre e Doutora em Ginecologia pela FMUSP. Médica do Setor de Planejamento Familiar da Divisão de Clínica Ginecológica do HC-FMUSP.

Cecília Del Giorno
Fisioterapeuta. Mestre pela Disciplina Ginecologia do Departamento de Obstetrícia e Ginecologia da FMUSP.

Cezar Noboru Matsuzaki
Professor-assistente da Disciplina Ginecologia do Departamento de Ginecologia da Universidade de Santo Amaro (UNISA). Mestre pela Disciplina Ginecologia do Departamento de Obstetrícia e Ginecologia da FMUSP.

Cristiane Lima Roa
Especialista em Sexualidade Humana pela Faculdade de Medicina do ABC (FMABC) e em Genitoscopia pela Associação Brasileira de Genitoscopia (ABG). Professor-

-assistente do Setor de Colposcopia e Patologia Vulvar da Divisão Clínica Ginecológica do HC-FMUSP.

Edmund Chada Baracat
Professor Titular da Disciplina Ginecologia do Departamento de Obstetrícia e Ginecologia da FMUSP. Diretor da Divisão de Clínica Ginecológica do HC-FMUSP.

Eduardo Vieira da Motta
Doutor em Ginecologia pela FMUSP. Assistente Doutor da Divisão de Clínica Ginecológica do HC-FMUSP. Responsável pela Chefia do Pronto-socorro de Ginecologia do HC-FMUSP.

Efrain Poveda Terceros
Médico Colaborador do Setor de Ginecologia Endócrina e Climatério da Divisão de Clínica Ginecológica do HC-FMUSP.

Eliana Guimarães Labes
Especialista em Patologia Clínica pelo Instituto de Assistência Médica ao Servidor Público Estadual (IAMSPE). Médica Colaboradora do Setor de Ginecologia Endócrina e Climatério da Divisão de Clínica Ginecológica do HC-FMUSP.

Elsa Aida Gay de Pereyra
Médica-assistente Doutora do Departamento de Obstetrícia e Ginecologia do HC-FMUSP. Especialista do Trato Genital Inferior e Colposcopia. Coordenadora do Ambulátorio de Sexualidade Humana na Divisão de Clínica Ginecológica do HC-FMUSP.

Elvira Rita Fernandes Gruppi
Médica Colaboradora do Setor de Ginecologia Endócrina e Climatério da Divisão de Clínica Ginecológica do HC-FMUSP.

Erika Mendonça das Neves
Mestre em Ginecologia pela FMUSP. Médica Colaboradora do Setor de Ginecologia Endócrina e Climatério da Divisão de Clínica Ginecológica do HC-FMUSP.

Fabiane Freire Teixeira Sarmanho
Médica Colaboradora do Setor de Colposcopia da Divisão de Clínica Ginecológica do HC-FMUSP.

Fatima Moreno Pires
Pós-graduanda do Departamento de Obstetrícia e Ginecologia do HC-FMUSP. Médica Responsável pelo Ambulatório de Ginecologia do Serviço de Atendimento de Pessoas com HIV/AIDS do Departamento de Moléstias Infecciosas e Parasitárias da FMUSP – Casa da AIDS.

George Fassolas
Estágio em Reprodução Humana no Fertility Center of Atlanta e pela Reproductive Biology Associates, Atlanta, EUA. Diretor da Vivitá – Clínica de Reprodução Humana e da Originale – Centro de Investigação em Reprodução Humana.

Gustavo Arantes Rosa Maciel
Livre-docente em Ginecologia pela FMUSP. Vice-coordenador do Laboratório de Ginecologia Estrutural e Molecular da Disciplina Ginecologia (LIM-58) da FMUSP.

Iara Moreno Linhares
Livre-docente em Ginecologia pela FMUSP. Chefe do Setor de Imunologia, Genética e Infecções do Trato Reprodutivo da Divisão de Clínica Ginecológica do HC-FMUSP.

Jonathan Yugo Maesaka
Especialista em Ginecologia e Obstetrícia pela FMUSP. Médico Preceptor do Setor de Mastologia da Disciplina Ginecologia da FMUSP.

Jorge Milhem Haddad
Doutor em Ginecologia pela FMUSP. Responsável pelo Setor de Uroginecologia e Cirurgia Vaginal da Divisão de Clínica Ginecológica do HC-FMUSP.

José Alcione Macedo Almeida
Mestre e Doutor em Ginecologia pela FMUSP. Professor-assistente Doutor da Disciplina Ginecologia do Departamento de Obstetrícia e Ginecologia da FMUSP. Presidente da Associação Brasileira de Obstetrícia e Ginecologia da Infância e Adolescência (SOGIA). Responsável pelo Setor de Ginecologia Infanto-Puberal da Divisão de Clínica Ginecológica do HC-FMUSP.

José Maria Soares Jr.
Livre-docente em Ginecologia pela FMUSP. Professor-associado da Disciplina Ginecologia do Departamento de Obstetrícia e Ginecologia da FMUSP.

José Roberto Filassi
Livre-docente em Ginecologia pela FMUSP. Diretor Científico da Sociedade Brasileira de Mastologia. Chefe do Setor de Mastologia da Divisão de Clínica Ginecológica do HC-FMUSP.

José Roberto Morales Piato
Doutor em Ginecologia pela FMUSP. Especialista em Mastologia, Ginecologia e Obstetrícia. Professor-assistente Doutor da Disciplina Ginecologia do Departamento de Obstetrícia e Ginecologia da FMUSP.

Joserita Serrano de Assis
Doutora em Ginecologia pela FMUSP. Médica Colaboradora do Setor de Ginecologia Endócrina e Climatério e do Setor de Imunologia, Genética e Infecções do Trato Reprodutivo da Divisão de Clínica Ginecológica do HC-FMUSP.

Jucilene Salles da Paixão
Doutora em Ginecologia pela FMUSP. Médica Colaboradora do Setor de Ginecologia Endócrina e Climatério da Divisão de Clínica Ginecológica do HC-FMUSP.

Lana Maria de Aguiar
Mestre e Doutora em Ginecologia pela FMUSP. Médica-assistente Doutora e Responsável pelo Setor de Patologia Vulvar Benigna e de Doenças Sexualmente Transmissíveis da Divisão de Clínica Ginecológica do HC-FMUSP.

Lilian Fiorelli
Especialista em Sexologia pela Federação Brasileira das Associações de Ginecologia e Obstetrícia (FEBRASGO). Assistente do Setor de Uroginecologia da Divisão de Clínica Ginecológica do HC-FMUSP.

Lucas Yugo Shiguehara Yamakami
Mestre em Ginecologia pela FMUSP. Médico-assistente da Disciplina Ginecologia do Departamento de Obstetrícia e Ginecologia da FMUSP.

Lucia Maria Martins Zuliani
Especialista em Ginecologia e Obstetrícia pela FEBRASGO. Residência Médica em Ginecologia e Obstetrícia pela FMABC.

Lucivanda Pontes Fonteles
Especialista em Medicina Sexual pela FMABC. Médica Colaborabora do Ambulatório de Sexualidade da Divisão de Clínica Ginecológica do HC-FMUSP.

Mara Solange Carvalho Diegoli
Doutora em Ginecologia pela FMUSP.

Márcia Farina Kamilos
Especialista em Ginecologia e Obstetrícia pela FEBRASGO/Universidade Federal da Bahia (UFBA), em PTGI e Colposcopia pela Associação Brasileira de Patologia do Trato Genital Inferior e Colposcopia pela Associação Brasileira de Patologia do Trato Genital Inferior (ABPTGIC) e Ultrassonografia pela FEBRASGO/Colégio Brasileiro de Radiologia (CBR).

Maria Cândida P. Baracat
Preceptora dos Médicos Residentes da Disciplina Ginecologia do Departamento de Obstetrícia e Ginecologia da FMUSP.

Maria Dulce Caoro Horie Wojitani
Mestre em Ginecologia pela FMUSP. Médica Colaboradora do Setor de Imunologia, Genética e Infecções do Trato Reprodutivo da Divisão de Clínica Ginecológica do HC-FMUSP.

Maria Hermínia Alegre Arie
Doutora em Ginecologia pela FMUSP. Médica Colaboradora do Setor de Ginecologia Endócrina e Climatério da Divisão de Clínica Ginecológica do HC-FMUSP.

Mariana Carmezim Baldi
Especialista em Ginecologia e Obstetrícia pela Pontifícia Universidade Católica (PUC) e pela FEBRASGO.

Maricy Tacla
Doutora em Ginecologia pela FMUSP. Assistente da Disciplina Ginecologia do Departamento de Obstetrícia e Ginecologia da FMUSP. Responsável pelo Setor de Patologia do Trato Genital Inferior e Colposcopia da Divisão de Clínica Ginecológica do HC-FMUSP.

Marilene Alicia Souza
Mestre em Ginecologia pela FMUSP. Especialista em Ginecologia e Obstetrícia pelo Hospital Municipal Maternidade Escola de Vila Nova Cachoeirinha.

Mauricio Simões Abrão
Livre-docente em Ginecologia pela FMUSP. Especialista em Colposcopia pela ABPTGIC e em Ginecologia e Obstetrícia pela FEBRASGO. Habilitação em Laparoscopia pela FEBRASGO. Professor-associado da Disciplina Ginecologia do Departamento de Obstetrícia e Ginecologia da FMUSP. Médico Responsável pelo Setor de Endometriose Clínica Ginecológica do HC-FMUSP. Presidente da Associação Brasileira de Endometriose e Ginecologia Minimamente Invasiva (SBE).

Náthalie Isabel Moreira
Médica Ginecologista. Estagiária do Setor de Colposcopia da Divisão de Clínica Ginecológica do HC-FMUSP.

Nilo Bozzini
Livre-docente em Ginecologia pela FMUSP. Professor-associado da Disciplina Ginecologia do Departamento de Obstetrícia e Ginecologia da FMUSP. Responsável pelo Setor de Mioma Uterino da Divisão de Clínica Ginecológica do HC-FMUSP.

Nilson Roberto de Melo
Livre-docente em Ginecologia pela FMUSP. Professor-associado da Disciplina Ginecologia do Departamento de Obstetrícia e Ginecologia da FMUSP.

Paulo Homem de Mello Bianchi
Especialista em Ginecologia e Obstetrícia pelo HC-FMUSP. Mestre pelo Departamento de Obstetrícia e Ginecologia da FMUSP.

Paulo Cesar Serafini
Livre-docente em Ginecologia pela FMUSP. Professor-associado da Disciplina Ginecologia do Departamento de Obstetrícia e Ginecologia da FMUSP. Responsável pelo Setor de Reprodução Humana da Divisão de Clínica Ginecológica do HC-FMUSP.

Pedro Augusto Araújo Monteleone
Especialista em Ginecologia e Obstetrícia pela FEBRASGO. Médico-assistente e Coordenador Administrativo do Centro de Reprodução Humana da Divisão de Clínica Ginecológica do HC-FMUSP.

Persio Yvon Adri Cezarino
Mestre em Ginecologia pela FMUSP. Médico Colaborador do Setor de Ginecologia Endócrina e Climatério da Divisão de Clínica Ginecológica do HC-FMUSP.

Sandra Dircinha Teixeira de Araújo Moraes
Mestre e Doutora pela FMUSP. Pós-doutoranda da Disciplina Ginecologia do Departamento de Obstetrícia e Ginecologia da FMUSP. Especialista em Ginecologia e Obstetrícia pela FEBRASGO e AMB.

Sérgio Podgaec
Mestre e Doutor em Ginecologia pela FMUSP. Livre-docente em Ginecologia pela FMUSP. Assistente do Setor de Endometriose da Divisão de Clínica Ginecológica do HC-FMUSP.

Suzane M. Hwang
Médica Ginecologista. Estagiária do Setor de Uroginecologia e Cirurgia Vaginal da Divisão de Clínica Ginecológica do HC-FMUSP.

Sylvia Asaka Yamashita Hayashida
Doutora em Ginecologia pela FMUSP. Médica-assistente Doutora da Divisão de Clínica Ginecológica do HC-FMUSP.

Théo Lerner
Mestre em Ginecologia pela FMUSP. Especialista em Sexologia pela FEBRASGO. Colaborador do Ambulatório de Sexualidade da Divisão de Clínica Ginecológica do HC-FMUSP.

Vicente Renato Bagnoli
Livre-docente em Ginecologia pela FMUSP. Professor-associado da Disciplina Ginecologia do Departamento de Obstetrícia e Ginecologia da FMUSP. Responsável pelo Setor de Ginecologia Endócrina e Climatério da Divisão de Clínica Ginecológica do HC-FMUSP.

Wilson Maça Yuki Arie
Doutor em Ginecologia pela FMUSP. Médico Colaborador do Setor de Ginecologia Endócrina e Climatério da Divisão de Clínica Ginecológica do HC-FMUSP.

Yung Hu Kang
Médica Colaboradora do Serviço de Imunologia, Genética e Infecções do Trato Reprodutivo da Divisão de Clínica Ginecológica do HC-FMUSP.

Sumário

Seção 3

Planejamento Familiar

Seção 4

Patologia do Trato Genital Inferior

Seção 5
Infertilidade

Seção 6
Emergências em Ginecologia

Seção 7
Uroginecologia

Seção 8
Afecções Mamárias

Seção 9
Climatério

Seção 10

Sexualidade na Idade Reprodutiva

Seção 11

Ginecologia em Situações Especiais

PREFÁCIO

Esta publicação tem como objetivo apresentar as rotinas da Disciplina de Ginecologia da Faculdade de Medicina da Universidade de São Paulo (FMUSP) na assistência das diversas questões que afetam a mulher, mostrando a experiência dos profissionais em cada setor da Clínica de Ginecologia.

O livro foi dividido em 11 seções, assim distribuídas: Ginecologia da Infância e Adolescência; Ginecologia Endócrina; Planejamento Familiar; Patologia do Trato Genital Inferior; Infertilidade; Emergências em Ginecologia; Uroginecologia; Afecções Mamárias; Climatério; Sexualidade na Idade Reprodutiva; e Ginecologia em Situações Especiais. Cada seção apresenta os principais tópicos da Ginecologia, os quais são abordados em capítulos que contêm breve introdução sobre o tema e como fazer de maneira simples e prática o diagnóstico e o tratamento, com o objetivo de oferecer respostas para as diversas questões do cotidiano do ginecologista, mostrando a experiência de nossa escola a todos os colegas militantes da área.

Agradecemos a todos os colaboradores e profissionais da Disciplina de Ginecologia da FMUSP pela dedicação e pelo auxílio na elaboração deste livro.

Os Editores

Seção 1
Ginecologia da Infância e Adolescência

Coordenador

José Alcione Macedo Almeida

1
Puberdade precoce

Cezar Noboru Matsuzaki
José Alcione Macedo Almeida

INTRODUÇÃO

A puberdade feminina caracteriza-se pelo surgimento dos caracteres sexuais secundários (mamas, pelos púbicos e menstruação), paralelamente à aceleração ou estirão do crescimento. Somam-se a esses eventos o aumento da massa muscular e o depósito de gordura localizada, modificando a imagem corporal. Em cerca de 80% dos casos, a sequência dos fenômenos puberais segue a ordem telarca, adrenarca e menarca, mas, em 20% das vezes, a pubarca pode anteceder à telarca.

No sexo feminino, a puberdade pode ter início a partir de 8 anos de idade, mas ocorre mais frequentemente por volta dos 10 anos. Assim, quando o processo se inicia antes dos 8 anos, é denominado puberdade precoce (PP). Sua incidência é de 20/10.000 meninas nessa faixa etária.

A PP pode ser completa (telarca, pubarca e menarca) ou incompleta, quando apenas um ou dois desses caracteres se manifestam. É importante lembrar que, quando há intervenção terapêutica no início do processo, interrompe-se sua progressão e, assim, mesmo na forma completa, pode não ocorrer a menarca. A forma completa ou verdadeira decorre de etiologia central (dependente do GnRH), enquanto a pseudopuberdade precoce ou periférica é independente do GnRH.

A forma incompleta da PP sem avanço da idade óssea é considerada variante do desenvolvimento puberal normal. Nessas pacientes, mesmo sem instituir tratamento, deve-se realizar o acompanhamento clínico regular, pois em aproximadamente 20% dos casos pode ocorrer evolução para PP central, ou seja, seria o primeiro sinal da forma completa.

A PP central é causada por maturação precoce do eixo hipotálamo-hipófise-ovariano (HHO), sendo de origem central em 98% dos casos e periférica em 2%. Em meninas, a ativação precoce dos pulsos de GnRH é idiopática ou constitucional em 80 a 90% dos casos.

A PP periférica pode ser causada por excesso de hormônios esteroides sexuais de fonte exógena, secretados pelas gônadas ou nas glândulas suprarrenais, sem ativação do eixo HHO.

PRINCIPAIS CAUSAS DE PP PERIFÉRICA

Cistos ovarianos, ou cistos foliculares de ovário, são a causa mais comum de PP periférica. Neoplasias ovarianas, como as das células da granulosa, tumores de células de Leydig e gonadoblastomas, são causas raras de PP.

O desenvolvimento sexual tem sido também atribuído à exposição ao estrogênio de cremes e pomadas, uso inadvertido de anticoncepcionais orais e contaminação de alimentos. Nesses casos, ocorre sempre a forma incompleta de PP.

A síndrome de McCune-Albright é um distúrbio raro que se caracteriza por PP, manchas cutâneas cor de café com leite e displasia óssea fibrosa poliostótica. É classificada como forma periférica e deve ser considerada em meninas com formação recorrente de cistos foliculares e menstruação cíclica.

Tumores secretores de androgênios e defeitos enzimáticos na biossíntese de esteroides pela suprarrenal (hiperplasia congênita de suprarrenal) levam ao quadro de PP heterossexual (acne, hirsutismo, engrossamento da voz, desenvolvimento da musculatura torácica e outros sinais de virilização).

Algumas crianças com hipotireoidismo primário de longa duração apresentam desenvolvimento das mamas, galactorreia e sangramento menstrual recorrente.

DIAGNÓSTICO

Na avaliação de paciente com suspeita de PP, são fundamentais a anamnese e o exame físico minuciosos. Procura-se evidenciar o estágio da puberdade e se esta é de causa central ou periférica, para avaliar o prognóstico da estatura definitiva e definir a melhor conduta terapêutica.

A anamnese deve avaliar a cronologia, a sequência e a velocidade da evolução dos eventos puberais. Deve-se interrogar sobre história prévia de doença ou trauma do sistema nervoso central (SNC), exposição a estrogênios e androgênios exógenos, cefaleia, convulsões e dor abdominal.

O exame físico deve avaliar altura, peso e velocidade de crescimento (cm/ano). A constatação de estirão do crescimento mais precoce que em outras meninas da mesma idade pode representar indício de PP.

No exame ginecológico, o desenvolvimento mamário e dos pelos púbicos deve ser cuidadosamente avaliado pelos critérios de Marshall e Tanner. Também é importante observar o aumento do depósito de gordura no monte púbico, grandes lábios e cintura pélvica, além da coloração rósea do introito vaginal, espessamento da membrana himenal e trofismo do epitélio vaginal.

A determinação da idade óssea é realizada pela radiografia de mãos e punhos, avaliada comumente pelo método de Greulich-Pyle.

A ultrassonografia (US) pélvica é utilizada para evidenciar modificações uterinas, cistos foliculares ou tumores ovarianos. Volume ovariano maior que 3 cm^3 é compatível com desenvolvimento puberal.

A US abdominal para avaliação das suprarrenais está indicada nos casos de virilização ou alteração dos hormônios androgênicos.

Para definir a PP como sendo de origem central, deve-se caracterizar a ativação do eixo HHO por meio da dosagem das gonadotrofinas hipofisárias.

Recomenda-se que essa dosagem seja feita pelo método imunofluorométrico (IFMA), que toma como parâmetros normais os valores basais de LH inferior a 0,6 UI/L, ou seja, a partir desse nível de LH significa que há estimulação do eixo HHO. Embora este seja melhor parâmetro na avaliação da PP central em relação à dosagem de FSH, sua sensibilidade é de 62,7%, com especificidade de 100%.

Quanto ao estradiol, o nível de corte é 13,6 pg/mL. Embora níveis elevados (> 20 pg/mL) corroborem o diagnóstico de PP, níveis normais não excluem tal diagnóstico.

Quando o diagnóstico de ativação do eixo HHO não for possível pela dosagem basal de LH, é necessário fazer o teste de estímulo com GnRH. O teste é realizado com a administração de 100 mcg de GnRH endovenoso, com dosagem de LH realizada nos tempos 0, 30, 45 e 60 min após o estímulo. O pico de LH é atingido por volta de 15 a 20 min após esse estímulo. Níveis de LH superiores a 6,9 UI/L (IFMA) são indicativos de estimulação do eixo HHO. Esse exame apresenta sensibilidade de 92,2% e especificidade de 100% para o diagnóstico de PP central.

O teste de estímulo também pode ser realizado com uma única dosagem após injeção de acetato de leuprolida. Após 120 minutos da administração da injeção, LH > 10 UI/L (IFMA) pode ser suficiente para identificar pacientes com PP central.

Embora represente a grande maioria dos casos, a PP central idiopática é um diagnóstico de exclusão.

A ressonância magnética de crânio é utilizada para identificar lesões de SNC. Há controvérsia sobre a necessidade de todas as meninas com PP verdadeira entre 6 e 8 anos de idade realizarem o exame, mas ele está sempre indicado para meninas com quadro neurológico e progressão puberal rápida.

Os hamartomas do *tuber cinerium* são o tipo mais comum de tumor não neoplásico do SNC que causam PP central. Eles contêm neurônios secretores de GnRH que agem como tecido hipotalâmico ectópico. Outros tumores do SNC associados com a PP incluem astrocitoma, ependimoma, pinealoma e glioma. Essas neoplasias podem causar cefaleia, distúrbios visuais, convulsões, dentre outros sintomas.

A neurofibromatose tipo I caracteriza-se por manchas café com leite, sardas pigmentadas e neurofibromas profundos. A PP ocorre, nesses casos, por causa de um glioma do nervo óptico.

A PP causada pela irradiação do SNC também é comumente associada com deficiência de hormônio de crescimento (GH), hidrocefalia, cistos aracnoides, traumas, doenças inflamatórias do SNC e defeitos congênitos da linha média.

A PP periférica (independente do GnRH) também pode evoluir para PP central se a criança for exposta a altos níveis séricos de hormônios sexuais por período prolongado. Por exemplo, portadoras de hiperplasia suprarrenal congênita e síndrome de McCune Albright podem ter idade óssea avançada e ativação do eixo HHO.

TRATAMENTO

Para o tratamento da PP central, utiliza-se o análogo de GnRH para bloqueio do eixo HHO. Apesar das diferentes vias de administração, dosagem e duração de ação, todos os análogos têm se mostrado eficazes.

Em nossa prática clínica, utiliza-se o acetato de leuprolida de depósito (Lupron depot®, 3,75 mg a cada 28 dias ou 11,25 mg a cada 84 dias) intramuscular.

Crianças que iniciam a PP muito jovens e têm rápido progresso do desenvolvimento terão fusão epifisária precoce com menor altura final e, portanto, são as que mais se beneficiam da terapia. As que iniciam o tratamento antes dos 6 anos de idade ganham uma média de 9 a 10 cm na altura adulta, enquanto meninas que iniciam entre 6 e 8 anos, 4,5 a 7,2 cm.

As meninas com idade óssea muito avançada no momento do diagnóstico não se beneficiam do tratamento, pois não se obtém ganho de estatura final significativo.

Crianças com PP central que já estão perto da idade da puberdade normal ou que têm uma variante muito lentamente progressiva da PP não se beneficiam do tratamento.

Além da estatura final, o objetivo do tratamento é evitar as consequências psicológicas da PP, incluindo o risco para distúrbios emocionais e problemas de comportamento, além da ansiedade dos pais.

Para monitorar a eficácia do tratamento, desenvolvimento puberal, níveis hormonais e velocidade de crescimento devem ser avaliados a cada 6 meses. A idade óssea também deve ser verificada, anualmente.

O desenvolvimento das mamas deve cessar e a velocidade de crescimento e avanço de idade óssea deve diminuir. Mesmo com a eficácia do tratamento, o desenvolvimento dos pelos púbicos pode evoluir em razão da adrenarca.

Níveis basais de LH < 0,6 UI/L (IFMA) e estradiol < 10 pg/mL ou LH < 2,3 UI/L após teste de estímulo com GnRH sugerem boa supressão do eixo HHO.

Nos estudos publicados, a média etária da suspensão do tratamento variou de 10,6 a 11,6 anos, com idade óssea média entre 12,1 e 13,9 anos e a idade da menarca de 12,3 anos. A suspensão por volta dos 12 a 12,5 anos de idade óssea tem sido associada à altura final máxima.

Não há evidência suficiente para confiar em qualquer variável clínica (idade cronológica, duração da terapia, idade óssea, altura, altura-alvo e velocidade de crescimento) para tomar a decisão de descontinuar o tratamento. Portanto, é razoável considerar esses parâmetros em conformidade com a opinião dos pais e da paciente, com o objetivo da menarca ocorrer próximo à média etária da população.

O tratamento da PP periférica é direcionado à patologia de base. Os tumores gonadais e suprarrenais requerem abordagem multidisciplinar, incluindo cirurgia, radioterapia e quimioterapia, dependendo do tipo histológico. A hiperplasia congênita de suprarrenal é tratada com glicocorticosteroide por via oral. O hipotireoidismo primário é tratado de maneira eficaz com levotiroxina. Para tratamento da síndrome de McCune-Albright, o uso dos inibidores da aromatase (anastrozol – Arimidex® e letrozole – Femara®) ainda não obteve consenso. Enquanto uns advogam seus benefícios, estudos mais recentes têm demonstrado ineficiência com o uso dessas drogas, com acompanhamento de longo prazo.

A utilização de antiestrogênicos como o tamoxifeno, na dose de 10 a 20 mg diários, parece ser eficaz, mas faltam estudos de longo prazo.

A displasia óssea fibrosa poliostótica, causando dor e aumentando a chance de fraturas ósseas, parece melhorar com o uso do bisfosfonato pamidronato.

Algumas pacientes com síndrome de McCune-Albright podem desenvolver PP verdadeira e, para estas, a terapia adjuvante com análogo de GnRH é eficaz.

LEITURAS RECOMENDADAS

1. Antoniazzi F, Zamboni G. Central precocious puberty: current treatment options. Paediatr Drug 2004; 6(4):211-31.
2. Arhan E, Cetinkaya E, Aycan Z, Aslan AT, Yücel H, Vidinlisan S. A very rare cause of virilization in childhood: ovarian Leydig cell tumor. J Pediatr Endocrinol Metab 2008; 21:181.
3. Bouvattier C, Coste J, Rodrigue D. Lack of effects of GnRH agonists on final height in girls with advanced puberty: a randomized long-term pilot study. J Clin Endocrinol Metab 1999; 84:3575-8.
4. Brito VN, Batista MC, Borges MF, Latronico AC, Kohek MB, Thirone AC et al. Diagnostic value of fluorometric assays in the evaluation of precocious puberty. J Clin Endocrinol Metab 1999; 84:3539-44.
5. Brito VN, Latronico AC, Arnhold IJ, Mendonça BB. A single luteinizing hormone determination 2 hours after depot Leuprolide is useful for therapy monitoring of gonadotropin-dependent precocious puberty in girls. J Clin Endocrinol Metab 2004; 89:4338-42.
6. Brito VN, Latronico AC, Arnhold IJ, Ivo JP, Mendonça BB. Update on the etiology, diagnosis and therapeutic management of sexual precocity. Arq Bras Endocrinol Metab 2008; 52(1):18-31.

7. Carel JC, Eugster EA, Rogol A, Ghizzoni L, Palmert MR; ESPE-LWPES GnRH Analogs Consensus Conference Group et al. Consensus statement on the use of gonadotropin-releasing hormone analogs in children. Pediatrics 2009; 123:e752.
8. Carel JC, Lahlou N, Jaramillo O, Montauban V, Teinturier C, Colle M et al. Treatment of central precocious puberty by subcutaneous injections of leuprorelin 3-month depot (11.25 mg). J Clin Endocrinol Metab 2002; 87:4111-6.
9. Chemaitilly W, Trivin C, Adan L, Gall V, Sainte-Rose C, Brauner R. Central precocious puberty: clinical and laboratory features. Clin Endocrinol (Oxf) 2001; 54:289.
10. Crowley WF Jr, Comite F, Vale W, Rivier J, Loriaux DL, Cutler GB Jr. Therapeutic use of pituitary desensitization with a long-acting lhrh agonist: a potential new treatment for idiopathic precocious puberty. J Clin Endocrinol Metab 1981; 52(2):370-2.
11. Damiani D. Diagnóstico laboratorial da puberdade precoce. Arq Bras Endocrinol Metab 2002; 46(1):85-90.
12. Eugster EA, Rubin SD, Reiter EO, Plourde P, Jou HC, Pescovitz OH et al. Tamoxifen treatment for precocious puberty in McCune-Albright syndrome: a multicenter trial. J Pediatr 2003; 143:60.
13. Fontoura M, Brauner R, Prevot C, Rappaport R. Precocious puberty in girls: early diagnosis of a slowly progressing variant. Arch Dis Child 1989; 64:1170.
14. Frisch LS, Copeland KC, Boepple PA. Recurrent ovarian cysts in childhood: diagnosis of McCune-Albright syndrome by bone scan. Pediatrics 1992; 90:102.
15. Greulich WW, Pyle SI. Radiographic atlas of skeletal development of the hand and wrist. 2.ed. Stanford: Stanford University Press, 1959.
16. Haddad N, Eugster E. An update on the treatment of precocious puberty in McCune-Albright syndrome and testotoxicosis. J Pediatr Endocrinol Metab 2007; 20:653.
17. Heger S, Sippell WG, Partsch CJ. Gonadotropin-releasing hormone analogue treatment for precocious puberty. Twenty years of experience. Endocr Dev 2005; 8:94-125.
18. Ibanez L, Dimartino-Nardi J, Potau N, Saenger P. Premature adrenarche – normal variant or forerunner of adult disease? Endocr Rev 2000; 21:671.
19. Lack EE, Perez-Atayde AR, Murthy AS, Goldstein DP, Crigler JF Jr, Vawter GF. Granulosa theca cell tumors in premenarchal girls: a clinical and pathologic study of ten cases. Cancer 1981; 48:1846.
20. Lala R, Matarazzo P, Bertelloni S, Buzi F, Rigon F, de Sanctis C. Pamidronate treatment of bone fibrous dysplasia in nine children with McCune-Albright syndrome. Acta Paediatr 2000; 89:188.
21. Listernick R, Charrow J, Gutmann DH. Intracranial gliomas in neurofibromatosis type 1. Am J Med Genet 1999; 89:38.
22. Mahachoklertwattana P, Kaplan SL, Grumbach MM. The luteinizing hormone-releasing hormone-secreting hypothalamic hamartoma is a congenital malformation: natural history. J Clin Endocrinol Metab 1993; 77:118.

23. Mieszczak J, Lowe ES, Plourde P, Eugster EA. The aromatase inhibitor anastrozole is ineffective in the treatment of precocious puberty in girls with McCune-Albright syndrome. J Clin Endocrinol Metab 2008; 93:2751.
24. Ogilvy-Stuart AL, Clayton PE, Shalet SM. Cranial irradiation and early puberty. J Clin Endocrinol Metab 1994; 78:1282.
25. Palmert MR, Malin HV, Boepple PA. Unsustained or slowly progressive puberty in young girls: initial presentation and long-term follow-up of 20 untreated patients. J Clin Endocrinol Metab 1999; 84:415.
26. Papadimitriou A, Beri D, Tsialla A, Fretzayas A, Psychou F, Nicolaidou P. Early growth acceleration in girls with idiopathic precocious puberty. J Pediatr 2006; 149:43.
27. Papathanasiou A, Hadjiathanasiou C. Precocious puberty. Pediatr Endocrinol Rev 2006; 3:(Suppl 1):182-7.
28. Pescovitz OH, Hench K, Green O, Comite F, Loriaux DL, Cutler GB Jr. Central precocious puberty complicating a virilizing adrenal tumor: treatment with a long-acting LHRH analog. J Pediatr 1985; 106:612.
29. Stanhope R, Adams J, Jacobs HS, Brook CG. Ovarian ultrasound assessment in normal children, idiopathic precocious puberty, and during low dose pulsatile gonadotrophin releasing hormone treatment of hypogonadotrophic hypogonadism. Arch Dis Childhood 1985; 60:116-9.
30. Teilmann G, Pedersen CB, Jensen TK, Skakkebaek NE, Juul A. Prevalence and incidence of precocious pubertal development in Denmark: an epidemiologic study based on national registries. Pediatrics 2005; 116:1323.
31. Wierman ME, Beardsworth DE, Crawford JD, Crigler JF Jr, Mansfield MJ, Bode HH et al. Adrenarche and skeletal maturation during luteinizing hormone releasing hormone analogue suppression of gonadarche. J Clin Invest 1986; 77:121.
32. Young RH, Dickersin GR, Scully RE. Juvenile granulosa cell tumor of the ovary. A clinicopathological analysis of 125 cases. Am J Surg Pathol 1984; 8:575.

2

Puberdade tardia

José Alcione Macedo Almeida

INTRODUÇÃO

Logo após o nascimento, há uma estimulação pelas gonadotrofinas e as meninas produzem hormônios sexuais por um período que pode durar até 2 anos, chamado de "minipuberdade". Após esse período, a menina entra em fase quiescente, que dura até o início da puberdade, entre 8 e 13 anos de idade. A puberdade é considerada tardia quando a menina não apresenta início do desenvolvimento mamário até os 13 anos de idade ou se, após 5 anos da telarca, não ocorrer a menarca.

Classicamente, a puberdade se manifesta com a sequência telarca, aumento rápido da estatura (estirão puberal), pubarca e axilarca, completando-se com a menarca. É possível que a puberdade se inicie em época adequada, mas não haja a menarca, o que se caracteriza por menarca tardia ou mesmo amenorreia primária.

CLASSIFICAÇÃO E ETIOLOGIA

Para que a puberdade normal seja desencadeada, é necessário que haja integridade anatomofuncional do sistema nervoso central (SNC) e dos órgãos genitais.

A puberdade tardia se deve à hipofunção dos ovários por causas localizadas tanto no SNC como nas gônadas, sendo classificada como:

- idiopática ou constitucional;
- hipogonadotrófica (disfunção hipotalâmica-hipofisária);
- hipergonadotrófica (causa gonadal).

Atualmente, reconhece-se que 30% dos casos de hipogonadismo hipogonadotrófico idiopático têm como origem um defeito genético conhecido. As principais causas de hipogonadismo hipogonadotrófico são as alterações do SNC por tumores, radiação, infecções, malformações congênitas e outras alterações mais raras, como síndrome de Kallmann, mutação genética, etc.

A irradiação do SNC pode alterar o sistema de regulação hipotálamo-hipofisário, podendo levar ao quadro de hipopituitarismo definitivo e, consequentemente, hipogonadismo hipogonadotrófico.

Outras causas não centrais nem ovarianas, como hiperplasia suprarrenal congênita, desnutrição acentuada, doenças crônicas, transtorno alimentar, tireoidopatia, hiperprolactinemia e causas psicogênicas, podem determinar o retardo do desenvolvimento da puberdade.

As principais causas ovarianas são distúrbios do desenvolvimento sexual disgenético (disgenesia gonadal forma pura, síndrome de Turner e variantes), geralmente diagnosticadas sem dificuldade. A falência gonadal pode ainda ser decorrente de quimioterapia e radioterapia, dependendo da droga utilizada e da duração do tratamento. São bem conhecidos os efeitos deletérios de drogas como ciclofosfamida, clorambucil, melfalam, citarabina e vimblastina sobre as gônadas. Outras causas menos frequentes são ooforite autoimune, síndrome da resistência ovariana e síndromes genéticas raras.

DIAGNÓSTICO

Anamnese e exame clínico

Os estudiosos da infância e da puberdade são unânimes em afirmar que, para o correto diagnóstico de retardo puberal ou puberdade tardia, a avaliação clínica é da maior relevância, constituindo a melhor ferramenta.

A etapa inicial consiste em constatar que há atraso da puberdade e, a seguir, determinar sua causa para melhor orientar o tratamento. História clínica apurada, com todos os antecedentes possíveis a serem pesquisados, associada ao exame físico criterioso, é essencial para o diagnóstico e indispensável para orientar os exames complementares necessários, evitando excessos.

O diagnóstico diferencial deve ser feito com outros distúrbios do desenvolvimento sexual (DDS). O que antes se chamava de pseudo-hermafrodita masculino, hoje DDS XY, pode ter fenótipo feminino, com genitália tipicamente feminina (às vezes, até vagina) e desenvolvimento de mamas, mas cariótipo XY e gônadas masculinas. Assim como no DDS XX (síndrome de Rokitansky, gônadas femininas, útero rudimentar ou ausente e cariótipo 46 XX), o diagnóstico costuma ser tardio, por ausência da menarca, em geral após 15 ou 16 anos de idade.

O histórico de puberdade em idade mais avançada na família pode caracterizar uma forma funcional de hipogonadismo hipogonadotrófico, chamada de puberdade tardia familial, constitucional, sugerida pelos antecedentes familiares.

Para a caracterização do diagnóstico diferencial da síndrome de Kallmann, na anamnese, são relevantes informações de anosmia ou hiposmia associada ao retardo puberal.

Outros distúrbios centrais devem ser cogitados quando a avaliação da curva de crescimento da criança for aquém do esperado, podendo indicar distúrbio hipofisário com ausência da produção de gonadotrofinas associada à deficiência do hormônio do crescimento (GH).

Os antecedentes pessoais e familiares devem ser sempre valorizados, como história de radioterapia e/ou quimioterapia. A radioterapia pélvica atualmente é rara, mas ainda é usada em determinados casos de neoplasias do SNC. A quimioterapia é recurso poderoso para tratamento das leucemias e outros tipos de neoplasias malignas e, como já citadas, as diferentes drogas e a duração do tratamento têm grande importância. Portanto, deve-se ficar atento a pacientes sobreviventes de neoplasias, já que uma vez tendo resolvido seu problema primário, tendem a ser consideradas curadas, esquecendo-se dos efeitos tardios do próprio tratamento.

As meninas que, mesmo magras, se mostram muito preocupadas com seu peso, podem ser de risco para transtornos alimentares, com privação de proteínas, que podem causar retardo puberal, assim como as atletas que, por atividade física extenuante, podem apresentar retardo do início da puberdade, a chamada "síndrome da mulher atleta".

O exame físico sempre traz informações relevantes. Por isso, devem-se avaliar condições gerais, altura, peso com índice de massa corpórea e velocidade de crescimento (cm/ano) da paciente, presença ou não de fácies sindrômicas e malformações somáticas, e avaliação da tireoide. A inspeção é etapa fundamental, pois define o grau de desenvolvimento dos caracteres sexuais secundários, de acordo com a escala de Tanner. Na puberdade tardia, há variados graus de desenvolvimento e, nos casos extremos, o infantilismo genital.

Exames complementares

A avaliação da idade óssea por meio de radiografia de punhos e mãos tem fundamental importância. O método mais utilizado é o de Greulich-Pyle. A idade óssea apresenta-se atrasada em relação à idade cronológica e serve para diagnóstico e controle da evolução.

A determinação do cariótipo é útil para diagnóstico das diferentes formas de DDS, como DDS disgenético (46 XX ou 46 XY) por anomalia cromossômica (síndrome de Turner 45X) e DDS XY (pseudo-hermafrodita masculino).

A dosagem das gonadotrofinas hipofisárias também é importante, pois, quando o hormônio folículo-estimulante (FSH) e o hormônio luteinizante (LH) estão elevados, a causa é ovariana; se estiverem baixos, a causa é central.

O teste do estímulo com GnRH indica se o eixo neuroendócrino está ou não ativado. É utilizado quando a dosagem basal não for satisfatória.

A dosagem do hormônio tireoestimulante (TSH) auxilia na investigação de alterações específicas da tireoide.

A ultrassonografia (US) pélvica estabelece a presença ou ausência dos órgãos genitais internos, assim como seu grau de desenvolvimento. Vale lembrar que a relação corpo-colo uterino é 2:1 na infância e 1:2 na idade adulta. Assim, essa relação pode ser 1:1 em determinado momento da puberdade. O volume do útero é menor em caso de puberdade tardia, enquanto o volume ovariano não se mostra diferente entre pacientes com puberdade tardia e pacientes normais e a presença de folículos não é preditiva de puberdade. Na prática, não importa se há ausência de folículos, mas, se há folículos nos ovários, estes são considerados indicativos de que tais gônadas estão sendo estimuladas.

Para afastar ou confirmar lesão no SNC, o recurso da imagem por tomografia computadorizada (TC) ou ressonância magnética (RM) é muito importante, sendo a última de melhor definição, porém ambas reservadas para casos individualizados.

A puberdade tardia constitucional é um diagnóstico de exclusão, depois de avaliadas e descartadas todas as outras causas secundárias. Pode ser difícil realizar essa distinção entre puberdade constitucional e patológica, devendo-se fazer o acompanhamento clínico desses casos para firmar o diagnóstico adequado. Muitas crianças iniciam o desenvolvimento normal espontâneo tardiamente em relação às outras.

TRATAMENTO

Quando for possível determinar a causa do atraso da puberdade, a sua correção é o tratamento ideal.

Na maioria das vezes, o tratamento da puberdade tardia é feito sem diagnóstico preciso e, basicamente, consiste na reposição estrogênica na menina e de testosterona no menino.

No hipogonadismo hipogonadotrófico, seria lógico o uso de LH e FSH com base na fisiopatologia. No entanto, não há consenso sobre essa indicação, embora ela seja indicada e utilizada para indução de fertilidade em mulheres adultas no momento em que desejarem gravidar.

A paciente com puberdade tardia causada por fator irreversível, que constitui a maioria dos casos, tanto hipogonadotróficas como hipergonadotróficas, necessita de reposição hormonal com esteroides sexuais para desenvolvimento e manutenção dos caracteres sexuais:

1. Estrogênios conjugados (Premarin®: iniciar com 0,3 mg/dia por 6 meses, passando para 0,625 mg/dia).
2. Valerato de estradiol (Primogyna®: 1 a 2 mg/dia).
3. Após 12 a 18 meses com emprego isolado de estrogênio, ou antes, se houver menstruação, associar progestagênio na segunda fase, imitando o ciclo menstrual.
4. Acetato de medroxiprogesterona (Farlutal®, Provera®: 5 ou 10 mg/dia, durante 10 dias em cada ciclo).

Com esse esquema de reposição hormonal, conseguem-se o desenvolvimento das mamas e dos órgãos genitais e a instalação dos ciclos menstruais, além do retorno ao padrão de crescimento normal, que deve ser monitorado.

O tratamento de substituição hormonal, em geral, inicia-se aos 11 ou 12 anos e, em algumas situações (como na deficiência hipofisária combinada, em que se faz também a substituição de GH), o início da puberdade é postergado para permitir melhor altura final.

O tratamento com estradiol (por via oral ou transdérmica) tem sido utilizado com a vantagem da via percutânea, que evita a primeira passagem pelo fígado, reduzindo efeitos colaterais. As doses iniciais são pequenas, aumentando-se progressivamente conforme evoluem os caracteres sexuais secundários.

Fatores emocionais, como ansiedade, irritabilidade, depressão, baixa autoestima, sentimentos de inferioridade em relação à sua feminilidade, rejeição, inibição, hostilidade contra o sexo oposto e dificuldades escolares, também pesam na decisão de iniciar o tratamento. Casos que necessitem de maior atenção devem ter acompanhamento psicológico de apoio.

LEITURAS RECOMENDADAS

1. Armstrong GT, Chow EJ, Sklar CA. Alterations in pubertal timing following therapy for childhood malignancies. Endocr Dev 2009; 15:25-39.
2. Bastos AC. Ginecologia infanto-juvenil. São Paulo: Roca, 1983.
3. Crowley WF, Pitteloud N, Seminara S. New genes controlling human reproduction and how you find them. Trans Am Clin Climatol Assoc 2008; 119:29-38.
4. Drobac S, Rubin K, Rogol AD, Rosenfield RL. A workshop on puberal hormone replacement options in the US. J Pediatr Endocrinol Metab 2006; 19:55.
5. Edouard T, Tauber M. Retard pubertaire. Archives de pédiatrie 2010; 17:195-200.
6. Greulich WW, Pyle SI. Radiographic atlas of skeletal development of the hand and wrist. 2.ed. Stanford: Stanford University Press, 1959.
7. Setian N. Puberdade atrasada no sexo feminino. In: Setian N. Endocrinologia pediátrica – Aspectos físicos e metabólicos do recém-nascido ao adolescente. 2.ed. São Paulo: Sarvier, 2002. p.501-17.
8. Speroff L, Fritz MA. Clinical gynecologic endocrinology and infertility. 7.ed. Philadelphia: Lippincott Willians e Wilkins, 2005.

3

Coalescência dos pequenos lábios

José Alcione Macedo Almeida

INTRODUÇÃO

A coalescência dos pequenos lábios tem vasta sinonímia, sendo mais usados os termos aglutinação das ninfas e sinéquias dos pequenos lábios. É mais comum ser parcial; quando é total, pode induzir a outros diagnósticos, como malformação genital.

Esta condição é relativamente comum, ocorrendo com mais frequência na infância, com pico de incidência entre 13 e 23 meses. Em outros casos, a incidência maior é entre 2 e 6 anos de idade, mas também pode ser encontrada em recém-nascidas.

No Setor de Infância e Puberdade do Hospital das Clínicas da Faculdade de Medicina da Universidade de São Paulo (HC-FMUSP), a incidência dessa ginecopatia predomina na faixa etária de até 4 anos, entre crianças com idade de 0 a 12 anos com esse diagnóstico.

Na pré-puberdade, a incidência varia de 0,6 a 3%, segundo a literatura, embora seja difícil precisar esses dados, pois muitas pacientes são assintomáticas, o que dificulta e retarda o diagnóstico.

A sua constatação em adolescentes e mulheres em idade reprodutiva é ainda mais rara. Na literatura, encontram-se relatos de casos de aderência dos lábios menores em mulheres após a menopausa.

A sinéquia dos pequenos lábios geralmente é adquirida, mas também pode ser congênita. Neste caso, ocorre entre o 3º e o 4º mês de vida embrionária.

ETIOPATOGENIA

Os pequenos lábios são superfícies recobertas por epitélio escamoso que, sofrendo traumatismo, induzem uma face a ficar em contato com a outra. Quando ocorre a reepitelização, forma-se uma união com tecido fibroso entre as superfícies em contato, com fusão na linha mediana. A inflamação da mucosa local (vulvite ou irritação mecânica) e o hipoestrogenismo normalmente presente na infância contribuem, sem dúvidas, para a ocorrência da sinéquia.

O hipoestrogenismo é questionado como causa única dessas sinéquias, uma vez que há relatos em jovem de 18 anos e em criança com telarca precoce e dosagem elevada de estrogênio sanguíneo.

Processos inflamatórios de origem autoimune, como ocorre no líquen escleroso e outras dermatoses, podem favorecer a coalescência dos pequenos lábios.

DIAGNÓSTICO

O diagnóstico de sinéquias de pequenos lábios é eminentemente clínico. Em geral, as crianças são assintomáticas e a descoberta é feita pela mãe ou pelo pediatra, ao exame médico de rotina.

Algumas vezes, as pacientes se queixam de dificuldade para urinar ou da sensação de perda involuntária de urina após o ato miccional. Prurido ou ardor vulvar acompanhado ou não de corrimento vaginal também podem ser referidos.

Ao fazer leve tração para afastar os grandes lábios constata-se a fusão dos pequenos lábios na linha mediana da vulva, apresentando uma área de coloração diferente da região. A aderência forma uma rafe avascular e translúcida que pode ser fina ou espessa, na linha mediana vulvar, que, quando é total e firme, pode levar ao desaparecimento da fenda vulvar, impedindo a visualização do hímen, do meato uretral e do introito vaginal. Nessas condições, o diagnóstico diferencial se faz com agenesia vaginal ou imperfuração himenal. É importante salientar que o líquen escleroso e o penfigoide cicatricial podem determinar aderências das estruturas da vulva.

Como recurso propedêutico, utiliza-se o foco de luz dirigido à região da vulva e percebe-se, por transparência, a área de aderência.

TRATAMENTO

Independentemente da terapêutica preconizada, há necessidade de boa higiene local, explicando-se detalhadamente sobre o diagnóstico, o tratamento e o prognóstico.

O tratamento de eleição é clínico. Recomenda-se o uso de creme à base de estriol ou promestrieno, 1 vez/dia, aplicando-se diretamente sobre a sinéquia, com leve massagem de cima para baixo. Pode-se usar cotonete ou mesmo o dedo indicador. A mãe ou provedora é orientada a realizar o procedimento por 15 dias consecutivos. Se necessário, faz-se um intervalo de 15 dias e repete-se o tratamento por mais 15 dias. Após a separação, mantém-se a região higienizada e lubrificada, sendo a mãe orientada a examinar frequentemente a região. Essa lubrificação pode ser feita com vaselina sem perfume por 1 a 2 meses.

Além do tratamento clássico com estrogênio tópico, existem relatos com o uso de vaselina com massagem delicada, 2 vezes/dia, após o banho e higiene local.

O tratamento cirúrgico é reservado para casos excepcionais, como as sinéquias decorrentes de cirurgia vulvar.

Em crianças assintomáticas, com sinéquia parcial, há quem proponha conduta expectante com higiene adequada, aguardando resolução espontânea com a estrogenização natural que se inicia na pré-puberdade.

A separação por tração não é recomendada, considerando-se a dor e o provável trauma psicológico para a criança.

LEITURAS RECOMENDADAS

1. Bacon JL. Preburbetal labial adesions: evolution of a referral population. Am J Obstet Gynecol 2002; 187:327-32.
2. Bastos AC, Almeida JAM, Takiuti AD, Gianfaldoni A, Miranda MIS. Aderência dos lábios menores do pudendo. J Bras Ginec 1985; 95(8):339-41.
3. Breech LL, Laufer MR. Surgical in the management of labial and clitoral hood adhesions. J Pediatr Adolesc Gynecol 2000; 13:21-2.
4. Dewees WP. OF adhesion of the labia pudendi of children. Treatise on the physical and physical and medical treatment of children. Philadelphia: Carrey and Lea, 1825. p.342.
5. Giurgiovich AJ. Coalescência de lábios menores. Rev Soc Arg Ginecol Inf Juv 2004; 11(2):123-8.

6. Guedberg R, Thybo S, Andersen B. Synechia vulvulan unusual case of urinary symptoms in a 15-year-old girl. Acta Obst Gynecol Scond 2007; 86(2):251-2.
7. Julia J, Yacoub M, Levy G. Labial fusion cousin sing urinary incontinence in a postmenopausal female: a case report. Acta Obst Gynecol Scand 2003; 14(5):360-1.
8. La Cruz BS, Nieto A. Tratamiento de la coalescencia de labios menores. Rev Obstet Ginecol Venez 1994; 54(2):97-9.
9. Leung AK, Robson WL, Tay-Uyboco J. The incidence of labial fusion in children. J Pediatric Child Heath 1993; 29:235.
10. McCann J, Wells R, Simon M, Voris J. Genital findings in prepubertal girls selected for nonabuse: a descriptive study. Pediatrics 1990; 86(3):428-39.
11. Papagianni M, Stanhope R. Labial adhesions in a girl with isolated premature thelarche: the importance of estrogenization. J Pedith Adolesc Gynecol 2003; 16:31-2.
12. Petti DA, Wu NK, Tomioka ES, Goffi PS. Terapêutica alternativa na coalescência de ninfas. Rev Paul Med 1985; 103(6):301-2.
13. Ridley CM. Lichen sclerosus. Derm Clin 1992; 10(2):309-23.
14. Schroeder B. Pro-conservative management for asymptomatic labial adhesions in the prepubertal child. J Pediatr Adolesc Gynecol 2000; 13:184-5.

4

Vulvovaginite na infância e na puberdade

José Alcione Macedo Almeida

INTRODUÇÃO

Utilizam-se os termos vulvovaginite para a inflamação de vulva e vagina, e vulvite para o processo limitado à vulva e vaginite quando apenas a vagina é comprometida. No entanto, nos textos sobre o tema, encontram-se, de forma arbitrariamente permutável, as denominações vulvite, vaginite, vaginose e vulvovaginite.

A vulvite, embora menos frequente, pode ser mais severa do que muitos casos de vulvovaginite, dependendo da causa básica, por exemplo, vulvite secundária ao diabetes descompensado, principalmente quando há infecção por leveduras.

De acordo com as publicações médicas, o motivo mais frequente de consulta ginecológica na infância e na puberdade é a vulvovaginite, sem distinção entre vulvite e vaginite.

ETIOPATOGENIA

Alguns fatores são facilitadores do processo inflamatório vulvovaginal na infância.

A vulva da criança é mais exposta, os coxins gordurosos e pequenos lábios são menos desenvolvidos e a distância entre o ânus e os órgãos genitais é menor. Além desses aspectos, em decorrência do hipoestrogenismo fisiológico, o epitélio vaginal é mais fino, há escassez ou ausência dos lactobacilos, influenciando na baixa produção do ácido lático e, consequentemente, no pH alcalino.

Na infância, frequentemente, o processo inflamatório se inicia na vulva e nem sempre progride para a vagina, salvo nas situações de abuso sexual (germes sexualmente transmissíveis) ou na presença de corpo estranho intravaginal; já na paciente com atividade sexual, o processo acomete a vagina e, posteriormente, a vulva.

As substâncias irritativas locais ou alergênicas frequentemente provocam reação inflamatória. Algumas dermatoses podem acometer a vulva e se manifestar com prurido local intenso. Na primeira infância, é muito comum a dermatite das fraldas.

A microflora da vagina de crianças ainda não está bem definida. Algumas publicações demonstraram predominância de anaeróbios variados, difteroides e *Staphylococcus epidermidis* compondo a flora vaginal de crianças normais com espectro similar ao de crianças sintomáticas.

Alguns estudos relatam a possível participação de *Streptococcus* beta-hemolítico e *H. influenzae*, comuns nas infecções do trato respiratório superior e que podem ser encontrados em culturas do conteúdo vaginal de crianças principalmente após episódios de infecções respiratórias ou de pele. A vulvovaginite em criança pode ser causada por transporte, pela própria paciente, de agentes patogênicos do trato respiratório superior ou de lesões de piodermite e, geralmente, quem apresenta maior risco dessas afecções são as crianças que tiveram infecção recente.

Enterobius vermicularis, conhecido com oxiúro, pode ser causa de vulvovaginite e está associado a severo prurido perianal noturno e, às vezes, leve fluxo vaginal incolor.

A cândida é mais comumente encontrada em crianças diabéticas ou em uso prolongado de antibióticos, corticosteroides ou outras drogas imunossupressoras. Os tipos mais comumente encontrados são *Candida albicans* (75% dos casos) e *Candida glabata*.

A *Neisseria gonorrhoeae* é muita rara e, sempre que ocorrer, deve ser investigada a possibilidade de abuso sexual.

Outros agentes específicos, como *Gardnerella vaginalis* e *Trichomonas vaginalis*, necessitam de ambiente estrogenizado, não sendo comumente encontrados em crianças.

DIAGNÓSTICO

As bases para o diagnóstico são história clínica e exame ginecológico. Em geral, o corrimento é a queixa relatada pela mãe da criança ou pela própria paciente pré-púbere. Na vulvite, sem o comprometimento da vagina, nem sempre há corrimento, a não ser nos casos de lesão ulcerada da vulva. Nesse caso, as queixas mais frequentes são de prurido, vermelhidão e dor ou ardor.

O corrimento genital caracteriza-se pelo aumento da quantidade do conteúdo vaginal normal ou mesmo por modificações do seu aspecto físico. Esse conteúdo, ao exteriorizar-se, é então considerado como corrimento. É importante lembrar que há o fluxo fisiológico nas primeiras semanas de vida por influência ainda dos hormônios maternos e, na puberdade, pelo incremento dos esteroides sexuais, surge o muco cervical.

Algumas dermatoses podem acometer a vulva com prurido intenso local, sendo o líquen escleroso o exemplo mais comum.

Corrimento sanguinolento e fétido, às vezes com história de sangramento vaginal pregresso, sugere o diagnóstico de corpo estranho intravaginal.

O exame ginecológico é feito pela inspeção da vulva, do introito vaginal e da região perianal. Tracionam-se as formações labiais para baixo e para a frente, para melhor exposição. Para comprovar a presença de corrimento no interior da vagina, deve-se solicitar que a paciente faça esforço nesse momento. Os achados mais comuns são hiperemia e fissura na vulva, além de detritos nos sulcos interlabiais decorrentes de higiene precária da região anogenital. Essa higiene deficiente pode ser explicada pelo temor das mães em "manipular" os genitais das crianças.

Em crianças menores, muitas vezes a própria mãe detecta a presença de oxiúros na região perianal, descrito por elas como "pedacinhos de fio de linha". Isso é possível porque os vermes surgem à noite para ali depositar os seus ovos e podem ser vistos sob luz.

A vaginoscopia está indicada quando há suspeita de corpo estranho na vagina e em casos de vaginite recidivante ou que não responde ao tratamento instituído.

Exames laboratoriais não são necessários na maioria das vezes. Na suspeita de oxiuríase, o teste do *swab* anal é utilizado, mas seus resultados são precários, com elevada taxa de falso-negativo.

A bacterioscopia e principalmente a cultura só se justificam em casos específicos.

A gonococcia é muito rara, podendo ocorrer em casos de abuso sexual. O quadro clínico se caracteriza por corrimento purulento. Ao exame bacterioscópico, detecta-se *Diplococcus* Gram-negativos intracelulares e a confirmação se faz pelo isolamento da *Neisseria gonorrhoeaé* em meio de cultura de Thayer-Martin.

A candidíase provoca prurido intenso e corrimento esbranquiçado em placas. Essas características quase sempre são suficientes para diagnóstico e tratamento, mas pode-se fazer a pesquisa direta e/ou cultura específica para fungos no conteúdo vulvovaginal.

TRATAMENTO

Em crianças ou púberes com corrimento genital, medidas gerais como higiene adequada dos genitais, inclusive a troca das vestes (incluindo fraldas) com maior frequência, uso de água e sabonete neutro após defecações e secagem das roupas íntimas proporcionam a resolução do quadro clínico sem a necessidade do uso de medicamentos. O uso de calcinhas de algodão é aconselhado em vez das confecções com tecido sintético.

A remoção de corpo estranho produz efeito imediato e as parasitoses intestinais devem ser tratadas.

As evidências sugerem cautela no uso de antibioticoterapia sistêmica para tratamento da vulvovaginite em crianças, salvo em casos específicos de gonococcia ou quando for efetivamente comprovada a predominância de germes patogênicos intravaginal. Sabe-se que o emprego de antibióticos pode predispor a infecção secundária do trato genital inferior por fungos.

O tratamento da vulvovaginite indicado para a mulher adulta ou a adolescente sexualmente ativa nem sempre se aplica à criança pré-púbere.

Para Joishy et al., 2005, a interação dinâmica e o equilíbrio complexo entre a flora vaginal normal e os agentes microbianos potencialmente patogênicos podem confundir ainda mais o diagnóstico de infecção e, consequentemente, induzir ao tratamento desnecessário com antimicrobianos.

A vulvovaginite em crianças pode ser causada por agentes patogênicos do trato respiratório superior ou por piodermite, e, geralmente, quem apresenta maior risco para essas afecções são crianças que tiveram infecções há pouco tempo.

Quando se constata corrimento, é recomendada higiene na região vulvar e perianal (não banho de assento) pela manhã e à noite, durante 10 dias consecutivos, com cloridrato de benzamina em pó ou alúmen amoniacal. Se não se conseguir a resposta desejada, recorre-se ao ácido metacresolsulfônico na forma de creme vaginal (nunca usar a forma concentrada) a cada 2 dias, no total de 6 aplicações. As aplicações são feitas pelo médico utilizando-se adaptador para virgens ou mesmo sonda vesical.

Em caso de vulvovaginite micótica, investigar diabetes, imunossupressão ou uso prolongado de antibióticos. Para o tratamento específico, recomenda-se:

1. Em pacientes com menos de 40 kg, usar nistatina (Micostal®) via oral, 100.000 UI (1 mL)/kg, a cada 6 horas, durante 7 dias consecutivos, associando-se aplicação intravaginal de creme de nistatina (Micostalab®), 1 vez/dia, durante 7 dias consecutivos. Deve-se ensinar/treinar a mãe para fazer as aplicações em casa, utilizando aplicador para virgens ou sonda vesical fina. O uso de creme de nistatina pode ser substituído por tioconazol (Tioconazol®) ou isoconazol (Gyno-Icaden®) em dose única.
2. Para pacientes com mais de 40 kg, pode ser usado o fluconazol (Zoltec®) na dose de 150 mg em dose única ou cetoconazol (Nizoral®), 1 comprimido/dia, por 5 dias consecutivos concomitante com tioconazol (Gino-Tralen®) creme intravaginal em dose única.

LEITURAS RECOMENDADAS

1. Altchek A. Pediatric vulvovaginitis. J Reprod Med 1984; 29(6):359-75.
2. Barousse MM, Van Der Pol BJ, Fortenberry D, Orr D, Fidel PL Jr. Vaginal yeast colonization, prevalence of vaginitis, and associated local immunity in adolescents. Sex Transm Infect 2004; 80(1):48-53.
3. Bastos AC. Vulvovaginite – cervicite – doenças sexualmente transmissíveis – AIDS. Ginecologia infanto-juvenil. São Paulo: Roca, 1998. p.105-17.
4. Cole AM. Innate host defense of human vaginal and cervical mucosae. Curr Top Microbiol Immunol 2006; 306:199-230.
5. Cox RA, Slack MP. Clinical and microbiological features of *Haemophilus influenzae* vulvovaginitis in young girls. J Clin Pathol 2002; 55(12):961-4.
6. Cuadros J, Mazon A, Martinez R, Gonzalez P, Gil-setas A, Flores U et al. The aetiology of paediatric inflammatory vulvovaginitis. Eur J Pediatr 2004; 163(2):105-7.
7. Deligeoroglou E, Salakos N, Makrakis E, Chassiakos D, Hassan EA, Christopoulos P. Infections of the lower female genital tract during childhood and adolescence. Clin Exp Obstet Gynecol 2004; 31(3):175-8.
8. Gerstner GJ, Grunberger W, Boschitsch E, Rotter M. Vaginal organismsin prepubertal children with and without vulvovaginitis. A vaginoscopic study. Arch Gynecol 1982; 231:247-52.

9. Jaquiery A, Stylionopoulus A, Hogg G, Grover S. Vulvovaginitis: clinical features, aetiology and microbiology of genital tract. Arch Dis Child 1999; 81:64-7.
10. Jones R. Childhood vulvovaginitis and vaginal discharge in general practice. Farm Pract 1996; 13(4):369-72.
11. Joishy M, Ashtekar CS, Jain A, Gonsalves R. Do we need to treat vulvovaginitis in prepubertal girls? BMJ 2005; 330:186-8.
12. Kokotos F, Adam HM. Vulvovaginitis. Pediatr Rev 2006; 27:116-7.
13. La Cruz BS. Ginecologia infanto-juvenil. Caracas: Editorial Ateproca, 1997.
14. Makwela MR. Paediatric vaginal discharge. SA Fam Pract 2007; 49(7):30-1.
15. Stricker T, Navratil F, Sennhauser FH. Vulvovaginitis in prepubertal girls. Arch Dis Child 2003; 88:324-6.
16. Vandeven AM, Emans SJV. Vulvovaginitis in the child and adolescent. Pediatr Rev 1993; 14:141-7.

Seção 2
Ginecologia endócrina

Coordenadores

Vicente Renato Bagnoli

Angela Maggio da Fonseca

5
Amenorreia primária

Angela Maggio da Fonseca
Vicente Renato Bagnoli
José Maria Soares Jr.
Edmund Chada Baracat

INTRODUÇÃO

Considera-se amenorreia primária quando a primeira menstruação não ocorrer após a idade de 15 anos. Na amenorreia primária, o roteiro diagnóstico é orientado de forma objetiva de acordo com a presença ou não de diferenciação dos caracteres sexuais.

DIAGNÓSTICO DA AMENORREIA PRIMÁRIA COM DIFERENCIAÇÃO DOS CARACTERES SEXUAIS (FIGURA 1)

Malformação mülleriana (DDS mülleriana obstrutiva)

Etiologia

Esta amenorreia pode ser causada por hímen imperfurado, septo vaginal, agenesia da vagina e agenesia cervical. Como consequência pode ocorrer hematocolpo (sangue acumulado na vagina), hematométrio (sangue acumulado no útero), hematossalpinge (sangue acumulado nas tubas uterinas) e hematoperitônio (sangue acumulado no peritônio). Ou seja, a paciente menstrua, mas não ocorre a exteriorização do fluxo menstrual. Essa condição clínica é também chamada de criptomenorreia (falsa amenorreia).

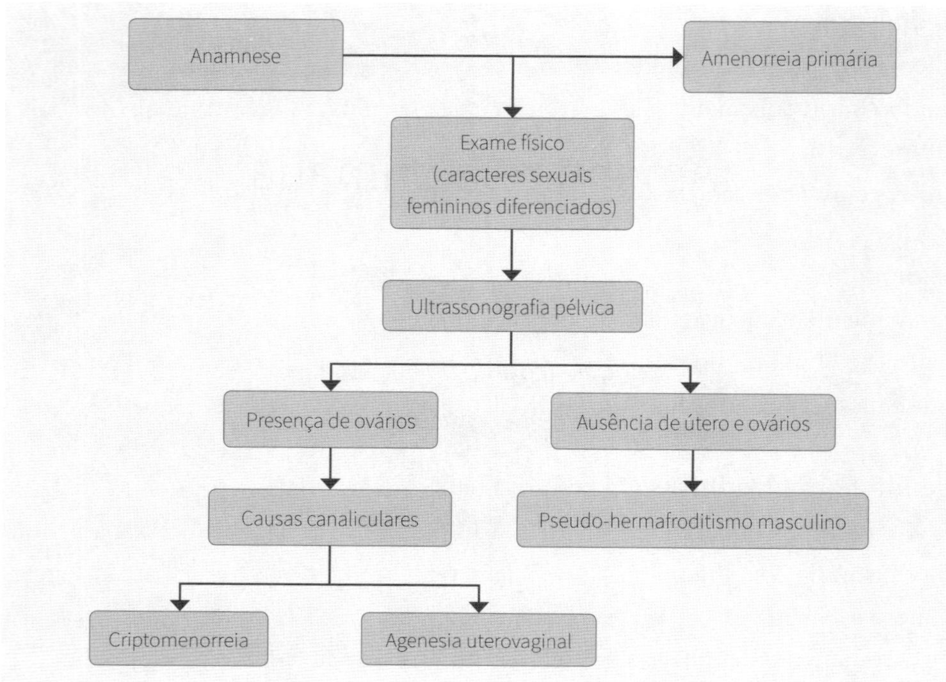

FIGURA 1 Diagnóstico da amenorreia primária com diferenciação dos caracteres sexuais.

Diagnóstico

Dores cíclicas no hipogástrio, diferenciação morfológica feminina normal, formação progressiva de tumoração abdominal; ultrassonografia (US) de abdome total e pélvica demonstrando ovários normais, características uterinas e vaginais variáveis, de acordo com o tipo de obstrução e duração do quadro. As anomalias nos ductos de Müller geralmente são acompanhadas de anomalias dos ductos de Wolf; dosagens hormonais normais; estudo genético (44 XX).

Tratamento

O tratamento é cirúrgico para esvaziar o sangue coletado e, em tempo oportuno, após bloqueio hormonal (progestagênio) por tempo variável, planeja-se a cirurgia cuja abrangência e objetivos devem ser individualizados a cada caso.

Agenesia uterovaginal (DDS mülleriana não obstrutiva)

Etiologia

Anomalia congênita.

Diagnóstico

Amenorreia primária; diferenciação morfológica feminina normal; US demonstrando ovários normais, vagina e útero ausentes; dosagens hormonais normais; estudo genético (44 XX); US de vias urinárias, pois as anomalias nos ductos de Müller geralmente são acompanhadas de anomalias dos ductos de Wolf.

Tratamento

O tratamento é a neovagina feita por meio de dilatação com moldes vaginais pela técnica de Frank ou por cirurgia, nos raros casos em que a técnica de Frank não apresenta sucesso, em geral, por falta de colaboração da paciente.

Pseudo-hermafroditismo masculino (DDS XY)

Na forma completa do DDS XY (pseudo-hermafroditismo masculino), a amenorreia é primária com diferenciação dos caracteres sexuais, mas observa-se ausência de útero e ovários à US e, no estudo genético, o cariótipo é 46 XY.

O tratamento detalhado consta em capítulo específico.

DIAGNÓSTICO DA AMENORREIA PRIMÁRIA SEM DIFERENCIAÇÃO DOS CARACTERES SEXUAIS (FIGURA 2)

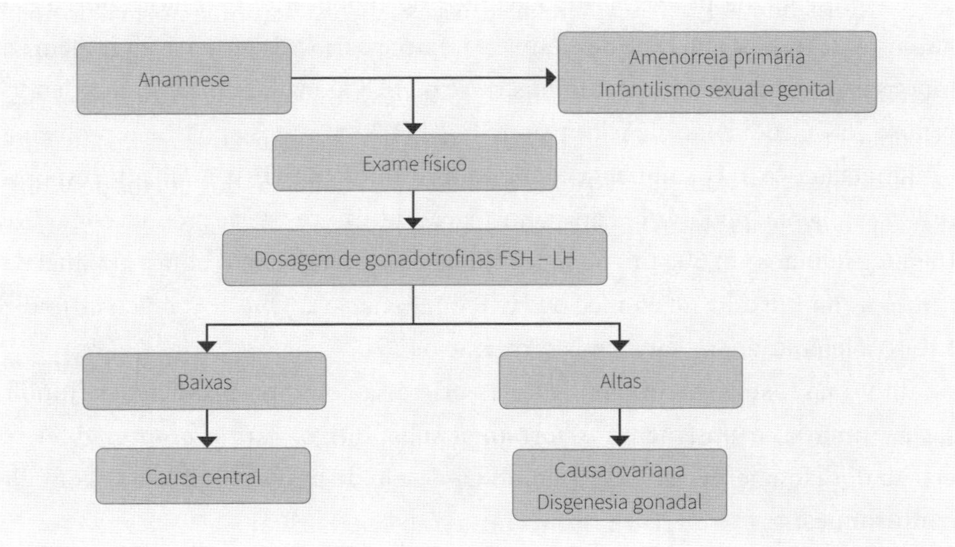

FIGURA 2 Diagnóstico da amenorreia primária sem diferenciação dos caracteres sexuais.
FSH - LH: hormônio folículo estimulante - hormônio luteinizante.

Causa central

Neste grupo, as pacientes são portadoras de amenorreia primária e infantilismo sexual, porém com morfologia feminina e geralmente estatura normal com proporções eunucoides. Se a este quadro clínico estiver associada anosmia, denomina-se síndrome de Kallmann, entidade rara, provavelmente resultante de herança autossômica recessiva.

As dosagens hormonais mostram baixos níveis de gonadotrofinas e estrogênios. A radiografia de crânio é normal.

Se as gonadotrofinas são anormalmente baixas, é preciso diferenciar entre causa hipofisária (insuficiência hipofisária primária) e causa hipotalâmica (insuficiência hipotalâmica primária) que explique a perturbação da secreção hormonal.

No estado atual dos conhecimentos endócrinos, só são úteis critérios indiretos, sendo fundamental a clínica e os dados laboratoriais para o diagnóstico diferencial. Administram-se 100 mg de citrato de clomifeno (Clomid®) durante 5 dias e o controle é feito pelas dosagens plasmáticas de hormônio folículo-estimulante (FSH) e hormônio luteinizante (LH) dosados antes e no 3º e 5º dias após uso do medicamento. Na ausência de problema hipofisário e hipotalâmico, há elevação do LH, indicando apenas problema funcional hipotálamo-hipofisário. Uma vez convenientemente estimulado, o sistema funciona.

Na presença de problema hipotalâmico ou hipofisário, não há resposta. Na ausência de resposta ao teste de clomifeno, é necessário pesquisar se o problema é hipofisário ou hipotalâmico. Administra-se o HRF (gonadorelina), 25 mcg, endovenoso (EV), com controle feito pelo FSH e LH 30 minutos após. Se o problema for hipotalâmico, o LH aumenta com a administração do HRF. A falta de resposta indica problema hipofisário. Para confirmação, utiliza-se o teste crônico com HRF, 100 mcg diluídos em 500 mL de soro fisiológico correndo em 8 horas. No final da infusão, administram-se 25 mcg de HRF direto na veia. O teste crônico estimula não só a liberação, mas também a formação de LH.

Tanto na insuficiência hipotalâmica primária como na insuficiência hipofisária primária, o tratamento é hormonal substitutivo, para promover diferenciação dos caracteres sexuais. Quando há desejo de gravidez, induz-se com gonadotrofinas.

DDS disgenético (disgenesia gonadal) e DDS por anomalia cromossômica (síndrome de Turner e variantes)

Etiopatogenia

Anomalia da diferenciação gonadal; gônadas em fita sem elementos germinativos.

Diagnóstico

Quadro clínico de amenorreia primária e infantilismo dos caracteres sexuais; dosagens hormonais (FSH, LH elevados); US (útero presente, ovários ausentes); radiografia de mãos e punhos (idade óssea menor que a cronológica pela ausência de estímulo hormonal) e estudo genético (variável – 46 XX ou 46 XY ; 45,X ou 45 X/46 XY).

Tratamento

- Hormonal substitutivo;
- cirúrgico: correção de malformações nos DDS por anomalia cromossômica e gonadectomia nos indivíduos com Y ou SRY +.

Tratamento hormonal substitutivo

Opção 1

Valerato de estradiol: 2 mg; norgestrel: 0,25 mg.

Tomar o valerato de estradiol por via oral, durante 21 dias, associado ao levonorgestrel nos últimos 10 dias (Cicloprimogyna®).

Opção 2

Estrogênios conjugados 0,625 mg ou 1,25 mg; acetato de medroxiprogesterona 5 mg.

Tomar o estrogênio conjugado (Premarin®) por 21 dias, associado ao acetato de medroxiprogesterona (Farlutal® e Provera®) nos últimos 10 dias.

LEITURAS RECOMENDADAS

1. Bagnoli VR, Fonseca AM, Halbe HW, Pinotti JA. Malformações genitais congênitas. São Paulo: Roca, 1993. 266p.
2. Bagnoli VR, Fonseca AM, Arie WMY, Junqueira PAA. Amenorréia. Rev Bras Med 2004; 61(1/2):27-33.
3. Fonseca AM, Bagnoli VR. Amenorréia. In: Piato S (ed.). Tratado de ginecologia. 2.ed. São Paulo: Artes Médicas, 2002. p.581-90.

4. Fonseca AM, Paixão JS, Bagnoli VR, Arie WMY. Amenorréia. In: Martins MA, Carrilho FJ, Alves VAF, Castilho EA, Cerri GG, Wen CL (eds.). Clínica médica. Seção Saúde da Mulher. Vol. 2. Barueri: Manole, 2009. p.486-95.
5. Laxmi KV, Babu SJ, Dayakar S, Mehrothra RN, Goud KI. Cytogenetic investigation of patients with primary amenorrhea. Indian J Hum Genet 2012; 18(1):112-6.
6. Yu H, Bian XM, Liu JT, Hao N, Zhou J, Liu SY. Cytogenetic and clinical analysis of 340 Chinese patients with primary amenorrhea. Chin Med Sci J 2011; 26(3):163-7.

6
Amenorreia secundária

Angela Maggio da Fonseca
Vicente Renato Bagnoli
Wilson Maça Yuki Arie
Marilene Alicia Souza

INTRODUÇÃO

Amenorreia é a ausência de menstruações no período entre a menarca e a menopausa. Amenorreia secundária é a interrupção das menstruações por 2 ou mais ciclos consecutivos.

Na amenorreia secundária, a mulher apresenta diferenciação normal dos caracteres sexuais. Nesses casos, é importante afastar gravidez, causas extragenitais (alterações da tireoide, suprarrenal), doenças crônicas e desvios ponderais.

Neste capítulo, por questões didáticas, serão analisadas as causas mais frequentes de amenorreia secundária.

CAUSAS UTERINAS

Síndrome de Asherman

Esse quadro decorre de destruição do endométrio por fatores diversos. A história em geral é bastante sugestiva: amenorreia secundária após curetagens, processos infecciosos tipo endometrites pós-parto, pós-aborto, tuberculose ou aplicação de rádio intraútero. Nessa condição, a amenorreia persiste mesmo com estímulo hormonal. O exame ginecológico é absolutamente normal, assim como as dosagens hormonais. A conclusão do diagnóstico é pela histerossalpingografia ou histeroscopia, as quais mostram a presença de sinéquias intrauterinas.

O tratamento é o debridamento da cavidade endometrial por histeroscopia e inserção de dispositivo intrauterino associado ou não a ciclos artificiais de reposição hormonal.

CAUSAS OVARIANAS

Ovários policísticos e menopausa precoce

Pela elevada prevalência e relevância, esses temas serão abordados em capítulos específicos (7 – Síndrome dos ovários policísticos e 51 – Menopausa precoce, respectivamente).

CAUSAS HIPOFISÁRIAS

Síndrome de Sheehan

Insuficiência hipofisária por necrose do lobo anterior da hipófise decorrente de complicações hemorrágicas no parto, no aborto e no puerpério imediato (parto difícil ou traumático, bem como aborto séptico).

A paciente refere ausência de lactação e amenorreia, atrofia vaginal e uterina, perda de pelos axilares e púbicos, queda de pressão arterial, apatia e diminuição da libido. As dosagens laboratoriais de hormônio folículo estimulante (FSH), hormônio luteinizante (LH), hormônio estimulante da tireoide (TSH), hormônio adrenocorticotrófico (ACTH) e estrogênios são baixas.

Inicia-se o tratamento substitutivo com corticosteroides (prednisona – Meticorten®), hormônio para tireoide (levotiroxina – Synthroid®, Euthyrox® e Puran T4®) e terapia hormonal substitutiva.

Tumores hipofisários

O mais frequente é o adenoma cromófobo ou prolactinoma, no qual a amenorreia geralmente é acompanhada de galactorreia (ver Capítulo 8 – Hiperprolactinemia).

Insuficiência hipotalâmica

Iatrogênica

A história característica é de amenorreia isolada ou amenorreia e galactorreia após o uso de drogas, sobretudo esteroides sexuais, fenotiazídicos, reserpina, sulpirida e imipramina. Essas substâncias atuam por bloqueio hipotalâmico, levando à diminuição das gonadotrofinas e, por vezes, ao aumento da prolactina.

As dosagens de gonadotrofinas estão diminuídas, a prolactina aumentada e os estrogênios estão baixos.

No tratamento, é básico suspender a droga em uso e, estando normal o nível de prolactina, estimula-se com citrato de clomifeno (Clomid® 50 mg/dia/5 dias).

Quando houver níveis elevados de prolactina, melhores resultados são obtidos com agonistas dopaminérgicos (cabergolina – Dostinex® 0,5 mg, 2 vezes/semana, ou bromocriptina – Parlodel® 5 a 7,5 mg/dia).

Orgânica

Esta condição abrange os casos da enfermidade cerebral decorrente de processos infecciosos (encefalites), traumatismos, exposição a substâncias tóxicas e neoplasias.

O diagnóstico é orientado e concluído pela história, exame neurológico, radiografia de crânio e eletroencefalograma. As gonadotrofinas e os estrogênios estão baixos.

O tratamento é etiológico, como cirurgia, radioterapia nos tumores, anticonvulsivantes e antibióticos. Complementa-se com hormonoterapia substitutiva. Quando se deseja gravidez, estimula-se a ovulação com gonadotrofinas.

AMENORREIA DA ATLETA

Mulheres atletas têm risco de desenvolver disfunção ovulatória, que se apresenta como irregularidade menstrual variável até ausência de menstruação, com comprometimento da secreção do hormônio liberador de gonadotrofinas (GnRH), constituindo uma das formas de hipogonadismo hipogonadotrófico. O exercício pode provocar estresse metabólico intermitente ou crônico, em virtude do aumento do gasto energético e/ou ingestão insuficiente ou desequilibrada de nutrientes.

A amenorreia da atleta deve receber tratamento individualizado, que consiste em cuidados gerais, correção de distúrbios alimentares, psicoterapia orientada por profissional gabaritado e, em alguns casos, hormonoterapia substitutiva para acelerar o processo de recuperação.

DISFUNÇÃO MENSTRUAL PSICOGÊNICA

Anorexia nervosa (aversão por alimentos e amenorreia, sem letargia associada), pseudociese (desejo obsessivo de gravidez) e psicoses.

O diagnóstico é clínico, e as dosagens hormonais de gonadotrofinas estão baixas. Apenas na pseudociese há aumento marcado do LH, mas não do FSH e da prolactina.

O tratamento consiste em cuidados gerais, vitaminas e psicoterapia.

LEITURAS RECOMENDADAS

1. Arie MHA, Fonseca AM, Arie WMY, Bagnoli VR, Pinotti JA. Hiperprolactinemia. In: Pinotti JA, Fonseca AM, Bagnoli VR (eds.). Tratado de ginecologia. Condutas e rotinas da Disciplina de Ginecologia da Faculdade de Medicina da Universidade de São Paulo. Rio de Janeiro: Revinter, 2005. p.210-29.
2. Bagnoli VR, Fonseca AM, Arie WMY, Junqueira PAA. Amenorréia. Rev Bras Med 2004; 61(1/2):27-33.
3. Fonseca AM, Bagnoli VR, Halbe HW, Arie MHA, Guerra DMM, Miranda SD et al. Aspectos clínicos e laboratoriais em 795 mulheres com amenorréia secundária. Rev Ginecol Obstetr 1991; 2(1):9-14.
4. Fonseca AM, Fassolas PMA, Bagnoli VR, Arie WMY, Assis JS. Amenorréia secundária. In: Lopes AC (ed.). Diagnóstico e tratamento. Barueri: Manole, 2007. p.383-92.
5. Genazzani AD, Chierchia E, Santagni S, Rattighieri E, Farinetti A, Lanzoni C. Hypothalamic amenorrhea: from diagnosis to therapeutical approach. Ann Endocrinol (Paris) 2010; 71(3):163-9.
6. Malhotra N, Bahadur A, Kalaivani M, Mittal S. Changes in endometrial receptivity in women with Asherman's syndrome undergoing hysteroscopic adhesiolysis. Arch Gynecol Obstet 2012; 286(2):525-30.
7. Pauli SA, Berga SL. Athletic amenorrhea: energy deficit or psychogenic challenge? Ann N Y Acad Sci 2010; 1205(1):33-8.

7
Síndrome dos ovários policísticos

Gustavo Arantes Rosa Maciel
Maria Cândida P. Baracat
José Maria Soares Jr.
Edmund Chada Baracat

INTRODUÇÃO

Síndrome dos ovários policísticos (SOP) é a endocrinopatia mais comum em mulheres em idade reprodutiva e atinge 5 a 10% delas nessa faixa etária. Seu tratamento pode ser um desafio em virtude de sua heterogeneidade clínica, seu caráter crônico, fatores associados que podem complicar a terapêutica, respostas individuais inadequadas e mesmo condições concomitantes que limitam ou impedem determinada estratégia de tratamento.

Na Disciplina de Ginecologia da Universidade de São Paulo, a abordagem terapêutica da SOP é baseada em três passos: diagnóstico da síndrome, avaliação do risco metabólico e abordagem do foco terapêutico.

DIAGNÓSTICO

A avaliação clínica completa é fundamental para a caracterização das hipóteses diagnósticas e para direcionar a investigação complementar. O diagnóstico é feito utilizando-se preferencialmente o critério da Sociedade de Excesso de Androgênio

(AES-PCOS), de 2006, que requer a presença de hiperandrogenismo e anovulação crônica. Todos os itens da Tabela 1 devem estar presentes.

TABELA 1 CRITÉRIOS DIAGNÓSTICOS DA SOCIEDADE DE EXCESSO DE ANDROGÊNIO (2006)

1. Hiperandrogenismo clínico e/ou laboratorial
2. Disfunção ovariana (irregularidade menstrual) e/ou morfologia microcística ovariana na ultrassonografia
3. Exclusão das causas de hiperandrogenismo e anovulação crônica

Devem ser excluídos: hiperprolactinemia (prolactina), disfunção tireoidiana (TSH e T4 livre), hiperplasia suprarrenal congênita de forma tardia (17 hidroxi-progesterona), tumores produtores de androgênios (testosterona total e SDHEA), hirsutismo idiopático, uso exógeno de androgênios e síndrome de Cushing (cortisol salivar ou sérico). Nos casos de hiperprolactinemia, deve ser realizada a pesquisa de macroprolactina, pois ela pode estar presente em cerca de 5% dos casos de SOP e falsear o diagnóstico.

Todos os exames devem ser colhidos entre o 1º e o 5º dia do ciclo menstrual, e a paciente não deve estar em uso de hormônios esteroides sexuais ou outras substâncias que possam interferir nos resultados das dosagens. A ultrassonografia (US) deve ser realizada de preferência pela via transvaginal.

Em uma parcela menor de casos, em que não há evidência de hiperandrogenismo, utiliza-se o critério de Rotterdam, em que se devem excluir outras causas de hiperandrogenismo e anovulação crônica e seguir o esquema exposto na Tabela 2.

TABELA 2 CRITÉRIOS DE ROTTERDAM (ESHRE/ASRM – 2004)

1. Irregularidade menstrual e/ou anovulação
2. Sinais clínicos ou bioquímicos de hiperandrogenismo. Disfunção ovariana (irregularidade menstrual) e/ou morfologia microcística ovariana na ultrassonografia
3. Ovários policísticos

Os critérios ultrassonográficos para a definição de ovários microcísticos são: 12 ou mais folículos medindo de 2 a 9 mm de diâmetro ou volume ovariano aumentado (> 10 cm^3). Se houver evidência de folículo dominante ou de corpo lúteo, o exame deve ser repetido no próximo ciclo. Um único ovário aumentado já é suficiente para inclusão no critério. A definição não pode ser aplicada a mulheres em uso de contraceptivos hormonais orais.

RISCO METABÓLICO

No segundo passo, a avaliação metabólica deve ser realizada para se planejar a estratégia terapêutica global. O risco metabólico é avaliado por meio de exame físico e exames laboratoriais:

- medida da circunferência abdominal (< 88 cm);
- medida da pressão arterial (< 130/85 mmHg);
- perfil lipídico:
  - colesterol total (< 200 mg/dL);
  - HDL colesterol (> 50 mg/dL);
  - LDL colesterol (< 100 mg/dL);
  - triglicérides (< 150 mg/dL);
- glicemia de jejum (<100 mg/dL).

Na avaliação de risco para diabete melito, deve ser realizado o teste de tolerância à glicose oral (TTGO) com 75 g de glicose oral e dosagens de jejum e no tempo de 120 minutos (Tabela 3).

TABELA 3 VALORES DE REFERÊNCIA PARA O TESTE DE TOLERÂNCIA ORAL À GLICOSE

	Valores de referência (mg/dL)	
	Jejum	2 horas
Normal	≤ 100	< 140
Intolerância à glicose	101 a 125	140 a 199

Atualmente, há tendência em se valorizar mais os achados de risco vascular em conjunto do que utilizar os critérios de síndrome metabólica.

FOCO DO TRATAMENTO

O terceiro passo é a chamada abordagem do foco. Por se tratar de condição crônica e complexa, com numerosas alterações clínicas que podem variar dependendo da faixa etária da paciente, é importante identificar qual será o aspecto prioritário do tratamento no primeiro passo.

As alterações clínicas que habitualmente fazem parte do escopo de tratamento da SOP são: manifestações cutâneas do excesso de androgênio, como hirsutismo, acne e alopecia de padrão androgênico; irregularidade menstrual; infertilidade; obesidade; alterações no metabolismo de glicose; risco cardiovascular; risco de complicações gestacionais, entre outras.

A prevenção de risco metabólico e cardiovascular deve ser iniciada o mais cedo possível, ou seja, ao diagnóstico. Assim, devem-se recomendar exercício físico, dieta balanceada e eventual perda de peso como prescrição universal.

Hirsutismo

É recomendada avaliação clínica da intensidade do hirsutismo e do grau de desconforto pessoal e social que a paciente refere. O exame físico deve incluir a utilização da escala de Ferriman e Gallwey modificada para fins de classificação da intensidade do quadro, bem como avaliação da resposta ao tratamento.

Intervenção farmacológica

O tratamento medicamentoso do hirsutismo é limitado a pacientes que não estão buscando a fertilidade imediata, em razão do potencial teratogênico ou anticoncepcional da maioria das medicações. Informações baseadas em evidências no tratamento farmacológico de hirsutismo são escassas. A resposta individual ao tratamento pode ser variável. Essas limitações tornam difícil estabelecer uma escala de eficácia relativa de diferentes drogas. As drogas utilizadas incluem anticoncepcionais hormonais orais e agentes antiandrogênios. Os esquemas terapêuticos utilizados são descritos a seguir.

Hirsutismo leve

Anticoncepcionais hormonais orais (ACHO) contendo etinilestradiol e componente progestínico de ação antiandrogênica é o tratamento de primeira linha. A composição etinilestradiol 35 mcg + acetato de ciproterona 2 mg (Diane 35®, Selene®, Artemidis® 35) é a opção inicial. Clormadinona (Belara®) ou drospirenona (Yaz®, Yuri®, Yasmin®, Elani®) também podem ser utilizados com bons resultados.

O dienogeste parece ter ação antiandrogênica, mas os efeitos sobre o hirsutismo ainda se encontram sob investigação. É importante orientar a paciente de que o tratamento é, em geral, prolongado, durando pelo menos 6 meses, e que pode ser necessário tratamento local. Após o período inicial, com a melhora clínica e a estabilização do quadro, pode-se substituir o ACHO por formulações de baixa dosagem contendo progestagênios neutros (androgenicidade baixa), como desogestrel ou gestodeno. Os ACHO agem de diversos modos na melhora do hirsutismo: suprimem a síntese de androgênios ovarianos por meio da inibição das gonadotrofinas em nível central; elevam os níveis da globulina carreadora de hormônios sexuais (SHBG) e podem apresentar leve efeito antiandrogênico local, causado pelo componente progestínico da pílula (ciproterona, drospirenona, clormadinona). Outros benefícios dessa medicação são a regularização dos ciclos menstruais e a melhora da pele. Formulações contendo progestagênios com ação androgênica, como os nor-derivados, devem ser evitados (Tabela 4).

TABELA 4 PROGESTAGÊNIOS E ATIVIDADE ANDROGÊNICA

Progestagênios	Atividade androgênica
Ciproterona	Antiandrogênico
Drospirenona	Antiandrogênico
Clormadinona	Antiandrogênico
Acetato de medroxiprogesterona	Antiandrogênico
Dienogeste	Antiandrogênico
Desogestrel	Neutra
Gestodeno	Neutra
Etonogestrel	Neutra
Levonorgestrel	Alta
Norgestrel	Alta
Noretisterona	Alta

Hirsutismo moderado a intenso

Nos casos de hirsutismo moderado, ou mesmo nos casos leves cuja resposta ao ACHO foi inadequada, deve-se associar droga antiandrogênica ao ACHO. A espironolactona (Aldactone®) na dose de 100 mg é a droga de primeira linha, devendo-se avaliar a função renal previamente à introdução desse diurético. No caso de resposta parcial ou insatisfatória, a dose pode ser aumentada para 200 mg/dia. Em mulheres no período reprodutivo em vigência de medicação antiandrogênica, o uso de método contraceptivo de alta eficácia é mandatório, em função do potencial teratogênico desses compostos.

A anamnese e o exame físico devem ser realizados em todas as consultas, para se avaliar a melhora subjetiva e a quantificação do índice de Ferriman e Gallwey.

Hirsutismo intenso

Os casos mais severos, com índice maior que 25, podem ser tratados com doses maiores de acetato de ciproterona (Androcur®), 50 mg do 5º ao 14º dia, associado a ACHO ou estrogênio isolado, chamado esquema sequencial reverso. O tratamento também pode ser feito com valerato de estradiol (Primogyna®), 2 mg/dia do 5º ao 24º dia, ou estrogênios conjugados (Premarin®), 0,625 mg do 5º ao 24º dia.

Após o período inicial de 1 ano, pode-se modificar para terapia combinada com ACHO e espironolactona, semelhante aos casos de hirsutismo moderado. Nesses casos, também são recomendadas remoção do pelo com *laser*, eletrólise ou fotoepilação, além dos métodos químicos.

A finasterida (Propecia®), na dose de 5 mg/dia, pode ser indicada em situações específicas em que a espironolactona não trouxe resposta ou estava contraindicada. Até o momento, não há evidências que apontem benefícios na associação ACHO, espironolactona e finasterida. Na clínica ginecológica, a flutamida não é utilizada em virtude de sua hepatotoxicidade. Outras drogas, como a cimetidina (Tagamet®) e agonistas do GnRH, também não são utilizadas rotineiramente, por causa de seus efeitos colaterais.

Situações especiais

Nos casos de hipertensão, hipertrigliceridemia ou alguma condição associada que possa ser piorada com a terapia por via oral, utilizam-se formulações parenterais (injetáveis ou vaginais) que não contenham progestagênios nor-derivados:

1. 17-enantato de estradiol 10 mg + acetofenido de algestona (diidroxiprogesterona) 150 mg (Perlutan®), 1 ampola intramuscular (IM) ao mês.
2. Cipionato de estradiol 5 mg + acetato de medroxiprogesterona 25 mg (Cyclofemina®).
3. Etinilestradiol + etonogestrel (Nuvaring®), anel vaginal para uso mensal.

Pacientes tabagistas, com idade acima de 35 anos ou com histórico familiar de trombose, devem ser monitoradas criteriosamente, pelo maior risco tromboembólico.

Irregularidade menstrual

Clinicamente, a anovulação crônica se manifesta com irregularidade menstrual do tipo espaniomenorreia ou amenorreia. Os ciclos tendem a durar 40 dias ou mais, podendo ocorrer episódios de amenorreia, principalmente nas pacientes obesas. Após períodos de amenorreia, são comuns episódios de sangramento genital anormal, do tipo hipermenorragia. A irregularidade menstrual é a queixa mais comum das pacientes com SOP. O tratamento depende do desejo reprodutivo da paciente.

Anticoncepcionais hormonais

O tratamento de primeira linha de paciente com SOP sem desejo reprodutivo são os anticoncepcionais hormonais sem ação androgênica e preferencialmente com progestagênios antiandrogênicos. Além da regularização do ciclo, esses medicamentos podem apresentar benefícios adicionais, como a diminuição da produção androgênica, melhorias nos sinais cutâneos e diminuição do sangramento menstrual. As formulações que podem ser usadas são as mais diversas, caso o quadro da paciente não apresente hirsutismo ou necessidade de uso de medicação específica para manifestações do hiperandrogenismo.

Os contraceptivos orais são os mais utilizados, porém os parenterais também podem apresentar boa resposta, caso venham a ser usados por contraindicação do uso dos de via oral ou mesmo por preferência da paciente. No entanto, as formulações de depósito contendo acetato de medroxiprogesterona não são utilizadas em razão das dificuldades de controle do ciclo.

Metformina

A metformina (Dimefor®, Glucoformin®, Glifage®, em doses individualizadas a cada mulher) pode ser utilizada como opção de segunda linha para melhora das irregularidades menstruais. A melhora clínica é menos evidente que a dos ACHO e pode haver respostas terapêuticas diferentes entre as pacientes, porém, no grupo de pacientes respondedoras, pode haver benefício com o uso da metformina.

Há evidências de que mesmo as pacientes sem intolerância à glicose ou resistência à insulina podem se beneficiar, pois a metformina, além da modulação da ação da insulina, tem atuação direta nas células produtoras de esteroides no ovário.

A dose inicial deve ser fracionada para evitar os efeitos colaterais comuns no início do tratamento. Assim, inicia-se com a dose de 500 mg durante o jantar por 1 semana; se não houver intolerância, na 2ª semana, aumenta-se a dose para 500 mg durante o almoço e o jantar e, por fim, 500 mg durante as três principais refeições. Após esse período, administra-se a dose basal de 850 mg, 2 vezes/dia. A dose pode variar de 1,5 a 2,5 g/dia e o fracionamento do início pode ser modificado de acordo com a tolerância da paciente.

Outras opções

Caso a paciente com SOP tenha como única queixa a irregularidade menstrual e não tenha necessidade de contracepção, pode ser usada terapêutica com progestagênios na segunda fase do ciclo.

1. Acetato de medroxiprogesterona (Provera®) 5 mg, 10 dias/mês.
2. Progesterona micronizada (Utrogestan®) 200 mg/10 dias/mês.

Infertilidade

A infertilidade é outra queixa clínica frequente na SOP. Assim, é importante começar investigando, do ponto de vista da infertilidade, o casal que não conseguiu a concepção após 1 ano de tentativa. A propedêutica mínima para infertilidade inclui espermograma do parceiro, US transvaginal, histerossalpingografia, além dos exames hormonais, principalmente de hormônio folículo-estimulante (FSH) na fase folicular precoce do ciclo (até 3º dia).

Se os exames da propedêutica básica estiverem normais e a causa da infertilidade for exclusivamente a anovulação crônica, o tratamento de primeira linha é a indução da ovulação com citrato de clomifeno (Clomid®, Serofene®) 50 a 100 mg do 5º ao 9º dia, durante 5 dias na fase inicial do ciclo.

Recomenda-se avaliação dos níveis de androgênios, principalmente a testosterona, uma vez que hiperandrogenemia parece estar relacionada com pior prognóstico reprodutivo. Posteriormente, a menstruação é induzida com acetato de medroxiprogesterona (Provera®) 10 mg por 5 dias; caso a paciente esteja em amenorreia, inicia-se bloqueio ovariano com anticoncepcionais por 3 meses. A dose utilizada inicialmente é de 50 mg de citrato de clomifeno do 5º ao 9º dia do ciclo e deve ser aumentada para 100 mg caso não haja resposta ovulatória. Após esse período, se for possível, deve-se fazer monitoração ultrassonográfica a cada 2 dias. A ovulação deve ocorrer dentro de 7 dias a partir do final da medicação. Orienta-se o coito a partir do 5º dia após o final do esquema terapêutico, pois o período mais fértil habitualmente ocorre entre os 2 dias anteriores e os 2 dias posteriores à ovulação. Após 1 semana, deve-se fazer dosagem de progesterona para comprovar a ovulação. Embora esse passo não seja essencial, ele orienta o médico quanto às chances de gravidez. Após os 7 dias subsequentes, solicita-se a dosagem de beta-hCG. Habitualmente, realiza-se indução com clomifeno isolado por até 4 ciclos.

Após 4 ciclos sem resposta ovulatória ou sem gravidez, associa-se metformina ao esquema por 2 meses. O uso de citrato de clomifeno não deve ultrapassar 6 ciclos, pois, após esse período, seus efeitos antiestrogênicos tornam-se mais pronunciados e as taxas de gravidez caem ainda mais.

Metformina e gonadotrofinas

Caso a paciente não engravide com o citrato de clomifeno, ela deve ser referenciada para o uso de gonadotrofinas, tratamento comumente realizado no Setor de Reprodução Humana. No entanto, a paciente é encaminhada com prescrição de metformina 1,7 g/dia até o início do tratamento com gonadotrofinas. Sabe-se que a metformina tem ação benéfica no perfil ovulatório e que é melhor que o placebo isoladamente. No entanto, não se utiliza metformina como monoterapia de primeira linha na indução de ovulação em pacientes com SOP.

Outras terapêuticas

Diferentemente das recomendações de algumas sociedades, não é utilizado o *drilling* ovariano por laparoscopia na rotina. A destruição de microcistos foliculares guiada por laparoscopia é utilizada em regime de exceção, caso a paciente seja operada por outro motivo, como suspeita de endometriose.

LEITURAS RECOMENDADAS

1. Azziz R, Carmina E, Dewailly D, Diamanti-Kandarakis E, Escobar-Morreale HF, Futterweit W et al. Criteria for defining polycystic ovary syndrome as a predominantly hyperandrogenic syndrome: an Androgen Excess Society guideline. J Clin Endocrinol Metab 2006; 91(11):4237-45.
2. Diamanti-Kandarakis E. Polycystic ovarian syndrome: pathophysiology, molecular aspects and clinical implications. Exp Revi Molec Med 2008; 10(1):1-10.
3. Escobar-Morreale HF, Carmina E, Dewailly D, Gambineri A, Kelestimur F, Moghetti P et al. Epidemiology, diagnosis and management of hirsutism: a consensus statement by the Androgen Excess and Polycystic Ovary Syndrome Society. Human Reproduction Update 2012.
4. ESHRE CWG. Health and fertility in World Health Organization group 2 anovulatory women. Human Reprod Update 2012; 18(5):586-99.

5. ESHRE/ASRM PCW-TR. Revised 2003 consensus on diagnostic criteria and long-term health risks related to polycystic ovary syndrome (PCOS). Human Reprod 2004; 19(1):41-7.
6. Franks S. Polycystic ovary syndrome. N Engl J Med 1995; 333:853-61.
7. Maciel GAR, Soares Junior JM, Alves da Motta EL, Abi Haidar M, de Lima GR, Baracat EC. Nonobese women with polycystic ovary syndrome respond better than obese women to treatment with metformin. Fertil Steril 2004; 81(2):355-60.
8. Martin KA, Chang RJ, Ehrmann DA, Ibanez L, Lobo RA, Rosenfield RL et al. Evaluation and treatment of hirsutism in premenopausal women: an Endocrine Society Clinical Practice Guideline. J Clin Endocrinol Metabol 2008; 93(4):1105-20.
9. Palomba S, Falbo A, Zullo F, Orio F Jr. Evidence-based and potential benefits of metformin in the polycystic ovary syndrome: a comprehensive review. Endocr Rev 2009; 30(1):1-50.
10. Reaven GM. The metabolic syndrome: time to get off the merry-go-round? J Int Med 2011; 269(2):127-36.
11. Spritzer P. Diagnóstico etiológico do hirsutismo e implicações para o tratamento. Rev Bras Ginecol Obstetr 2009; 31(1):41-7.

8

Hiperprolactinemia

Sylvia Asaka Yamashita Hayashida

INTRODUÇÃO

Hiperprolactinemia conceitualmente é o aumento dos níveis séricos de prolactina (PRL) e é causa frequente de infertilidade anovulatória na prática clínica. Ocorre em cerca de 30% das mulheres com galactorreia ou infertilidade e em 75% dos casos de amenorreia e galactorreia.

As manifestações clínicas mais importantes da hiperprolactinemia são: galactorreia, amenorreia e infertilidade, decorrentes principalmente da inibição da liberação pulsátil do hormônio liberador de gonadotrofina (GnRH), pelo aumento da dopamina hipotalâmica em resposta ao aumento da PRL hipofisária pelo mecanismo de alça curta da secreção de PRL. A prolactina atua também diretamente sobre o ovário. Nas células da granulosa, a prolactina em baixas doses estimula a atividade enzimática da 3-beta-ol-desidrogenase, responsável pela biossíntese da progesterona, e aumenta também a secreção do IGF-1. Em doses elevadas, a PRL inibe a formação de estradiol antagonizando o efeito estimulatório do hormônio folículo-estimulante (FSH) sobre a atividade aromatase e inibe também a produção da progesterona, resultando em ciclos anovulatórios e infertilidade.

A galactorreia ocorre na presença do parênquima mamário com alguma ação estrogênica, podendo estar ausente em 30% dos casos de hiperprolactinemia. Em hipoestrogenismo acentuado, pode haver hiperprolactinemia sem concomitante presença da galactorreia.

Na presença de tumores grandes, a compressão das células hipofisárias ou da haste hipofisária pode causar hipopituitarismo e manifestações neurológicas decorrentes da compressão do quiasma óptico, e representadas por cefaleia e alterações visuais, como hemianopsia temporal e escotomas, podendo ocorrer cegueira por apoplexia pituitária e expansão súbita do prolactinoma.

O hipogonadismo crônico induzido pela hiperprolactinemia está associado à perda da massa óssea, complicação severa que deve ser evitada.

CAUSAS DE HIPERPROLACTINEMIA

A secreção de prolactina é tonicamente inibida pela dopamina hipotalâmica, portanto, a hiperprolactinemia pode ocorrer pela disrupção ou compressão da haste hipofisária que fazem a dopamina deixar de exercer esse controle restritivo por causas como tumor não produtor de prolactina ou outras massas parasselares, como craniofaringiomas, infiltrações granulomatosas, adenomas não funcionantes, prolactinomas, etc.

As principais causas de hiperprolactinemia são sintetizadas na Tabela 1.

TABELA 1 FATORES ETIOLÓGICOS DA HIPERPROLACTINEMIA

Causas	
Fisiológicas	Exercícios, coito, lactação, gestação, sono e estresse
Patológicas Lesões na haste H-H Hipófise Doenças sistêmicas	Granulomas, infiltrações, irradiação, cisto de Rathke, trauma (secção da haste) e tumores (craniofaringioma, germinoma, metástases, meningioma e massa hipofisária com expansão suprasselar) Acromegalia, hipofisite linfocitária, macroadenomas, prolactinomas, cirurgia e trauma Insuficiência renal crônica, herpes-zóster, cirurgia torácica, cirrose e epilepsia
Farmacológicas	Anestésicos, anticonvulsivantes, antidepressivos, anti-histamínicos, anti-hipertensivos, agonistas colinérgicos, depletores de catecolaminas, bloqueadores do receptor de dopamina, inibidores da síntese de dopamina, estrogênios, neurolépticos/antipsicóticos, neuropeptídeos, opioides e antagonistas opiáceos

A principal causa da hiperprolactinemia fora do ciclo gravídico-puerperal são os adenomas lactotróficos (prolactinomas), que representam cerca de 40% de todos os tumores hipofisários. Pode originar-se também da interrupção farmacológica ou patológica da via dopaminérgica hipotálamo-hipofisária e é, às vezes, idiopática.

Prolactinomas são adenomas hipofisários benignos que secretam prolactina, classificados em microadenomas (tumores ≤ 10 mm) e macroadenomas (tumores > 10 mm). Cerca de 90% dos prolactinomas em mulheres são microadenomas. Não se sabe como o tumor se desenvolve, mas o processo pode envolver mutações genéticas.

Vários estados fisiológicos podem causar elevação da prolactina, como gestação, amamentação, estresse, exercício físico, refeição, estimulação da parede torácica, coito e sono.

O hipotireoidismo primário frequentemente causa hiperprolactinemia, decorrente do aumento da síntese hipotalâmica do hormônio estimulador de tireotrofinas (TRH) que estimula os lactotrofos hipofisários.

A insuficiência renal pode acarretar hiperprolactinemia moderada como consequência do *clearance* renal diminuído e aumentada produção da prolactina. A hiperprolactinemia pode contribuir para o hipogonadismo e a amenorreia que acompanham a insuficiência renal crônica. As menstruações podem retornar com o uso da bromocriptina, devendo dar atenção ao risco-benefício do tratamento nesses casos.

Os agentes farmacológicos que diminuem a secreção ou a ação da dopamina, ou os que aumentam a serotonina e são responsáveis pela hiperprolactinemia, estão relatados na Tabela 2.

TABELA 2 MEDICAMENTOS QUE CAUSAM HIPERPROLACTINEMIA

Classe de medicamentos	Exemplos
Antipsicóticos/neurolépticos	Fenotiazinas
	Butirofenonas
	Antipsicóticos atípicos
Antidepressivos	Tricíclicos e tetracíclicos
	Inibidores da monoaminoxidase
	Inibidores seletivos da recaptação da serotonina (ISRS)
Opiáceos	Cocaína

(continua)

TABELA 2 MEDICAMENTOS QUE CAUSAM HIPERPROLACTINEMIA (*CONTINUAÇÃO*)

Classe de medicamentos	Exemplos
Medicamentos anti-hipertensivos	Metildopa
	Verapamil
	Reserpina
Medicamentos gastrointestinais	Metoclopramida
	Domperidona
	Bloqueadores H2
Inibidores da protease	
Estrogênios	

DIAGNÓSTICO DA HIPERPROLACTINEMIA

Para o diagnóstico da hiperprolactinemia, a recomendação das diretrizes da Endo-Society é a dosagem da prolactina orientada por quadro clínico sugestivo. Nível acima do normal confirma o diagnóstico, desde que a amostra não tenha sido tomada sob estresse. Níveis pouco elevados indicam a repetição do exame. Valores acima de 25 ng/mL confirmam o diagnóstico. Testes dinâmicos para a secreção da PRL usando TRH, L-dopa, nomifensina e domperidona não são recomendados.

O diagnóstico de prolactinomas é sugerido pela hiperprolactinemia persistente associada aos achados radiográficos de tumor hipofisário. A tomografia computadorizada com contraste endovenoso é menos eficaz do que a ressonância nuclear magnética (RNM) na detecção de microadenomas, na definição da extensão de tumores para os seios cavernosos e no acompanhamento das pacientes na resposta terapêutica. Entretanto, pode ser útil se a RNM não for acessível ou contraindicada pelo uso de objetos metálicos (marca-passos, próteses metálicas) ou medo de ambientes fechados.

Em geral, os níveis de PRL acompanham o tamanho do tumor. A maioria das mulheres com níveis de PRL acima de 150 ng/mL (5 vezes acima dos valores normais) apresenta prolactinoma. Macroprolactinomas em geral apresentam níveis de PRL acima de 250 ng/mL. O aumento da PRL decorrente da interferência de drogas é geralmente modesto, embora drogas como risperidona e metoclopramida possam causar elevações acima de 200 ng/mL. Em alguns casos, os prolactinomas podem apresentar aumentos variáveis, mostrando dissociação entre o tamanho do tumor e os níveis de PRL. Muito cuidado na interpretação de elevações modestas de PRL na presença de macroadenomas, pois a causa da hiperprolactinemia pode ser a compressão da haste hipofisária por tumor não produtor de prolactina que exige tratamento específico. Por outro lado, hiperprolactinemia em níveis não tão elevados podem cursar com prolactinomas e deve-se excluir acromegalia, pois 50% de pacientes com tumor hipofisário produtor do hormônio de crescimento (GH) apresentam hiperprolactinemia. Na Tabela 3, encontram-se os valores de PRL em diferentes etiologias de hiperprolactinemia encontrados na Disciplina de Ginecologia da FMUSP.

TABELA 3 NÍVEIS MÉDIOS DE PROLACTINA (PRL) EM DIFERENTES ETIOLOGIAS HIPERPROLACTINÊMICAS NA DIVISÃO DE GINECOLOGIA DA FMUSP

Etiologia	PRL (ng/mL)	Variação (ng/mL)
Macroprolactinoma (n = 10)	308,7	67,4 a 1.060
Microprolactinoma (n = 26)	104,7	45,4 a 275
Hipotireoidismo (n = 2)	58,5	28 a 89
Drogas (n = 16)	58,4	17,1 a 250
Idiopática (n = 7)	58,2	26,5 a 88
Macroprolactinemia (n = 8)	46,5	27 a 78,8
Adenomas não funcionantes (n = 2)	43,2	32 a 54,5

Fonte: Hayashida et al. (dados não publicados).

No diagnóstico etiológico da hiperprolactinemia, a anamnese detalhada deve ser feita para afastar doenças associadas, como hipotireoidismo, insuficiência renal, colagenoses, etc. Investigar uso de medicamentos que possam interferir na liberação da PRL. Deve-se excluir hipotireoidismo com as dosagens de TSH e T4 livre para a avaliação da função tireoidiana. Em queixas de perturbações menstruais, galactorreia, cefaleia e alterações visuais, recomenda-se investigação da hipófise pelos métodos de imagem para excluir tumores.

Armadilhas diagnósticas

Há duas potenciais armadilhas no diagnóstico da hiperprolactinemia: a presença da macroprolactina e o "efeito gancho".

A macroprolactina é um complexo da PRL com o seu anticorpo imunoglobulina (IgG). Por tratar-se de uma macromolécula, apresenta dificuldade na difusão por capilares, com mínima bioatividade e reduzido *clearance*, encontrando-se por longo tempo na circulação. É detectada indiretamente pela precipitação do soro com polietilenoglicol (PEG). No sobrenadante, é dosada a PRL e, se a recuperação for muito baixa (< 30%), pode-se inferir que há presença da macroprolactina, pois a maior parte do complexo se precipitou. A macroprolactina deve ser pesquisada em pacientes com aumento moderado de PRL (25 a 150 ng/mL) e sintomas menos específicos, como cefaleia e diminuição da libido, em pacientes com ciclos regulares.

O "efeito gancho" pode ser observado quando os níveis séricos de PRL são extremamente elevados, como nos casos de prolactinomas gigantes (mais comum em homens e muito raro em mulheres). A alta concentração de PRL satura o anticorpo no método imunorradiométrico de detecção da PRL, levando a resultados artificialmente baixos. Para contornar esse problema, recomenda-se diluição a 1:100. Está indicada em casos de macroadenomas com níveis de PRL normais ou muito pouco elevados e clínica muito sugestiva de hiperprolactinemia.

TRATAMENTO DA HIPERPROLACTINEMIA

Hiperprolactinemia induzida por drogas

A mais frequente hiperprolactinemia não tumoral é a medicamentosa, principalmente por agentes antipsicóticos/neurolépticos. Os níveis de PRL nestes casos retornam aos valores normais em 3 dias após a suspensão da droga. No entanto, não se recomenda ao ginecologista a interferência no tratamento psiquiátrico para não agravar o quadro psicótico. Deve-se entrar em contato com o profissional da área para substituir a medicação. Há novos produtos antipsicóticos com ação agonista e antagonista dopaminérgico, como o aripiprazol, que interferem menos no processo. Na impossibilidade desse procedimento, em hiperprolactinemias persistentes, recomenda-se RNM para excluir tumores hipofisários. Para o tratamento do hipogonadismo consequente à hiperprolactinemia, é preferível o uso de estrogênios visando a evitar a perda da massa óssea no futuro. Não se recomenda o uso de agonistas dopaminérgicos para não exacerbar a psicose.

Tratamento de prolactinomas

O objetivo primário no tratamento das hiperprolactinemias é restaurar a função gonadal e sexual e, nos macroadenomas, controlar e reduzir o volume tumoral. As indicações do tratamento são: infertilidade, galactorreia incomodativa, tumor com sintomas neurológicos, hipogonadismo de longa data, retardo no desenvolvimento puberal e prevenção da perda da massa óssea.

O tratamento de escolha em prolactinomas (micro ou macroadenomas), salvo exceções, é sempre clínico com o uso de agonistas dopaminérgicos:

1. Bromocriptina: iniciar em dose de 1,25 mg (Parlodel® comprimido 2,5 mg) no jantar e aumentar semanalmente até atingir a dose de 2,5 mg, de 2 a 3 vezes/dia, dose mínima necessária para tratamento de prolactinomas. Efeitos colaterais: queixas gastrointestinais, hipotensão postural e alucinações.
2. Cabergolina: iniciar com a dose de 0,25 mg (Dostinex® comprimido de 0,5 mg), 1 vez/semana, aumentando para 0,5 mg, 2 vezes/semana, ou doses maiores até a melhora do quadro clínico com retorno das menstruações e melhora da galactorreia.

Estudos comparativos mostram a superioridade da cabergolina em termos de tolerabilidade, conveniência, eficácia na restauração da função gonadal, na redução da secreção da prolactina e na redução do volume tumoral. Pode ser efetiva também nos casos que não respondem à bromocriptina.

Seguimento

Dosagens periódicas de PRL iniciando-se 1 mês após o uso da medicação, até reverter o quadro de hipogonadismo; RNM anual ou em 3 meses em macroprolactinomas, se houver aumento nos níveis de PRL, queixas visuais, cefaleia ou distúrbios relacionados a outros hormônios hipofisários; estudo do campo visual quando há queixas; abordagem das comorbidades, como perda óssea por hipoestrogenismo; investigar a reserva hipofisária (megateste) em macroprolactinomas.

Quando os níveis de PRL em tratamento persistirem normais por pelo menos 2 anos e o tamanho do tumor reduzir mais de 50%, pode-se diminuir a dose do agonista dopaminérgico de forma gradual. Em macroprolactinomas, pode haver recorrência de hiperprolactinemia com aumento tumoral.

O comportamento biológico de micro e macroprolactinomas é diferente. Os microadenomas raramente crescem. Portanto, portadoras de microadenomas que não desejam gestação podem ser tratadas com agonistas dopaminérgicos ou contraceptivos hormonais.

Prolactinomas resistentes a agonistas dopaminérgicos

Em pacientes sintomáticas que não respondem à dose máxima medicamentosa, é recomendada indicação cirúrgica.

Para intolerantes a altas doses de bromocriptina oral, pode-se tentar o uso vaginal, porém com a inconveniência do aumento da secreção vaginal, muitas vezes incômoda.

A cirurgia transesfenoidal é recomendada em prolactinomas quando há falha no tratamento com agonistas dopaminérgicos ou quando não há melhora imediata no déficit visual. Outras indicações são: apoplexia do tumor com sinais neurológicos em macroadenomas; macroprolactinomas císticos que geralmente não respondem aos agonistas; fístulas liquóricas; intolerância a agonistas dopaminérgicos e desejo reprodutivo, mesmo em microprolactinomas.

Prolactinomas malignos são muito raros. Tais tumores inicialmente apresentam-se como prolactinomas resistentes aos agonistas dopaminérgicos ou com dissociação entre níveis de PRL e tamanho tumoral. Extensão a áreas contíguas do sistema nervoso central ou presença de metástases são as primeiras manifestações do prolactinoma maligno. O tratamento consiste em cirurgia e radioterapia.

Prolactinomas e gestação

Quando se inicia o tratamento com agonistas dopaminérgicos, deve-se orientar a paciente que a restauração da ovulação e da fertilidade é imediata, antes mesmo da primeira menstruação. Por essa razão, a contracepção pelo método de barreira é recomendável no início.

Em microprolactinomas, o risco clínico de expansão tumoral durante a gestação é menor que 2%. Em macroprolactinomas, a expansão sintomática oscila entre 20 e 30%. Portanto, em macroprolactinomas é necessário planejar a gestação somente após a normalização nos níveis de PRL e redução significativa do tumor, para reduzir também o risco de compressão do quiasma óptico durante a gestação.

Quando ocorrer a gestação, é recomendável suspender os agonistas dopaminérgicos, com exceção dos macroprolactinomas com expansão suprasselar. A cirurgia transesfenoidal é opção em infertilidade com prolactinoma intolerante ou resistente aos agonistas dopaminérgicos.

Há considerável experiência no uso de bromocriptina mostrando a inexistência de qualquer aumento na incidência de teratogenicidade ao feto. O estudo com cabergolina ainda é inconclusivo e, portanto, em pacientes desejosas de gestação, a recomendação ainda é o uso de bromocriptina.

Em gestantes com prolactinomas, não se recomenda a dosagem de PRL. A RNM não é recomendável como rotina durante a gestação, a menos que haja evidência clínica de aumento tumoral, como comprometimento do campo visual. O exame deve ser efetuado sem o uso do gadolínio. O campo visual é recomendado, seguido de RNM em prolactinomas com cefaleia intensa e/ou alterações visuais.

É recomendável a reintrodução da bromocriptina em pacientes que apresentam crescimento tumoral durante a gestação.

RESUMO DAS RECOMENDAÇÕES (Tabela 4)

TABELA 4 RESUMO DAS RECOMENDAÇÕES

Situações	Conduta
Hiperprolactinemia assintomática	Pesquisa da macroprolactina
Quadro clínico sugestivo, porém com baixos níveis de PRL	Nova dosagem com diluição do soro ("efeito gancho")
Causas de hiperprolactinemia	Excluir uso de medicamentos, hipotireoidismo, falência renal, tumores hipofisários e parasselares
Conduta em hiperprolactinemia medicamentosa	Ver a possibilidade da troca da medicação com o profissional responsável
	Na impossibilidade e em caso de hiperprolactinemia persistente, fazer RNM
	Considerar reposição hormonal em casos de hipogonadismo acentuado
Manuseio de prolactinomas	Tratamento clínico com agonistas dopaminérgicos, de preferência a cabergolina
	Iniciar com doses de 1,25 mg/dia de bromocriptina ou 0,25 mg/semana de cabergolina no jantar (sempre às refeições), aumentando gradativamente até o retorno das menstruações ou desaparecimento da galactorreia
	Controle de PRL mensal até a dose eficaz e RNM anual
	Em microprolactinoma assintomático, não tratar
	Em hipogonadismo, usar agonista dopaminérgico ou contraceptivo
	Pensar em suspensão gradativa dos agonistas após 2 anos de controle
Prolactinomas resistentes	Se resistente a bromocriptina, trocar para cabergolina
	Cirurgia transesfenoidal
	Afastar carcinoma
Durante a gestação	Suspender bromocriptina (exceto macroprolactinoma com expansão)
	Não se recomenda dosar PRL
	A RNM sem contraste do gadolínio ou a campimetria de rotina só é recomendada quando há presença de cefaleia intensa ou alterações visuais
	Reintroduzir bromocriptina quando há sintomas de crescimento tumoral

RNM: ressonância nuclear magnética.

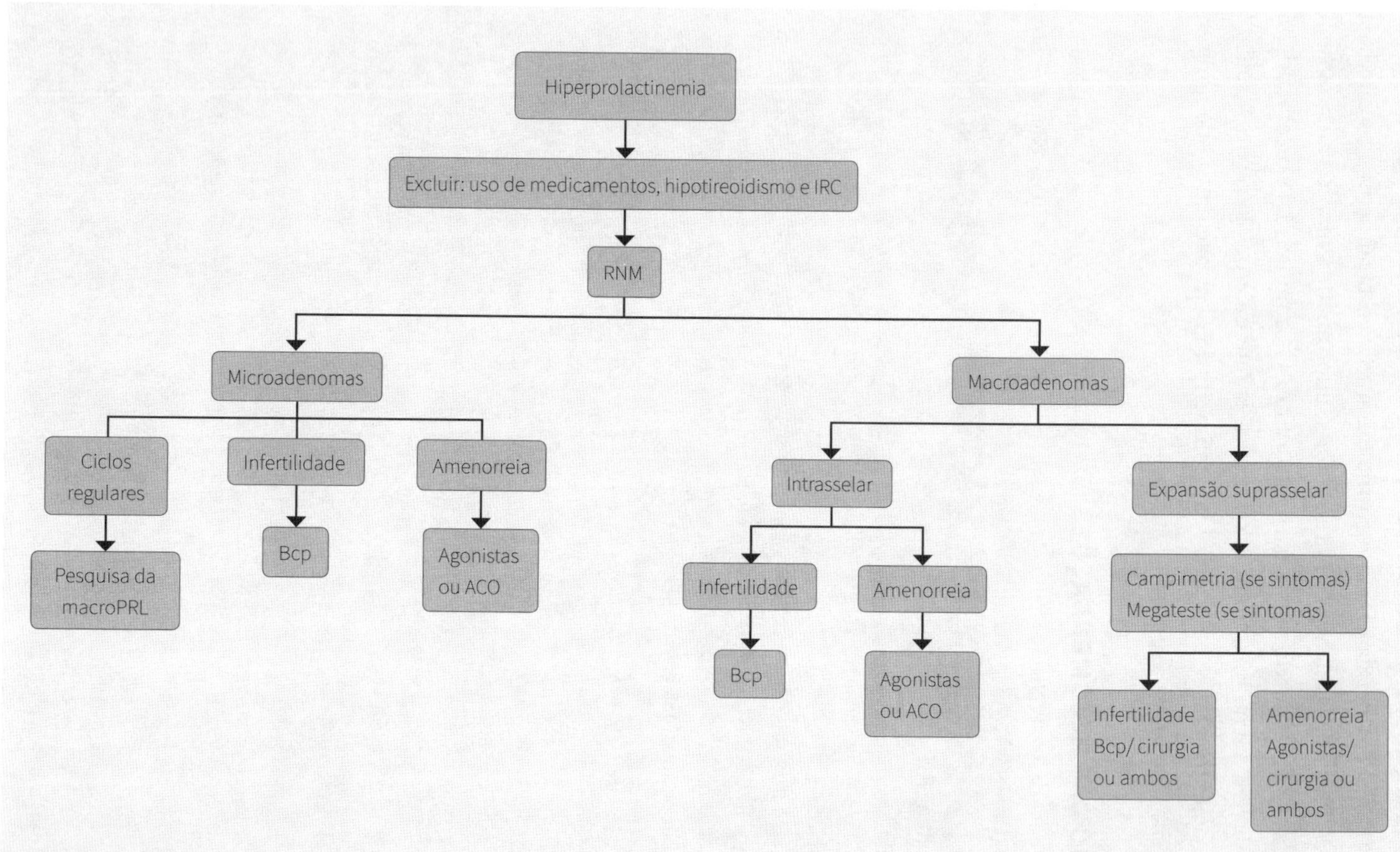

FIGURA 1 Algoritmo de hiperprolactinemia.

IRC: insuficiência renal crônica; RNM: ressonância nuclear magnética; ACO: anticoncepcionais combinados orais; Bcp: bromocriptina.

LEITURAS RECOMENDADAS

1. Bushe C, Shaw M, Peveler RC. A review of the association between antipsychotic use and hyperprolactinaemia. J Psychopharmacol 2008; 22(2)Suppl:46-55.
2. Casanueva FF, Molitch ME, Schlechte JA, Abs R, Bonert V, Bronstein MD et al. Guidelines of the Pituitary Society for the diagnosis and management of prolactinomas. Clin Endocrinol 2006; 65:265-73.
3. Melmed S, Casanueva FF, Hoffman AR, Kleinberg DL, Montori VM, Schlechte JA et al. Diagnosis and treatment of hyperprolactinemia: an Endocrine Society Clinical Practice Guideline. J Clin Endocrinol Metab 2011; 96:273-88.
4. Melmed S, Kleeinberg D. Anterior pituitary. In: Kronenberg HM, Melmed S, Polonsky KS, Larsen PR (eds.). Williams textbook of endocrinology. 11.ed. Philadelphia: Saunders Elsevier, 2008. p.185-261.
5. Molitch ME. Medication-induced hyperprolactinemia. Mayo Clin Proc 2005; 80:1050-7.
6. Molitch ME. Prolactinoma in pregnancy. Best Pract Res Clin Endocrinol Metab 2011; 25:885-96.
7. Prabhakar VKB, Davis JRE. Hyperprolactinemia. Best Pract Res Clin Obstet Gynecol 2008; 22:341-53.
8. Schlechte JA. Prolactinoma. N Engl J Med 2003; 349:2035-41.
9. Wallace IR, Satti N, Courtney CH, Leslie H, Bell PM, Hunter SJ et al. Ten-year clinical folloup of a cohort of 51 patients with macroprolatinemia establishes it as a benign variant. J Clin Endocrinol Metab 2010; 95:3268-71.

9
Síndrome pré-menstrual

Mara Solange Carvalho Diegoli

INTRODUÇÃO

Síndrome pré-menstrual (SPM) é o nome dado ao grupo de alterações físicas, psíquicas e comportamentais que pode acometer algumas mulheres 1 a 15 dias antes da menstruação.

O estudo da SPM tem grande importância, pois é uma síndrome de prevalência significativa e que, muitas vezes, incapacita a mulher para suas atividades rotineiras.

DIAGNÓSTICO

O diagnóstico é exclusivamente clínico e baseia-se na anamnese e no preenchimento de tabelas especiais.

Mais de 150 sintomas já foram atribuídos à SPM, embora nenhum deles seja patognomônico. Alguns autores dividem os sintomas em três grupos:

- psíquicos: tensão, irritabilidade, depressão, ansiedade, labilidade emocional, agressividade, choro fácil, confusão, perda da concentração, falta de iniciativa, esquecimento, etc.;

- somáticos: cefaleia, mastalgia, dor no baixo ventre ou cólica, náuseas, taquicardia, calores, tontura, fadiga, etc.;
- comportamentais: falta de iniciativa, compulsão por doces, aumento de apetite, absenteísmo, vontade de isolar-se, etc.

O diagnóstico de certeza é realizado após o preenchimento diário dos sintomas. No Centro de Apoio à Mulher com Síndrome Pré-menstrual (CAMSPM) do Hospital das Clínicas de São Paulo, utilizam-se tabelas para o diagnóstico da SPM. A tabela de Abraham modificada (Tabela 1) permite identificar os sintomas predominantes e sua intensidade. A Tabela 2 é um diário e serve para fazer o diagnóstico diferencial da SPM com outras doenças, pois permite comparar os sintomas com o ciclo menstrual. Ambas as tabelas devem ser preenchidas com a numeração de 0 a 3, segundo a intensidade do sintoma:

- 0: não apresenta nenhum sintoma;
- 1: sintomatologia leve, não interferindo nas atividades;
- 2: sintomatologia moderada, isto é, interfere nas atividades, mas não é incapacitante;
- 3: sintomatologia intensa, que prejudica substancialmente o desempenho.

TABELA 1 TABELA DE ABRAHAM MODIFICADA

Data						
Tensão						
Labilidade emocional						
Irritabilidade						
Ansiedade						
Agressividade						
Aumento de peso						
Inchaço nas pernas						
Dor nas mamas						
Inchaço abdominal						
Cefaleia						
Compulsão por doce						
Aumento de apetite						
Taquicardia						
Fadiga						
Tontura						
Depressão						

(continua)

TABELA 1 TABELA DE ABRAHAM MODIFICADA (*CONTINUAÇÃO*)

Data						
Esquecimento						
Choro fácil						
Falta de iniciativa						
Insônia						
Cólica						
Dores nas costas						
Acne						
Náusea/vômito						
Diminuição da libido						
Outros						

Após o preenchimento da tabela, a paciente seleciona os principais sintomas e os anota na Tabela 2. A evolução dos sintomas deve ser feita diariamente, antes e após o início do tratamento.

TRATAMENTO

O tratamento da SPM depende dos sintomas apresentados e da sua intensidade.

Orientações gerais

- Eliminar medos e expectativas;
- orientar sobre a necessidade de mudar o estilo de vida a fim de reduzir o estresse;
- aconselhar a prática de exercícios físicos ou atividades esportivas;
- incentivar alterações nos hábitos alimentares, como redução na ingestão de cafeína e sal.

Sintomáticos

Analgésicos

Os analgésicos são utilizados na SPM principalmente para tratamento da cefaleia, que pode aparecer 24 horas antes da menstruação ou durante o período menstrual.

Paracetamol (Tylenol®, Dorico®), na dosagem de 500 mg a cada 8 horas, deve ser ingerido logo no início da sintomatologia. Caso não haja melhora significativa, indicam-se associações em esquemas e doses individualizadas a cada caso: derivados do ergot (Hydergine®), anti-inflamatórios não hormonais (Ponstan®, Feldene®), dipirona (Novalgina®).

TABELA 2 DIÁRIO COM A EVOLUÇÃO DOS SINTOMAS

Menstruação																															
Dia do mês	1	2	3	4	5	6	7	8	9	10	11	12	13	14	15	16	17	18	19	20	21	22	23	24	25	26	27	28	29	30	31
Sintomas																															
1.																															
2.																															
3.																															
4.																															
5.																															
6.																															
7.																															
8.																															
Menstruação																															
Mês seguinte																															
Sintomas																															
1.																															
2.																															
3.																															
4.																															
5.																															
6.																															
7.																															
8.																															

A cólica uterina pode ser medicada com: antiespasmódico (metilescopolamina) ou dipirona + escopolamina (Buscopan Composto®), 1 comprimido a cada 6 horas, nos quadros mais leves. Quando a sintomatologia for mais intensa, deve-se optar por: ácido mefenâmico (Ponstan®, Standor®), 500 mg a cada 8 horas; meloxicam (Movatec®), 15 mg/dia; piroxicam (Feldene®), 40 mg/dia.

Antidepressivos

Os inibidores seletivos da recaptação da serotonina (ISRS) são considerados padrão-ouro de acordo com as evidências no tratamento da SPM. Os ISRS podem ser administrados de forma contínua ou intermitente, embora a administração intermitente tenha resultados inferiores à administração contínua.

Fluoxetina

A dose utilizada de fluoxetina (Deprax®, Prozac®, Daforin®, Fluxene®) normalmente é de 20 a 40 mg/dia, embora em casos mais leves seja possível utilizar a dosagem de 10 mg.

A ação da fluoxetina foi avaliada sobre os diferentes sintomas da SPM, sendo observado que a substância atuou principalmente nos sintomas psíquicos, como irritabilidade, agressividade, labilidade emocional e choro fácil, além de ter sido pouco eficiente nos sintomas físicos, como cefaleia, edema, mastalgia e cólica.

Dentre os efeitos colaterais observados, estão alterações no ritmo do sono, dor de estômago, enjoo, sonolência, bocejamento, diminuição da libido, cefaleia e, mais raramente, tremores de extremidades.

Sertralina

A sertralina (Zoloft®, Assert®) é indicada na dose de 50 a 150 mg/dia. Este medicamento pode ser administrado de forma contínua ou intermitente (apenas na fase lútea do ciclo), nas pacientes em que o sintoma predominante é a ansiedade. Os efeitos colaterais mais comuns são cefaleia, náusea, insônia, diarreia, boca seca e diminuição da libido.

Paroxetina

A paroxetina (Pondera®, 10 a 30 mg/dia) foi mais eficiente em pacientes muito ansiosas ou com sintomas de transtorno obsessivo-compulsivo. Os efeitos colaterais mais observados são aumento do peso e sonolência.

Amitriptilina

A dose inicial de amitriptilina (Tryptanol®, Amytril®) deve ser de 12,5 mg, à noite; após alguns dias, pode-se aumentar para 25 mg, podendo permanecer nesta dosagem ou passar para 50 mg ou 75 mg/dia, se necessário.

A amitriptilina é utilizada para tratar pacientes com predominância de sintomas físicos, como cefaleia incapacitante, dores generalizadas ou em mulheres cuja agressividade seja o sintoma predominante.

Os efeitos colaterais da amitriptilina são sonolência, boca seca, constipação, aumento do apetite e do peso. Em altas doses, podem ocorrer prolongamento dos intervalos PR e QT, e alargamento do complexo QRS e síncope.

Outros antidepressivos

Citalopram (Cipramil®), escitalopram (Lexapro®), bupropiona (Wellbutrin®), fluvoxamina (Luvox®) e venlafaxina (Efexor®) também vêm sendo utilizados no tratamento do transtorno disfórico pré-menstrual (TDPM), com resultados superiores aos do placebo.

Ansiolíticos

Ansiolíticos podem ser indicados na fase lútea do ciclo, quando a insônia e a ansiedade forem os sintomas predominantes.

O alprazolam (Altrox®, Apraz®, Frontal®, Tranquinal®) é indicado na dose de 0,5 mg/dia na fase lútea do ciclo. Os efeitos colaterais mais importantes dos ansiolíticos são dependência, redução dos reflexos motores e, a longo prazo, prejuízos cognitivos.

Hormônios

A utilização dos hormônios para tratamento da SPM vem sendo descrita desde a década de 1970, mas os resultados ainda são contraditórios. Dentre os medicamentos mais utilizados, estão:

1. Anticoncepcionais contendo estrogênio e progestagênio na formulação, em apresentações com 21 ou 26 comprimidos.
2. Anticoncepcionais contendo estrogênio e progestagênio na formulação, utilizados de forma contínua.
3. Anticoncepcionais contendo exclusivamente progestagênios, utilizados de forma contínua.

Os anticoncepcionais orais reduzem muito os sintomas físicos, principalmente cólica, edema e acne, mas atuam de forma irregular nos sintomas psíquicos.

Dosagens menores de etinilestradiol, com 0,015 ou 0,020 mg, provocam menos efeitos colaterais e são mais bem toleradas.

A associação de 3 mg de drosperinona com 20 mcg de etinilestradiol, no regime 24/4 dias, é boa opção para tratamento da SPM. A drosperidona tem a vantagem de reduzir o edema pré-menstrual e a acne.

Os anticoncepcionais de uso contínuo, isto é, sem intervalo entre as cartelas, vêm sendo também muito utilizados para tratamento dos sintomas da SPM, embora o seu uso deva ter as mesmas restrições descritas anteriormente.

Os anticoncepcionais contendo apenas o progestagênio na sua formulação são ótima opção para tratamento da SPM, pois geralmente interrompem a menstruação e não têm as contraindicações dos estrogênios, podendo ser usados após os 40 anos de idade, com menos riscos de trombose. Dentre os efeitos colaterais apresentados, estão aumento de peso, retenção hídrica, diminuição da libido e acne, que podem levar ao abandono do tratamento.

Acetato de medroxiprogesterona (Depoprovera®, Contracep®), na forma de injeção a cada 3 meses para tratamento de pacientes com doenças psiquiátricas ou neurológicas, e dispositivo intrauterino medicado com levonorgestrel (Mirena®) para pacientes com dismenorreia ou endometriose associada, ou desogestrel 75 mcg (Cerazette®, Juliet®), administrado oralmente de forma contínua, são boas opções para mulheres que desejam interromper a menstruação e não se importam com o sangramento irregular, muito frequente nos 3 a 6 meses do início do tratamento.

Vitaminas

A vitamina B6 (Piridoxina®) é utilizada isoladamente ou em associação com outras vitaminas, em mulheres com sintomas leves de SPM.

A vitamina E (Emama®, Vita E 400 ®), 400 mg/dia, é administrada nos períodos pré-menstrual e menstrual, principalmente para tratamento da mastalgia.

Fitoterápicos

Os fitoterápicos podem ser utilizados nos casos leves de SPM ou nas pacientes que não desejam tomar drogas psicoativas.

1. Extrato de passiflora (Pasalix®), na dosagem de 1 a 2 comprimidos/dia.
2. Ácido gamalinoleico (Óleo de Prímula®) em doses variáveis.
3. *Hypericum perforatum* (Hipérico®) em doses e resultados variáveis.

Terapia cognitivo-comportamental

A terapia cognitiva ajuda a tratar os sintomas psíquicos da SPM, como ansiedade e depressão, e auxilia a mulher nas mudanças comportamentais. No CAMSPM do Hospital das Clínicas, pode-se observar que a psicoterapia auxilia na conscientização sobre a necessidade de mudança no estilo de vida e ajuda a mulher a enfrentar as situações de estresse. A psicoterapia é obrigatória em mulheres nas quais os sintomas depressivos estão presentes de forma intensa, embora os levantamentos bibliográficos tenham mostrado limitada evidência para tratar a SPM grave e o distúrbio disfórico da fase lútea tardia com terapia cognitivo-comportamental.

FLUXOGRAMA

1. Primeira consulta: preenchimento das tabelas.
2. Segunda consulta: análise da Tabela 2 para avaliar os sintomas apresentados e a sua intensidade:

- sintomatologia leve:
  - orientação geral;
  - vitaminas ou fitoterápicos na segunda fase do ciclo menstrual;
- sintomatologia moderada:
  - analgésicos ou anti-inflamatórios quando tiver dor;
  - reavaliar o método anticoncepcional que está utilizando;
- sintomatologia severa:
  - ISRS;
  - interrupção da menstruação, se necessário.

LEITURAS RECOMENDADAS

1. Brown J et al. Selective serotonin reuptake inhibitors for premenstrual syndrome. Cochrane Library, Issue 2, 2009.
2. Busse JW, Montori VM, Krasnik C, Patelis-Siotis I, Guyatt GH. Psychological intervention for premenstrual syndrome: a meta-analysis of randomized controlled trials.Psychother Psychosom 2009; 78(1):6-15.

3. Cunningham J et al. Update on research and treatment of premenstrual dysphoric disorder. Harv Rev Psychiatry 2009; 17(2):120-37.
4. Daley A. Exercise and premenstrual symptomatology: a comprehensive review. J Womens Health (Larchmt) 2009;18(6):895-9.
5. Diegoli MSC, Fonseca AM, Diegoli CA, Pinotti JA. A double - blind of pyridoxine, alprazolam , fluoxetine (10mg) and propranolol in treatment of severe premenstrual syndrome. Intern J Gynecol Obstetr 1998; 62:63-7.
6. Eriksson E et al. The serotonin reuptake inhibitors paroxetin is superior to the noradrenaline reuptake inhibitor maprotiline in the treatment of premenstrual syndrome. Neuropsychopharmacology 1995; 12:167-76.
7. Fenton C, Wellington K, Moen MD, Robinson D. Drosperinone? Ethinyllestradiol 3m/20 µg (24/4 day regimen). A review of its use in contraception, premenstrual dysphoric disorder and moderate acne vulgaris. Drugs 2007; 67:1749-68.
8. Ford O et al. Progesterone for premenstrual syndrome. Crochrane Database 2009; 15(2).
9. Freeman E, Rickels K, Sondheimer SJ, Polansky M. A double-blind trial of oral progesterone, alprazolam and placebo in treatment of severe premenstrual syndrome. JAMA 1995; 274:51-7.
10. Halbreich U et al. Efficacy of intermittent, luteal phase sertraline treatment of Premenstrual dysphoric disorder obstetrics and gynecology. Spectr 2008;13(7):566-72
11. Kleijnen, Riet G, Knipschild P. Vitamin B6 in the treatment of premenstrual syndrome – a review. British J Obstet Gynaecol 1990; 97:847-52.
12. Kwiecien M, Edelman A, Niclhols MD, Jensen JT. Bleeding patterens and patient acceptability of standard or continous dosing regimens of a low – dose oral contraceptive: a randomized trial. Contraception 2003; 67:9-13.
13. Lopez LM, Kaptein AA, Helmerhorst FM. Oral contraceptives containing drospirenone for premenstrual syndrome. Cochrane Database Syst Rev 2012; 15:2.
14. Lustyk MK, Gerrish WG, Shaver S, Keys SL. Cognitive-behavioral therapy for premenstrual syndrome and premenstrual dysphoric disorder: a systematic review. Arch Womens Ment Health 2009;12(2):85-96.
15. Shah NR, Jones JB, Aperi J, Shemtov R, Karne A, Borenstein J. Selective serotonin reuptake inhibitors for premenstrual syndrome and premenstrual dysphoric disorder: a meta-analysis. Obstet Gynecol 2008;111(5):1175-82.
16. Watson NR, Studd JW. The premenstrual syndrome. British J Med 1990; 44:286-92.
17. Whelan AM, Jurgens TM, Naylor H. Herbs, vitamins and minerals in the treatment of premenstrual syndrome: a systematic review. Can J Clin Pharmacol 2009; 16(3):e407-29.
18. Wyatt KM, Diamont PW, O´Brian PMS. Selective serotonin reuptake inhibitors for premenstrual syndrome. In Cochrane Library Issue 4, 2007.

10
Dismenorreia

Vicente Renato Bagnoli
Angela Maggio da Fonseca
Sandra Dircinha Teixeira de Araújo Moraes
Cecília Del Giorno

INTRODUÇÃO

A dismenorreia é o fluxo menstrual doloroso, acompanhado ou não de outras manifestações gerais. A frequência da dismenorreia é elevada, com maior prevalência em mulheres jovens, nos primeiros anos após a menarca. A intensidade do quadro é variável, desde formas leves até incapacitantes, sendo estas as mais observadas e que mensalmente afastam as mulheres de suas atividades no período menstrual por número de dias variável.

CLASSIFICAÇÃO

Dismenorreia primária (DP) é o quadro clínico de menstruação dolorosa sem que haja patologia pélvica causadora. Dismenorreia secundária é a dor menstrual causada por doença orgânica e que causa dor também fora do período menstrual. Neste capítulo, será abordada apenas a DP, pois a secundária é discutida nos respectivos capítulos das doenças responsáveis pela dor pélvica.

ETIOPATOGENIA DA DISMENORREIA PRIMÁRIA

As prostaglandinas (PG) são substâncias endógenas com participação biológica importante, inclusive pela sua atuação no ciclo menstrual, participando no processo de sangramento menstrual, como observado pela elevação dos seus níveis no início do sangramento. Nos dias atuais, as evidências mostram que, em mulheres portadoras de DP, essas substâncias, em especial a PGF-2, apresentam níveis muito mais elevados do que em não portadoras. Na fisiologia do ciclo menstrual, a PGF-2 tem importante ação local, causando vasoespasmos e contrações da musculatura uterina, e consequentemente isquemia miometrial transitória. Esses fatores são considerados responsáveis pelas cólicas menstruais presentes nessas mulheres, pois a duração do quadro é efêmera, apenas nos dias iniciais do sangramento, logo desaparecendo juntamente com a redução dos níveis dessa substância.

DIAGNÓSTICO

O diagnóstico da DP em geral é clínico, pois o início das cólicas menstruais costuma ocorrer nos primeiros 6 a 12 meses após a menarca, durando 1 ou 2 dias. Os quadros mais leves apresentam dores moderadas e, em geral, sem outras manifestações clínicas; nos mais severos, além das dores intensas, costumam ocorrer sintomas como enjoo, vômitos, cefaleia e outros. O exame físico, em particular o exame ginecológico, não mostra alterações pélvicas que justifiquem o quadro. Quando a dismenorreia se inicia após alguns anos de fluxos indolores, com dor mais persistente, por vezes iniciando dias antes do sangramento e perdurando após seu término, é provável tratar-se de dismenorreia secundária e, normalmente, o exame ginecológico apresenta alterações.

O diagnóstico final dos casos em que o diagnóstico clínico não for conclusivo, que em geral é pouco frequente, é fornecido por exames complementares, como ultrassonografia pélvica ou, quando necessário, ressonância magnética ou videolaparoscopia, pois uma das etiologias possíveis é a endometriose.

TRATAMENTO

O tratamento das mulheres portadoras de DP deve ser iniciado com informações do quadro da paciente, recomendação de atividade física, dieta pobre em gorduras de origem animal e, quando necessário, apoio emocional.

A primeira opção de tratamento são os anti-inflamatórios não hormonais, efetivos e bem tolerados, que atuam inibindo a produção das PG e competindo com elas nos receptores. A segunda opção são os contraceptivos hormonais para as mulheres que, além de desejo de tratar a dismenorreia, necessitam de método contraceptivo.

Anti-inflamatórios não hormonais

Devem ser iniciados no dia anterior ao previsto para início do fluxo menstrual ou quando começarem as cólicas. Devem ser tomados por 3 a 5 dias ou pelo menos até 2 dias após cessarem os sintomas, independentemente do produto utilizado. A ingestão deve ser preferencialmente durante as refeições, pois esses medicamentos podem causar irritação gástrica:

- piroxicam (Feldene®) 40 mg/dia, dose única;
- ibuprofeno (Buscofen®, Ibuprofeno®) 400 mg a cada 6 horas;
- aceclofenaco (Aceclofenaco®, Proflam®) 100 mg a cada 12 horas;
- diclofenaco (Diclofenaco sódico®) 50 a 75 mg a cada 12 horas;
- ácido mefenâmico (Ponstan®, Standor®) 500 mg a cada 8 horas;
- celecoxibe (Celebra®) 100 a 200 mg a cada 12 horas;
- nimesulida (Nimesilam®, Nimesulida®) 50 a 100 mg a cada 12 horas;
- meloxicam (Melocox®, Meloxicam®) 7,5 a 15 mg a cada 12 horas.

Contraceptivos hormonais

Estão indicados para mulheres com vida sexual ativa e portadoras de dismenorreia, pois é um método contraceptivo seguro e efetivo no controle da DP:

- etinilestradiol 20 mcg + gestodeno 750 mcg (Femiane®);
- etinilestradiol 30 mcg + gestodeno 750 mcg (Gynera®);
- etinilestradiol 30 mcg + levonorgestrel 150 mcg (Nordete®);
- etinilestradiol 20 mcg + desogestrel 150 mcg (Mercilon®);
- etinilestradiol 30 mcg + desogestrel 150 mcg (Microvlar®);
- etinilestradiol 30 mcg + drospirenona 3 mg (Yasmin®).

Esses contraceptivos apresentam 21 comprimidos em cada cartela, devendo ser iniciados no primeiro dia do fluxo e ingeridos diariamente no mesmo horário. Após o último comprimido, deve-se dar uma pausa de 7 dias e reiniciar nova cartela.

1. Etinilestradiol 20 mcg + drospirenona 3 mg (Yaz®): contém 24 comprimidos e, no primeiro ciclo, a ingestão deve ser iniciada no primeiro dia do fluxo; ao término, deve-se fazer uma pausa de 4 dias e iniciar nova cartela.
2. Etinilestradiol 20 mcg + desogestrel 150 mcg (comprimido branco); placebo (verde); etinilestradiol 10 mcg (amarelo) (Mercilon Conti®); etinilestradiol 30 mcg + drospirenona 3 mg (Elani®28): os dois últimos contraceptivos apresentam regime especial para uso contínuo, sendo que o primeiro ciclo deve ser iniciado no primeiro dia do fluxo menstrual e ingeridos diariamente de forma contínua sem pausa entre as cartelas.
3. Endoceptivo intrauterino com levonorgestrel 20 mcg/24 horas (Mirena®): dispositivo inserido na cavidade endometrial e com duração de 5 anos.

LEITURAS RECOMENDADAS

1. Assis JS, Fonseca AM, Arie MHA, Arie WMY, Bagnoli VR. Dismenorreia. In: Fonseca AM, Bagnoli VR, Halbe HW, Pinotti JA. Ginecologia endócrina – Manual de condutas. São Paulo: Roca, 2004. p.109-30.
2. Celestino CA, Aversari FRV. Dismenorréia. In: Pinotti JA, Fonseca AM, Bagnoli VR. Tratado de ginecologia – Condutas e rotinas da Disciplina de Ginecologia da Faculdade de Medicina da Universidade de São Paulo. Rio de Janeiro: Revinter, 2005. p.182-7.
3. Harel Z. Dysmenorrhea in adolescents and young adults: an update on pharmacological treatments and management strategies. Expert Opin Pharmacother 2012; 13(15):2157-70.
4. Kelekci S, Kelekci KH, Ylmaz B. Effects of levonorgestrel – releasing intrauterine system and T380A intrauterine cooper device on dysmenorrhea and days of bleeding in women with and without adenomyosis. Contraception 2012; 86(5):458-63.

11
Distúrbios do desenvolvimento sexual

Vicente Renato Bagnoli
Angela Maggio da Fonseca
Maria Hermínia Alegre Arie
George Fassolas

INTRODUÇÃO

As malformações genitais congênitas são atualmente denominadas distúrbios do desenvolvimento sexual (DDS). Elas sempre foram e continuam sendo motivo de reavaliação permanente, motivada pelos múltiplos aspectos que envolvem os indivíduos portadores de uma de suas variantes. As últimas décadas apresentaram grandes melhoras, possibilitando diagnóstico mais precoce e preciso decorrente do aprimoramento na tecnologia de exames de imagem, dosagens hormonais e principalmente na biologia molecular. Diferentes entidades que assistem indivíduos portadores desses problemas realizaram, em 2004, o Encontro Internacional e Multidisciplinar sobre Malformações Genitais Congênitas em Chicago, no qual se discutiu e adotou a nova nomenclatura e detalhes dos diferentes aspectos das malformações genitais, além de ter sido elaborado o Consenso de Atendimento dos Distúrbios Intersexuais, também denominados malformações genitais.

NOMENCLATURA E CLASSIFICAÇÃO

No evento de Chicago, após discussões sobre a melhor nomenclatura das malformações genitais congênitas, denominadas estados intersexuais e malformações dos ductos de Müller, concluiu-se que termos como intersexo, hermafrodita, pseudo-hermafrodita, sexo reverso e outros, até então empregados, eram considerados pejorativos e interferiam desfavoravelmente no comportamento desses indivíduos. A partir desse encontro, ficou estabelecido que, para minimizar esse problema, a melhor opção seria o termo DDS para definir qualquer condição congênita em que ocorra desenvolvimento atípico dos cromossomos, das gônadas ou da anatomia dos órgãos genitais, como descrito na Tabela 1.

TABELA 1 CLASSIFICAÇÃO ETIOPATOGÊNICA PROPOSTA DOS DDS

DDS cromossomo sexual anormal
A: 45 X (síndrome de Turner e variantes ou DDS 45 X)
B: 47 XXY (síndrome de Klinefelter e variantes ou DDS 47 XXY)
C: 45 X/46 XY (DDS disgenético mosaico)
D: 46 XX/46 XY (DDS ovotesticular mosaico)
DDS 46 XY
A: Distúrbio do desenvolvimento gonadal
1: DDS disgenético XY (síndrome de Swyer)
2: DDS disgenesia XY parcial
3: DDS ovotesticular XY
B: Distúrbio na síntese ou ação de androgênios
1: DDS por deficiências na síntese de androgênio (deficiência de 17-hidroxiesteroide deidrogenase, deficiência de 5 alfa redutase, outras deficiências)
2: DDS por deficiente ação androgênica (insensibilidade androgênica completa e parcial)
3: DDS por anomalia nos receptores do LH (hipoplasia ou aplasia das células de Leydig)
4: DDS por distúrbio do hormônio anti-mülleriano ou de seus receptores
C: Outras
1: Hipospádias, extrofia cloacal
2: Iatrogenia
DDS 46 XX
A: Distúrbio do desenvolvimento gonadal
1: DDS ovotesticular XX
2: DDS disgenético XX
3: DDS testicular XX (SRY +)
B: Exposição a excesso de androgênios
1: DDS por hiperplasia suprarrenal congênita fetal (deficiência de 21 hidroxilase; deficiência de 11 hidroxilase)
2: DDS por deficiência placentária de aromatase
3: DDS por androgênio materno (luteoma e iatrogenia)

(continua)

TABELA 1 CLASSIFICAÇÃO ETIOPATOGÊNICA PROPOSTA DOS DDS (*CONTINUAÇÃO*)

DDS 46 XX
C: Outras
1: DDS por distúrbios dos ductos de Müller (ginatresias, anomalias da fusão e associações de síndromes)

Fonte: Hughes et al., 2006.

ABORDAGEM DOS PORTADORES DE DDS

A assistência a portadores de DDS deve ser sempre precoce, diante da menor suspeita de qualquer anomalia na diferenciação sexual. Os procedimentos mais relevantes são descritos a seguir.

Diagnóstico

O atendimento a portadores de DDS deve ser multidisciplinar, com equipe composta por pediatra, geneticista, endocrinologista, ginecologista e urologista treinados para tratar essas malformações, bem como psicólogos e psiquiatras, que atuarão em conjunto durante todo o processo pré e pós-definição do sexo e durante o tratamento, oferecendo as melhores condições de diagnóstico, tratamento e acompanhamento desses indivíduos e seus familiares.

O diagnóstico clínico deve ser minucioso, considerando-se a história da gestação, antecedentes familiares e exame físico, no qual são relevantes os aspectos dos genitais externos, com especial atenção para os ambíguos e para alterações não tão evidentes, como hipertrofia do clitóris, fusão parcial das pregas labiais, testículos criptorquídicos ou não palpáveis, hipospádias, hérnia inguinal bilateral, entre outros. A conclusão e o diagnóstico etiológico somente são possíveis pela definição do sexo genético, sendo o cariótipo cada vez mais exato e rapidamente definido, graças à atual biologia molecular. Exames de imagem devem ser individualizados a cada caso, na maioria das vezes bem definidos pela ultrassonografia; dosagens hormonais para avaliação das suprarrenais, principalmente em recém-nascidos (RN) com genitália ambígua, quando também estão indicados testes funcionais e dosagem das gonadotrofinas no período da puberdade. A Figura 1 mostra um fluxograma recomendado para DDS em RN com genitália ambígua, pois os casos de DDS com manifestação tardia com amenorreia primária, com ou sem diferenciação dos caracteres sexuais, fazem parte dos protocolos de amenorreia primária em capítulos específicos.

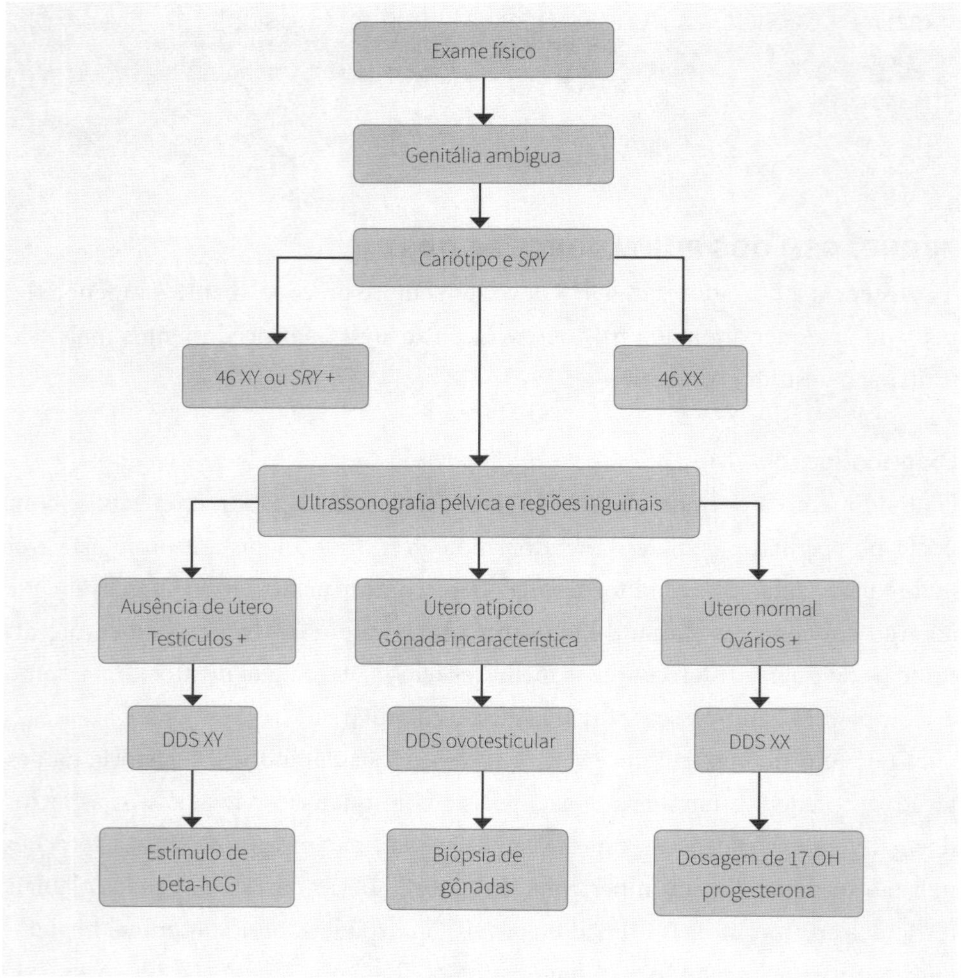

FIGURA 1 Diagnóstico de recém-nascidos com DDS e genitália ambígua.

Este fluxograma é importante, pois, na coluna da esquerda, conclui-se pelo diagnóstico de DDS XY, e o estímulo com gonadotrofinas coriônicas (beta-hCG) positivo sugere potencial de resposta aos androgênios na puberdade, eventualmente facilitando a opção pelo sexo masculino; na coluna central, a hipótese mais provável é DDS ovotesticular e a biópsia das gônadas com identificação de elementos testiculares e ovarianos conclui o diagnóstico. Finalmente, na terceira coluna, a dosagem da 17 OH progesterona mostra níveis elevados, concluindo por DDS XX por hiperplasia suprarrenal congênita (HSC).

Definição do sexo

A definição do sexo de portador de DDS nem sempre é tarefa fácil. Para isso, é necessário diagnóstico etiológico preciso, características dos órgãos genitais e potencial de oferecer ao indivíduo condições clínicas e órgãos genitais compatíveis com a opção escolhida. Ressalta-se que nem sempre o sexo genético determina o sexo a ser adotado, em razão das inúmeras limitações. Os tópicos a serem considerados são: condições de configurar genitais externos funcionais para o sexo escolhido, presença ou não de potencial reprodutor, identidade sexual do indivíduo em análise e outros que, no conjunto, determinam a escolha do sexo, que, em geral, deve ser feita antes dos 2 anos de idade. Contudo, na adolescência e na vida adulta, é comum observar insatisfação do paciente, gerando sério problema, pois a troca de sexo costuma ser problemática.

Tratamento

A etapa de tratamento inicia-se logo após o diagnóstico e prolonga-se por toda a vida. Consiste em procedimentos cirúrgicos para feminização ou virilização, de acordo com o sexo adotado, e é realizado apenas por profissional afeito e capacitado. Neste capítulo, é considerada apenas a feminização, que deve ser conduzida pelo ginecologista.

Assistência emocional

Obrigatória para todos os portadores de DDS, incluindo sempre seus familiares. A assistência é iniciada já na fase do diagnóstico e continuada ao longo da vida, para ajudar esses indivíduos a superarem suas limitações e serem mais bem compreendidos no âmbito familiar. O ginecologista responsável e toda a equipe atuante em cada caso devem colaborar com o especialista cuidador da esfera emocional.

Tratamento hormonal

O início do tratamento clínico precoce está indicado apenas no DDS HSC, com corticosteroides, cujo objetivo é bloquear o hormônio adrenocorticotrófico (ACTH) e as suprarrenais, devendo ser iniciado assim que concluído o diagnóstico e mantido por toda a vida nos seguintes esquemas:

1. Hidrocortisona, 10 a 20 mg/m^2, divididos em duas tomadas ao dia, para RN e primeira parte da infância.

2. Prednisona (Meticorten®), 5 a 10 mg/dia, à noite, indicada para crianças maiores e a partir da puberdade, controlada pelas dosagens hormonais e resposta clínica, devendo ser mantida por toda a vida, sempre com reavaliações periódicas.

O tratamento hormonal com estrogênios e progestagênios está indicado e deve ser iniciado no período esperado da puberdade, quando não ocorrer a diferenciação dos caracteres sexuais, para promover e manter os caracteres sexuais femininos até a terceira idade:

1. Estrogênios conjugados (Premarin®) 0,625 mg/dia contínuo.
2. Valerato de estradiol (Primogyna®) 1 a 2 mg/dia contínuo.

Para os indivíduos sem útero, basta a prescrição de estrogênios, mas nos DDS que tenham útero, é obrigatório adicionar progestagênio:

1. Acetato de noretisterona (Primolut Nor®) 5 a 10 mg/dia, 10 dias/mês.
2. Acetato de medroxiprogesterona (Farlutal®, Provera®) 5 a 10 mg/dia, 10 dias/mês.

Tratamento cirúrgico

Procedimentos cirúrgicos para corrigir estruturas sexuais virilizadas e configurar para feminizar os genitais o mais próximo possível da mulher sem esses problemas. O profissional que realiza essas intervenções deve ser habilitado e assessorado adequadamente.

1. Etapa precoce realizada, sempre que possível, antes dos 24 meses de idade: plástica do clitóris, com redução da glande e dos corpos cavernosos; com os retalhos obtidos, implantar a glande em sua antiga base e configurar os pequenos lábios. Havendo seio urogenital, ele deve ser aberto e, na reconstituição, utilizar o retalho da base para revestir a parede vaginal posterior e, lateralmente, suturar configurando os grandes lábios.
2. Etapa tardia programada para a época da puberdade, quando o desenvolvimento corporal estiver avançado:
   - ampliação de introito vaginal quando, na puberdade, o seio urogenital aberto na infância estiver inadequado para o coito;

- neovagina pela técnica cruenta de McIndoe para portadores de DDS com agenesia vaginal completa, no momento em que houver condições físicas e desejo de relacionamento sexual. A neovagina pela técnica não cruenta de Frank é a preferencial sempre que houver desenvolvimento do terço distal da vagina, podendo ser realizada mesmo no início da puberdade;
- gonadectomia nos dias atuais deve ser indicada apenas para os DDS XY, DDS disgenético e ovotesticular que apresentarem cariótipo XY ou expressão do SRY, condições com risco de transformação neoplásica da gônada.

LEITURAS RECOMENDADAS

1. Bagnoli VR, Fonseca AM, Junqueira PAA. Estados intersexuais. In: Pinotti JA, Barros ACSD. Ginecologia moderna. Rio de Janeiro: Revinter, 2004. p.109.
2. Bagnoli VR, Fonseca AM, Ariê WMY et al. Malformações genitais congênitas na adolescência. Potencial reprodutor e assistência pré-natal. In: Monteiro DLM, Trajano AJB, Bastos AC. Gravidez e adolescência. Rio de Janeiro: Revinter, 2009. p.246.
3. Cashman S, Reidy P, Cody K et al. Developing and measuring progress toward collaborative, integrated, interdisciplinary health teams. J Interprof Care 2004; 18:183-96.
4. Hughes IA, Houk C, Ahmed SF et al. Consensus statement on management of intersex disorders. Arch Dis Child 2006; 91:554-63.
5. Hughes IA. Disorders of sex development: a new definition and classification. Best Pract Research Clin Endocrinol Metabol 2008; 22(1):119-34.
6. Lee PA, Houk SF, Ahmed SF et al. Consensus statement on management of intersex disorders. Pediatrics 2006; 118(2):487-500.
7. Lodovici O, Bagnoli VR, Fonseca AM. Princípios básicos do tratamento cirúrgico das malformações genitais femininas. In: Tratado de ginecologia – Condutas e rotinas da Disciplina de Ginecologia da Faculdade de Medicina da Universidade de São Paulo. Rio de Janeiro: Revinter, 2005. p.148.
8. Morel Y, Rey R, Teinturier C et al. A etiological diagnosis of male sex ambiguity: a collaborative study. Eur J Pediatr 2002; 161:49-59.
9. Ogilvy-Stuart AL, Bain CE. Early assessment of ambiguous genitalia. Arch Dis Child 2004; 89:401-7.

Seção 3
Planejamento familiar

Coordenador

Nilson Roberto de Melo

12
Contracepção na adolescência

Aricia Helena Galvão Giribela
Cassiana Rosa Galvão Giribela
Nilson Roberto de Melo

INTRODUÇÃO

Todos os anos, os índices de gestações não programadas na adolescência são alarmantes. O número de mulheres que iniciam a vida sexual antes de completar 20 anos de idade tem aumentado, tornando-se um problema de saúde pública.

Uma grande parte das adolescentes inicia sua vida sexual sem usar nenhum método contraceptivo e, como consequência, ocorre a gestação indesejada, que, em muitos casos, é interrompida recorrendo-se ao aborto, que é ilegal no Brasil, praticado frequentemente em péssimas condições higiênicas e técnicas, com risco de complicações, sequelas e morte. A grande maioria das adolescentes inicia a vida sexual sem proteção contra as doenças sexualmente transmissíveis (DST) e a AIDS, o que tem sido confirmado pela alta frequência da doença em mulheres na faixa etária de 20 a 29 anos que, em muitos casos, a adquiriram durante a adolescência.

O aborto não é o único risco, já que, durante uma gravidez indesejada ou inoportuna, não há acompanhamento pré-natal ou este é iniciado tardiamente, aumentando os riscos de morbidade e mortalidade para a mãe e para o recém-nascido (RN).

A gravidez acidental precoce apresenta consequências sociais importantes, como abandono dos estudos, diminuição do padrão de vida e problemas no futuro profissional, que levam a alterações do projeto de vida.

O conhecimento sobre os métodos contraceptivos e os riscos advindos de relações sexuais desprotegidas é fundamental para que os adolescentes possam vivenciar o sexo de maneira adequada e saudável, assegurando a prevenção da gravidez indesejada e das DST/AIDS, além de o exercício da sexualidade desvinculado da procriação ser um direito.

Alguns aspectos próprios da idade devem ser considerados para a indicação do método contraceptivo. Entre eles, destacam-se:

- o adolescente nega a possibilidade de gestação, e essa negação é tanto maior quanto menor a faixa etária;
- como o encontro sexual é mantido de forma eventual, o adolescente acredita que não se justifica o uso rotineiro da contracepção;
- os adolescentes não assumem a sua sexualidade perante a família, e a posse do contraceptivo seria a prova formal de vida sexual ativa, havendo, portanto, a necessidade de manter o sigilo sobre a atividade sexual.

Sabe-se que a orientação contraceptiva ou a prescrição de um anticoncepcional hormonal oral não serve de incentivo para que os adolescentes iniciem a atividade sexual mais precocemente.

Do ponto de vista ético e legal, o adolescente tem direito à privacidade de ser atendido sozinho, em um espaço privado de consulta, onde são reconhecidas sua autonomia e individualidade, sendo estimulada sua responsabilidade crescente com a saúde e/ou cuidado diante de eventuais processos patológicos de gravidade e limitação variáveis. O artigo 103 do Código de Ética Médica garante o direito do adolescente à confidencialidade.

Na atenção à menor de 14 anos de idade sexualmente ativa, a presunção de estupro deixa de existir desde que o profissional possua a informação de sua não ocorrência, que deve estar devidamente registrada no prontuário médico.

A prescrição de anticoncepcional à adolescente menor de 14 anos deve ser criteriosa, não constituindo ato ilícito por parte do médico, desde que não haja situação de abuso ou vitimização da menor e que a adolescente tenha capacidade de autodeterminação com responsabilidade e consciência a respeito dos aspectos que envolvem sua saúde e sua vida.

Os tipos de métodos contraceptivos utilizados pela adolescente são diferentes da mulher adulta. O método mais utilizado são contraceptivos orais combinados (COC) seguidos pelo preservativo, mas muitas ainda utilizam o coito interrompido como único método contraceptivo. O uso de injetável trimestral tem sido progressivamente mais utilizado, mas ainda em baixa proporção, assim como outros métodos de longa duração, como injetáveis mensais, dispositivos intrauterinos (DIU) e implante.

Métodos de longo prazo têm a vantagem de não depender da usuária e, por isso, podem ser uma importante opção às menores institucionalizadas ou com déficit mental.

Uma em cada 4 mulheres de 14 a 19 anos de idade relata o uso da contracepção de emergência. Quando procuram esse método, devem ser orientadas em relação à forma de uso, mas, principalmente, às taxas de falha. Esse é um momento importante, em que a adolescente também pode receber informação de outros métodos contraceptivos para uso futuro, evitando o uso repetido da contracepção de emergência.

ASPECTOS MÉDICOS DA ANTICONCEPÇÃO NA ADOLESCÊNCIA

O tratamento e o aconselhamento da adolescente precisam ser diferenciados e especializados, devendo-se inicialmente estabelecer a capacidade de entendimento e concessão.

Meninas que iniciam a atividade sexual antes da menarca podem estar em risco de gravidez, não sendo recomendado o uso de métodos hormonais, e sim métodos de barreira, pois, mesmo depois da menarca, a presença de anovulação é comum, assim como a de irregularidade menstrual.

Nesse grupo, como em qualquer faixa etária, a escolha do método anticoncepcional deve ser livre e informada, e a usuária potencial deve conhecer as características dos métodos, que incluem: eficácia, mecanismo de ação, modo de uso, principais efeitos colaterais e como lidar com eles. A escolha deve respeitar os critérios de elegibilidade médica da Organização Mundial da Saúde (OMS), que estabeleceram que a idade isoladamente não deve ser restrição ao uso de qualquer método.

O método contraceptivo que comprovadamente oferece maior proteção contra DST é o preservativo masculino. Por essa razão, o profissional deve aconselhar a adolescente a utilizar o preservativo em todas as relações, associado ao uso de outro método contraceptivo mais eficaz para prevenção da gestação, caracterizando o conceito de dupla proteção.

Ainda nos dias de hoje, a adesão entre adolescentes é baixa, e uma forma de melhorar é prevenir a mulher jovem sobre os principais efeitos colaterais do método e principalmente sobre a transitoriedade deles. Deve ser oferecido livre acesso ao serviço de saúde para que possíveis dúvidas ou problemas possam ser fácil e rapidamente sanados.

Além dos benefícios contraceptivos, não se pode esquecer dos benefícios não contraceptivos, como: tratamento da acne, melhora da dismenorreia, regularidade menstrual, diminuição de fluxo, manutenção da massa óssea e diminuição da incidência de câncer de ovário, endométrio e intestino.

A adesão aos métodos contraceptivos hormonais é especialmente baixa na adolescência e tem como fatores associados múltiplos parceiros, baixa avaliação do próprio estado de saúde, sensação de medo e ambivalência em relação a gravidez no futuro, medo da família e ainda baixa tolerância a efeitos colaterais leves e que geralmente regridem após alguns meses de uso. Aproximadamente 50% das adolescentes descontinuam o uso de COC nos primeiros 3 meses de uso e 88% no primeiro ano, em contraste com 32% das mulheres adultas com 1 ano de uso. Uma forma de diminuir esse problema é a individualização do tratamento, com visitas mais constantes e reafirmação de serem reações transitórias, esperadas e que nem a saúde futura nem a reprodutiva estarão prejudicadas.

Outra forma de maximizar a adesão da adolescente é promover ampla opção de escolha dos métodos, enfatizando-se os benefícios não contraceptivos, combatendo-se os mitos e proporcionando seguimento adequado.

Além dos contraceptivos hormonais orais, as jovens podem utilizar contraceptivos hormonais por outras vias, como o injetável mensal, anel vaginal e adesivo transdérmico. Esses sistemas podem ser especialmente úteis nessa população em que o uso diário não é necessário.

O tópico mais controverso relacionado ao uso de acetato de medroxiprogesterona de depósito (AMP-D) em adolescentes relaciona-se ao seu efeito na densidade mineral óssea. As mulheres ganham aproximadamente 40 a 50% de sua massa óssea na adolescência, com maior taxa entre 11 e 15 anos. Após 18 anos de idade, ocorre ganho de massa de apenas 10%. Portanto, o pico de massa óssea é atingido entre 16 e 22 anos, e essa medida é relacionada ao risco de osteoporose. Estudos avaliando o uso de AMP-D em adolescentes demonstraram resultados similares aos do adulto, ou seja, perda de massa óssea durante o uso e tendência à recuperação após a parada. Apesar dos efeitos de longo prazo em relação à alteração do pico de massa óssea e fraturas osteoporóticas ainda serem desconhecidos, os dados atualmente disponíveis não justificam que se evite o uso desse método altamente eficaz em adolescentes. Um fato importante é que a própria gestação pode afetar de forma adversa a massa óssea.

O implante subcutâneo de etonogestrel pode ser usado nessa população, mas ainda não estão disponíveis dados específicos de seu uso em adolescentes. Trata-se de método altamente eficaz para uso por 3 anos. Seu principal efeito adverso, e também causa de descontinuidade, é o sangramento irregular e imprevisível.

Uma potencial vantagem desse método em adolescentes é que não há supressão dos níveis estrogênicos e também não houve significativa modificação da densidade óssea.

DIU são pouco usados em adolescentes. De modo geral, nas nulíparas independentemente da idade, os resultados são controversos, mas sugerem maiores taxas de expulsão e retirada por aumento de dor. A OMS classifica os dois métodos na categoria 2 para mulheres com menos de 20 anos de idade.

SEGUIMENTO

A adolescente deve retornar ao consultório caso tenha qualquer dúvida ou inadaptação. No início do tratamento, é de boa prática recomendar o retorno depois de 3 meses do início do método.

LEITURAS RECOMENDADAS

1. Brasil. Ministério da Saúde. Secretaria de Políticas de Saúde. Área de Saúde do Adolescente e do Jovem. Cadernos, Juventude e desenvolvimento, v.1. Brasília, DF, agosto, 1999. 303p. Disponível em: www.reprolatina.net/website_portugues/html/ref_bibliog/pdf/anticoncepcao_adolescencia.pdf.
2. Conselho Federal de Medicina. Código de ética médica. 1988. Disponível em: www.portalmedico.org.br/codigo_etica/codigo_etica.asp?portal=.
3. Cornet A. Current challenges incontraceptionin adolescents and young women. Curr Opin Obstet Gynecol 2013; 25(Suppl 1):S1-10.

4. Federação Brasileira das Associações de Ginecologia e Obstetrícia (Febrasgo). Saúde da adolescente: manual de orientação. São Paulo, 2013. Disponível em: www.febrasgo.org.br/manuais.htm.
5. FFPRHC. FFPRHC Guidance (October 2004) contraceptive choices for young people. J Fam Plann Reprod Health Care 2004; 30(4):237-50.
6. Gold MA. Prescribing and managing oral contraceptive pills and emergency contraception for adolescents. Pediatr Clin North Am 1999; 46(4):695-718.
7. Oselka G, Troster EJ. Aspectos éticos do atendimento médico do adolescente. Rev Assoc Med Bras 2000; 46(4):306-7. Disponível em: www.scielo.br/scielo.php?script=sci_arttext&pid=S0104-42302000000400024&lng=pt.
8. Saito MI, Leal MM. O exercício da sexualidade na adolescência: a contracepção em questão. Pediatria (São Paulo) 2003; 25(1/2):36-42.
9. Sociedade Civil do Bem Estar Familiar no Brasil (BEMFAM). Pesquisa Nacional de Demografia e Saúde 1996. Rio de Janeiro, 1997. Disponível em: www.bemfam.org.br/info_publicacoes.php. Acessado em: 30/8/2006.
10. Sullivan H, Furniss H, Spona J, Elstein M. Effect of 21-day and 24-day oral contraceptive regimens containing gestodene (60 microg) and ethinylestradiol (15 microg) on ovarian activity. Fertil Steril 1999; 72(1):115-20.
11. Vitalle MSS, Nóbrega FJ. Gravidez na adolescência. Rev Paul Pediatr 1996; 14(4):183-6.
12. World Health Organization (WHO). Contraception in adolescence. Geneva, 2004. 50p. Disponível em: http://whqlibdoc.who.int/publications/2004/9241591447_eng.pdf.
13. World Health Organization (WHO). Medical eligibility criteria for contraceptive use. Geneva, 2009. 154p. Disponível em: www.reprolatina.net/website_portugues/html/ref_bibliog/index_ref_bibliog.asp#.

13
Contracepção no climatério

Aricia Helena Galvão Giribela
Cassiana Rosa Galvão Giribela
Nilson Roberto de Melo

INTRODUÇÃO

A mulher deve utilizar um método contraceptivo eficaz até a menopausa, embora ocorra declínio da fertilidade após os 35 anos. Nessa fase, a gestação é associada a risco aumentado de malformações cromossômicas, abortamentos, morbidade e mortalidade materna.

A anamnese detalhada, incluindo histórico clínico (doenças cardiovasculares, cerebrovasculares e neoplasias devem ser pesquisadas), permite a escolha pelo método mais seguro seguindo os critérios médicos de elegibilidade (WHO, 2009). Apenas pela idade, não há contraindicação absoluta a nenhum método contraceptivo. Devem ser considerados os riscos individuais e os benefícios contraceptivos na escolha do método.

CONTRACEPÇÃO HORMONAL COMBINADA (CHC)

Mulheres acima de 40 anos podem utilizar CHC, a menos que existam doenças ou fatores de risco preexistentes.

Riscos associados ao uso de CHC

Tromboembolismo venoso (TEV)

O risco de TEV aumenta entre usuárias de contraceptivos orais combinados (COC) após 39 anos de idade, com incidência estimada de 100 casos por 100.000 mulheres-ano comparadas a 25 casos por 100.000 mulheres-ano entre adolescentes. O risco é 2 vezes maior em obesas. Dessa maneira, devem ser utilizados de forma cautelosa em obesas acima de 39 anos de idade. Os métodos contendo apenas progesterona são preferidos.

Infarto agudo do miocárdio (IAM) e acidente vascular cerebral (AVC)

Mulheres não fumantes de qualquer idade, sem outros fatores de risco, não apresentam aumento de risco de IAM e AVC em uso de COC. Mulheres fumantes com mais de 35 anos de idade e hipertensas apresentam aumento de risco, e o uso de COC não é permitido.

Nesses casos, métodos com apenas progesterona ou dispositivos intrauterinos (DIU) são boas opções.

Mulheres com mais de 40 anos, com doenças cardiovasculares, AVC, enxaqueca com ou sem aura não devem utilizar CHC. Recomenda-se o uso de métodos apenas de progesterona ou DIU, pelo possível aumento de risco de AVC com o uso dos métodos combinados.

Câncer de mama

A associação entre exposição por longo prazo aos estrogênios e câncer de mama traz preocupação relacionada a essa associação com o uso de contraceptivos. Todavia, grande número de estudos a esse respeito não demonstrou aumento de risco. Os dados disponíveis até o momento sugerem que a história familiar de câncer de mama não deve ser considerada contraindicação ao uso de contraceptivos hormonais.

Mulheres com mais de 40 anos devem ser advertidas de que qualquer aumento no risco de câncer de mama associado ao uso de COC é pequeno e, após 10 anos depois da parada, desaparece, mas deve ser avaliado em conjunto com seu risco individual e aumento da idade.

Benefícios não contraceptivos associados ao uso de CHC

Massa óssea

A densidade mineral óssea (DMO) diminui em mulheres nos últimos anos reprodutivos, e estudos randomizados demonstram aumento da DMO com uso de CHC nesse grupo etário, com redução do risco de fraturas de quadril ao redor de 25%, redução ainda maior em mulheres que utilizaram após os 40 anos.

Câncer de ovário e endométrio

As mulheres que usaram contraceptivos hormonais combinados de baixa dose têm risco aproximadamente 50% menor de câncer epitelial de ovário, e quanto maior o tempo de uso, maior a redução do risco.

Estudos observacionais demonstraram que COC contendo 30 mcg ou mais de etinilestradiol são associados à redução de aproximadamente 50% no risco de câncer de endométrio e essa proteção aumenta conforme o tempo de uso e persiste por pelo menos 2 décadas após a parada.

Câncer colorretal

O uso dos COC está associado à redução de aproximadamente 20% do câncer colorretal, e essa proteção não é associada ao tempo de uso.

Padrão de sangramento menstrual

As maiores taxas de histerectomia são encontradas em mulheres entre 40 e 44 anos, geralmente indicadas por aumento do volume menstrual causado por miomas ou adenomiose. O uso de contraceptivos pode restaurar o padrão cíclico do fluxo e reduzir as cólicas menstruais. Outras opções são o sistema intrauterino com liberação de levonorgestrel (SIU-LNG) e o injetável trimestral com acetato de medroxiprogesterona (AMP), efetivos em tratar a menorragia, incluindo aquela causada por miomas e adenomiose.

Sintomas vasomotores

Os sintomas vasomotores são comuns na perimenopausa. A experiência clínica demonstra redução dos sintomas vasomotores de forma efetiva com o uso de COC, porém os dados ainda são escassos em relação às diferentes doses e ao tipo de progestagênio.

CONTRACEPÇÃO COM APENAS PROGESTAGÊNIOS (POC)

Riscos potenciais associados a POC

Doença cardiovascular e cerebrovascular

Os dados disponíveis até o momento são limitados, mas aparentemente não há aumento de risco de doença cardiovascular (IAM, tromboembolismo venoso ou AVC) com o uso de POC.

Nas mulheres com TEV atual, os riscos relacionados ao uso de métodos apenas com progestagênio superam os benefícios. Contudo, em casos de TEV prévio, os benefícios superam os riscos.

Nas mulheres com antecedente de IAM ou AVC, os riscos associados com o uso de progestagênio injetável superam os benefícios, enquanto os benefícios do uso das pílulas de progestagênio, implante subdérmico ou SIU-LNG superam os riscos.

Câncer de mama

As evidências disponíveis até o momento não sugerem aumento de risco para câncer de mama associado ao uso de injetáveis ou pílulas de progestagênio.

Densidade mineral óssea

O uso atual de acetato de medroxiprogesterona de depósito (AMP-D) intramuscular ou subcutâneo é associado à redução de DMO, porém está confirmado que ocorre a recuperação após a parada.

Câncer de endométrio

O uso do AMP-D é associado à redução de 80% do risco de câncer de endométrio.

ESTERILIZAÇÃO

O aconselhamento de homens e mulheres deve fornecer informações suficientes, incluindo as vantagens e desvantagens de outros métodos, taxas de falha e caráter irreversível destes.

As mulheres devem ser informadas que a vasectomia tem menor índice de falha e menor risco relacionado ao procedimento.

Oclusão tubária

Durante a discussão, deve-se enfatizar o caráter permanente desse procedimento e discutir as taxas de sucesso da reversão em casos em que este procedimento seja necessário.

Não há associação com aumento de fluxo menstrual após a laqueadura tubária quando este procedimento é realizado após os 30 anos de idade. Existe aumento nas taxas de histerectomia após o procedimento, apesar de não haver evidências de associação entre laqueadura e problemas que culminem com histerectomia.

Os métodos de oclusão tubária histeroscópica ainda estão em investigação e devem ser considerados com cautela.

Vasectomia

O casal deve ser informado sobre as taxas de falha da vasectomia, que pode ocorrer mesmo muitos anos após o procedimento.

O caráter permanente deve ser enfatizado, mas também devem ser apresentadas as taxas de sucesso em casos de necessidade de reversão.

Até que haja confirmação da azoospermia, deve ser orientado o uso de métodos contraceptivos efetivos.

Não há aumento no risco do câncer testicular ou doença cardíaca associada à vasectomia. O principal problema relacionado à vasectomia é a dor testicular.

CONTRACEPÇÃO DE BARREIRA

Quando possível, as mulheres devem ser orientadas ao uso de preservativos sem espermicidas.

DIU DE COBRE

Alterações menstruais, como *spotting* ou hipermenorragia, são comuns nos primeiros 3 a 6 meses de uso do DIU; após esse período, patologias ginecológicas devem ser excluídas. Mulheres com mais de 40 anos e que estiverem utilizando DIU com mais de 300 mm^2 de cobre podem ser aconselhadas a mantê-lo até a menopausa.

QUANDO PARAR A CONTRACEPÇÃO

As mulheres devem ser orientadas a suspender a contracepção após os 55 anos, quando 95,9% delas estarão na menopausa. A dosagem do hormônio folículo-

-estimulante (FSH) em pelo menos duas ocasiões, com intervalo de 1 ou 2 meses entre elas, pode predizer a falência ovariana e ser útil no aconselhamento daquelas mulheres que desejam parar o método contraceptivo, porém, nos últimos anos, essa prática tem sido alvo de controvérsia. A dosagem de FSH não é um indicador confiável da falência ovariana em mulheres que utilizam contraceptivos combinados, mesmo durante o intervalo livre de hormônio.

Mulheres em uso de métodos de contracepção não hormonal podem ser aconselhadas a parar de utilizá-los após 1 ano de amenorreia (ou 2 anos se a última menstruação ocorreu antes dos 50 anos de idade).

As mulheres que estão em uso de COC devem ser aconselhadas a trocar por outro método aos 50 anos.

Nas usuárias de métodos que contêm apenas progestagênio, o uso deve ser continuado até os 55 anos, quando ocorre perda natural da fertilidade. Outra opção nesse caso é a dosagem do FSH em duas ocasiões, com pelo menos 1 a 2 meses de intervalo; resultados com níveis maiores que 30 IU/L sugerem falência ovariana. A mulher pode continuar o método por mais 1 ou 2 anos, se sua idade for menor que 50 anos.

As usuárias de SIU-LNG inserido após os 45 anos para contracepção ou para controle de menorragia podem ser aconselhadas a mantê-lo por 7 anos.

LEITURAS RECOMENDADAS

1. Al-Hassan N. Contraception for women aged over 40 years. J Fam Plann Reprod Health Care 2011; 37(2):124-5.
2. ESHRE Capri Workshop Group Female contraception over 40. Hum Reprod Update 2009; 15(6):599-612.
3. FFPRHC Guidance (January 2005) contraception for women aged over 40 years. J Fam Plann Reprod Health Care 2005; 31(1):51-63.
4. Gebbie A. Contraception in the perimenopuse. J Br Menopause Soc 2003; 9(3):123-8.
5. Kaunitz A. Hormonal contraception in women of older reproductive age. NEJM 2008; 358(12):1262-70.
6. Venous thromboembolism and hormonal contraception. RCOG Guideline nº 40. 2004 p.1-13.

14
Contracepção no puerpério

Cassiana Rosa Galvão Giribela
Aricia Helena Galvão Giribela
Nilson Roberto de Melo

IMPORTÂNCIA DA AMAMENTAÇÃO

A amamentação tem grande importância por vários motivos, sendo os principais:

- protege o lactente contra infecções;
- oferece uma fonte de nutrição sem custos;
- contribui para o vínculo mãe-lactente;
- providencia contracepção;
- protege contra câncer de mama e ovário.

A amamentação é muito importante em saúde pública, visto que há relação entre lactação e fertilidade. Em países em desenvolvimento, a amamentação protege contra gravidez e é importante para que se atinja o intervalo de 2 anos entre os nascimentos, sendo esse período útil para a promoção da saúde materna e diminuição da mortalidade infantil.

Apesar disso, a média de duração da amamentação permanece curta, abaixo de 6 meses, mais frequentemente 2 a 3 meses. Embora esse tempo ainda providencie benefício significativo para o lactente, não é tão eficaz do ponto de vista contraceptivo.

EFEITOS DA AMAMENTAÇÃO NA OVULAÇÃO: EFICÁCIA CONTRACEPTIVA DA LACTAÇÃO

A concentração de prolactina aumenta 20 vezes durante a gravidez, e níveis elevados são mantidos durante a lactação. A principal ação ocorre em sítios centrais e ovarianos para produzir amenorreia lactacional e anovulação, predominando a ação central, de modo que níveis elevados de prolactina inibem a secreção pulsátil de GnRH.

Retorno à ovulação no período pós-parto em mulheres que não estão amamentando

Em mulheres que não estão amamentando, os níveis de gonadotrofinas retornam às concentrações normais durante a 3ª a 5ª semana após o parto, quando os níveis de prolactina já voltaram aos valores basais. Deve-se ressaltar que em torno da metade das mulheres pode ovular antes da 6ª semana pós-parto, mostrando a necessidade de mudar a visita médica pós-parto para a 3ª semana após o parto. Além disso, observou-se que 2/3 das mulheres ovulam antes das primeiras menstruações. Por esse motivo, esperar a primeira menstruação para iniciar a contracepção pode colocar algumas mulheres em risco de gestação.

Outro aspecto a ser ressaltado é que, em mulheres que necessitam suspender a amamentação por algum motivo, a supressão da secreção da prolactina com agonista da dopamina (por exemplo, bromocriptina) está associada a retorno da secreção de gonadotropinas na 2ª semana pós-parto e retorno mais precoce da ovulação e das menstruações. Portanto, nessas mulheres, a contracepção é requerida mais precocemente.

Retorno à ovulação no período pós-parto em mulheres que estão amamentando

As mulheres que estão realizando amamentação exclusiva permanecem anovulatórias nos primeiros 3 meses pós-parto, principalmente se há ausência de sangramento menstrual e de uso de complementos alimentares. A partir do 3º até o 6º mês pós-parto, observa-se na literatura que 4 a 20% das mulheres ovulam. Enquanto a amamentação oferece efeito contraceptivo, este é variável e não é confiável para toda mulher, especialmente sob o aspecto da variabilidade da intensidade da amamentação e do uso de complementos alimentares.

ESCOLHA DA CONTRACEPÇÃO NO PÓS-PARTO

Na escolha do método anticoncepcional no puerpério, alguns aspectos devem ser considerados:

- crenças, atitudes e preferências pessoais;
- necessidades contraceptivas: houve retomada da atividade sexual? Qual o grau de eficácia é requerida?
- retorno da ovulação: houve ocorrência da menstruação?
- padrão de alimentação do lactente: amamentação exclusiva, complemento alimentar ou em uso de mamadeira (leite de vaca ou outros)?
- padrão da amamentação: frequência, duração dos episódios da mamada (sucção), alimentação de demanda de dia e de noite?
- fatores sociais: retorno ao trabalho em período integral?
- problemas médicos associados, como hipertensão arterial, tromboembolismo venoso ou doença trofoblástica prévia, dentre outros.

MÉTODO DA AMENORREIA LACTACIONAL (LAM)

Nos critérios médicos de elegibilidade da Organização Mundial da Saúde (OMS), não há condições médicas que contraindiquem o LAM.

O LAM tem aproximadamente 98% de eficácia em mulheres que preenchem os seguintes critérios:

- menos de 6 meses pós-parto;
- em amenorreia (p.ex., sem sangramento vaginal após os primeiros 56 dias após parto);
- em amamentação exclusiva, de dia e à noite.

Fatores para redução da eficácia

As mulheres que optarem pelo LAM devem ser orientadas sobre o fato de a eficácia contraceptiva ser reduzida quando há diminuição das mamadas, retorno das menstruações ou quando a mulher está no período superior a 6 meses pós-parto.

Outros fatores que podem precipitar o retorno à fertilidade incluem:

- redução da frequência da amamentação;
- parada da amamentação durante a noite, quando o bebê dorme a noite toda;
- separação entre mãe e bebê (p.ex., quando a mãe volta ao trabalho);
- introdução de suplementos;
- introdução de bebidas extras, como sucos de fruta, ou mesmo pequenas quantidades de sólidos;
- ansiedade, estresse ou doença tanto da mãe quanto do bebê.

É importante observar que o primeiro período menstrual verdadeiro é considerado qualquer sangramento com duração de pelo menos 2 dias, que requer proteção sanitária por pelo menos 1 dia, seguida por um segundo episódio de sangramento dentro dos próximos 21 a 70 dias.

Deve-se ressaltar que poucas mulheres conseguem manter a amamentação exclusiva até 6 meses após o parto, mas podem usar o LAM efetivamente por pelo menos alguns meses. Na maioria dos casos, é necessária orientação contraceptiva adicional.

ESCOLHA DA CONTRACEPÇÃO NO PÓS-PARTO E QUANDO INICIAR

Contracepção adicional é necessária durante a lactação para a maioria das mulheres. Isso não significa que a amamentação exclusiva não deva ser encorajada e que a proteção obtida com ela nos primeiros 6 meses não deva ser enfatizada. Entretanto, após 3 meses, a primeira ovulação pode preceder o primeiro sangramento menstrual.

Regra dos "três"

Na presença de amamentação exclusiva, um método contraceptivo pode ser iniciado a partir no 3º mês pós-parto. Com amamentação parcial ou se a mulher não estiver amamentando, o método contraceptivo deve ser iniciado na 3ª semana pós-parto.

Visita pós-parto

Tradicionalmente, a visita após o parto tem sido programada para 6 semanas. No entanto, em mulheres que não estão amamentando, a ovulação pode ocorrer até a 4ª semana pós-parto. Por esse motivo, estimula-se a marcação da primeira consulta pós-parto para a 3ª semana após o nascimento.

Mesmo mulheres amamentando devem ser avaliadas nesse momento para se considerar a amamentação como exclusiva e completa, ou se é necessário um método contraceptivo adicional.

ANTICONCEPCIONAL HORMONAL COMBINADO ORAL (AHCO)

Não se recomenda o uso de AHCO nas primeiras 6 semanas pós-parto durante a amamentação. Nessa situação, considera-se um risco à saúde inaceitável (OMS categoria 4).

Entre 6 semanas e 6 meses pós-parto, os riscos do uso de AHCO por mulheres amamentando superam os benefícios e, por esse motivo, o método é considerado, nesta condição, OMS categoria 3.

MÉTODOS CONTENDO APENAS PROGESTAGÊNIO

Depois de 6 semanas pós-parto, os métodos contendo apenas progestagênios podem ser usados sem restrição em mulheres que estão amamentando, sendo OMS categoria 1.

Esses métodos apresentam inúmeras vantagens; dentre elas, a eficácia, com baixas taxas de gestação (< 1%) sendo observadas para todos eles.

Os padrões de sangramento com esses métodos em mulheres que estão amamentando são mais aceitáveis em relação a pacientes fora do período da lactação, e com taxa maior de amenorreia lactacional do que usuárias de DIU ou usuárias apenas do LAM.

Pílula oral contendo apenas progestagênio (POP)

Depois de 6 semanas pós-parto, as pílulas contendo apenas progestagênio podem ser usadas sem restrição em mulheres que estão amamentando, sendo consideradas OMS categoria 1. No entanto, mulheres amamentando que optam por utilizar uma POP antes de 6 semanas pós-parto devem ser informadas de que tal uso está fora da licença (bula) do produto e, neste caso, o método é considerado OMS 3. Por outro lado, se o risco de uma gestação subsequente imediata for alto, o método pode ser utilizado antes desse período.

Se iniciada até o 21º dia pós-parto, nenhum método adicional contraceptivo é necessário. Se iniciada após o 21º dia, proteção contraceptiva adicional é necessária por 2 dias. Se a mulher apresenta ciclos menstruais regulares, as POP podem ser iniciadas até o 5º dia do ciclo menstrual sem a necessidade do uso de método de barreira adicional.

Injetável trimestral – acetato de medroxiprogesterona 150 mg de depósito (AMP-D)

Para mulheres que estão amamentando, recomenda-se que a primeira injeção de AMP-D seja postergada para até a 6ª semana pós-parto (OMS 1).

O risco do seu uso antes desse período supera os benefícios (OMS 3). Mulheres amamentando devem ser avisadas de que o uso do AMP-D antes de 6 semanas pós-parto não é habitualmente recomendado, mas, se o risco de uma gestação subsequente imediata for alto, o método pode ser utilizado antes.

Injetável trimestral – uso antes de 6 semanas pós-parto

Se o AMP-D for utilizado antes de 6 semanas pós-parto, a aplicação da primeira injeção deva ser postergada até o 21º dia pós-parto. Se for aplicado no 21º dia ou antes, não há necessidade de contracepção adicional. Após esse período, deve ser orientado uso de contracepção adicional por 7 dias.

Mulheres amamentando que optam por utilizar o AMP-D antes de 6 semanas pós-parto devem ser informadas de que tal uso está fora da licença (bula) do produto e devem ser avisadas que sangramentos irregulares podem ocorrer com o uso do AMP-D no período de pós-parto precoce.

Implante contendo apenas progestagênio (etonogestrel)

Pode ser inserido após a 6ª semana pós-parto (OMS 1). O implante pode ser considerado antes do 21º dia se for improvável que a mulher retorne para inserção, mas, neste caso, é considerado OMS 3. Mulheres amamentando devem ser orientadas de que o uso de implante contendo apenas progestagênio antes do 21º dia pós-parto está fora da licença do produto.

DISPOSITIVO INTRAUTERINO (DIU) DE COBRE

Recomenda-se a inserção do DIU dentro de 48 horas pós-parto, ou pode ser postergada para 4 semanas pós-parto, quando seu uso não tem restrições (OMS 1).

Observa-se aumento do risco de perfuração se a inserção for realizada entre 48 horas e 4 semanas pós-parto e, portanto, os riscos da inserção nesse período específico superam os benefícios (OMS 3).

Estudos mostram que pode ser inserido com segurança após 4 semanas pós-parto. As taxas de falha com o uso do DIU são baixas no período pós-parto, e a causa mais provavelmente relacionada à falha do DIU é a expulsão.

Sistema intrauterino com liberação de levonorgestrel (SIU-LNG)

Recomenda-se que o SIU-LNG seja inserido a partir de 4 semanas pós-parto, independentemente do método de alimentação do lactente (OMS 1).

A OMS menciona que os riscos do uso do SIU-LNG superam os benefícios em pacientes amamentando antes de 4 semanas pós-parto (OMS 3).

Nos critérios de elegibilidade da OMS, a justificativa é de que, no período pós-parto até 48 horas e de 48 horas a < 4 semanas, há preocupações de que o recém-nascido possa estar sob risco de exposição a hormônios esteroides com o uso de SIU-LNG durante as primeiras 4 semanas. Contudo, em estudo, não foram identificados efeitos adversos no volume do leite materno ou no crescimento do lactente. Em comum com as POP, o SIU-LNG tem pouco ou nenhum efeito na amamentação. Os níveis séricos de LNG associados com SIU-LNG são menores do que os métodos que utilizam progestagênios via oral.

ESTERILIZAÇÃO

Recomendações de várias entidades sugerem que a oclusão tubária seja realizada depois de intervalo apropriado após a gestação, sempre que possível. Mulheres que requisitam a oclusão tubária no pós-parto imediato devem estar cientes da taxa de arrependimento aumentada e do possível aumento da taxa de falha. A esterilização masculina é um método efetivo de contracepção que alguns casais podem considerar.

Para esterilização pós-parto, o aconselhamento deve ser realizado e o consentimento, obtido antes do trabalho de parto e nascimento. No Brasil, em 1996, foi aprovada a Lei n. 9.263, que buscou promover a dissociação entre o procedimento e o parto. A Lei proíbe o procedimento durante a assistência ao parto e aborto, postergando-o por período mínimo de 60 dias a partir da opção pelo método, devendo ser realizada, nesse intervalo, a orientação para os métodos de contracepção reversíveis. A única exceção que possibilita a sua realização intraparto é a indicação por cesáreas sucessivas.

MÉTODOS DE BARREIRA, ESPERMICIDAS E MÉTODOS DE PERCEPÇÃO DA FERTILIDADE

Preservativos e espermicidas

Preservativos e espermicidas podem ser utilizados sem restrição por mulheres amamentando (OMS 1) antes e após 6 semanas pós-parto. Recomendações recentes da OMS sugerem que apenas mulheres de baixo risco para doenças sexualmente transmissíveis usem espermicidas contendo nonoxinol-9 (N-9) e que preservativos sem N-9 são tão eficazes quanto aqueles que contêm o N-9.

Diafragma e capuz cervical

O uso de diafragmas e capuz cervical deve ser postergado para 6 semanas pós-parto, para que a involução uterina seja completa e para acessar o tamanho requerido.

MÉTODOS DE PERCEPÇÃO DA FERTILIDADE

Recomenda-se cautela com os métodos que se baseiam na percepção da fertilidade na amamentação, mesmo em mulheres que menstruam.

CONTRACEPÇÃO DE EMERGÊNCIA

A OMS recomenda que a contracepção de emergência (CE) contendo apenas progestagênios pode ser utilizada sem restrições em mulheres que estão amamentando (OMS 1).

Sugere-se que, após uma dose única de 1,5 mg de levonorgestrel, se detecta apenas uma quantidade pequena de hormônio no leite materno e não há evidências de que isso seja prejudicial ao lactente.

Mulheres que estão amamentando podem ser orientadas de que a relação sexual não protegida ou falha contraceptiva antes do 21º dia pós-parto não é uma indicação para CE.

Uma vez que a contracepção hormonal foi iniciada, falhas contraceptivas potenciais devem ser manejadas da mesma maneira que para mulheres que não estão amamentando.

Pode ser oferecido DIU como CE a partir de 4 semanas pós-parto.

SEGUIMENTO DE MULHERES AMAMENTANDO EM USO DE MÉTODOS CONTRACEPTIVOS

Mulheres que estão amamentando devem ser orientadas a retornar a qualquer momento para discutir os efeitos colaterais ou outros problemas, ou se quiserem trocar seu método contraceptivo.

Pacientes que estão utilizando apenas o LAM devem ser orientadas a retornar para futuro aconselhamento e orientação contraceptiva se:

- diminuírem a frequência da amamentação;
- voltarem a menstruar;
- estiverem no período de 6 meses pós-parto.

LEITURAS RECOMENDADAS

1. FFPRHC Guidance (July 2004). Contraceptive choices for breastfeeding women. J Family Plan Reprod Health Care 2004; 30(3):181-9.
2. Heikkilä M, Haukkamaa M, Luukkainen T. Levonorgestrel in milk and plasma of breast--feeding women with a levonorgestrel-releasing IUD. Contraception 1982; 25:41-9.
3. World Health Organization (WHO). Medical elegibility criteria for contraceptive use. 4.ed. Geneva: WHO, 2009.
4. Speroff L, Darney PD. The post partum period, breastfeeding, and contraception. In: A clinical guide for contraception. 5.ed. Philadelphia: Lippincott Williams & Wilkins, 2011.

15
Contracepção em situações especiais

Cassiana Rosa Galvão Giribela
Aricia Helena Galvão Giribela
Nilson Roberto de Melo

INTRODUÇÃO

O planejamento da gestação é importante para a saúde mental, física e social das mulheres e de suas famílias. A gravidez assume importância ainda maior em mulheres com condições clínicas especiais, pois garantir a saúde da mãe e da criança nessas situações torna-se um desafio para o tocoginecologista.

A gestação pode piorar algumas condições clínicas e, por outro lado, a doença de base pode comprometer o desenvolvimento fetal, tanto pela exposição a agentes teratogênicos quanto pelas condições intrauterinas hostis.

A escolha do método contraceptivo é limitada por uma série de condições clínicas, e o uso pode influenciar no controle da doença. Quando o médico se depara com situações em que nenhum método é isento de riscos, deve pesar a relação risco-benefício em contrapartida ao risco de uma gestação em uma mulher com doença preexistente.

Neste capítulo, será abordada a contracepção em diversas condições clínicas comuns em mulheres em idade reprodutiva, apresentando os vários temas na forma de tópicos, para tornar mais simples e ágil a leitura deste assunto de tamanha complexidade.

CRITÉRIOS MÉDICOS DE ELEGIBILIDADE PARA USO DE CONTRACEPTIVOS

Os critérios médicos de elegibilidade da Organização Mundial da Saúde (OMS) trazem as recomendações para o uso dos métodos anticoncepcionais em diversas condições clínicas.

Categorias de risco de uso do método anticoncepcional para determinada condição clínica

1. Categoria 1 (OMS 1): o risco do uso do método não é superior à população geral.
2. Categoria 2 (OMS 2): o risco do uso do método é pouco aumentado em relação à população geral; as vantagens do método geralmente superam os riscos.
3. Categoria 3 (OMS 3): os riscos do uso do método geralmente superam as vantagens. Outros métodos são preferíveis. Exceção é feita se:
   — a paciente aceita o risco e rejeita alternativas;
   — o risco da gestação é muito alto e outros métodos são menos eficazes.
4. Categoria 4 (OMS 4): método contraindicado; apresenta risco inaceitável à saúde da mulher.

CRITÉRIOS MÉDICOS DE ELEGIBILIDADE PARA USO DE ANTICONCEPCIONAIS HORMONAIS COMBINADOS ORAIS

Nas situações em que o uso de anticoncepcionais hormonais combinados orais é considerado categoria 4, o método não deve ser usado, pois apresenta risco inaceitável nas seguintes condições:

- lactantes com menos de 6 semanas pós-parto (a);
- idade ≥ 35 anos e fumante (15 ou mais cigarros/dia) (b);
- hipertensão arterial: níveis de pressão arterial ≥ 160 a 179 /100 a 109 mmHg com doença vascular;
- doença tromboembólica em atividade no momento ou no passado;
- cirurgia de grande porte com imobilização prolongada;
- cardiopatia isquêmica (c);
- antecedente de acidente vascular cerebral (AVC) (c);
- doença cardíaca valvular complicada (hipertensão pulmonar, fibrilação atrial, história de endocardite bacteriana) (d);

- enxaqueca com sintomas neurológicos focais (e);
- câncer de mama atual (f);
- cirrose hepática descompensada (g);
- hepatite viral em atividade (g);
- tumores de fígado malignos ou benignos (g).

Observações:

a. Existe alguma preocupação teórica com o risco de exposição aos hormônios esteroides pelo lactente durante as primeiras 6 semanas pós-parto; além disso, há preocupação quanto ao risco de trombose com o uso do anticoncepcional oral combinado antes de 3 semanas pós-parto.
b. O risco cardiovascular aumenta com a idade e o número de cigarros/dia.
c. Em mulheres com doença vascular subjacente, o aumento do risco de trombose com o uso do anticoncepcional oral combinado deve ser evitado.
d. Entre mulheres com doença cardíaca valvular, o uso do anticoncepcional oral combinado pode aumentar o risco para trombose arterial.
e. Sintomas neurológicos focais podem ser indicação do aumento de risco para AVC.
f. Pode haver aumento do risco de progressão da doença em mulheres com câncer de mama atual ou no passado.
g. O anticoncepcional oral combinado é metabolizado no fígado; seu uso pode oferecer risco às mulheres com função hepática comprometida.

CARDIOPATIAS E ANTICONCEPÇÃO

Risco da gestação em mulheres cardiopatas (Tabela 1)

TABELA 1 CLASSIFICAÇÃO DE RISCO DA OMS PARA GESTAÇÃO NA DOENÇA CARDIOVASCULAR

Classe da OMS	Risco da gestação por condição cardíaca
OMS 1	Risco não superior ao da população geral
OMS 2	Risco pouco aumentado de mortalidade e morbidade materna
OMS 3	Risco significativamente aumentado de mortalidade e morbidade materna. É necessária assistência especializada cardiológica e obstétrica antes da gestação, no pré-natal e no pós-natal
OMS 4	Gestação contraindicada: alto risco de mortalidade materna e morbidade severa; interrupção da gestação deve ser discutida; se a gestação continuar, realizar assistência como classe OMS 3 de risco materno

Condições cardíacas em risco de gestação OMS 1

O risco de morbidade e mortalidade materna não é maior que o da população geral e envolve as seguintes condições:

- situações não complicadas ou pequenos defeitos não corrigidos;
- lesões simples corrigidas;
- estenose pulmonar;
- defeito septal ventricular;
- ducto arterioso patente;
- prolapso valvar mitral com nada mais que regurgitação mitral trivial;
- defeito septal atrial (*ostium secundum*);
- drenagem venosa pulmonar anômala;
- extrassístoles ventriculares isoladas e batimentos atriais ectópicos.

Condições cardíacas em risco de gestação OMS 2 ou 3

- OMS 2 – clinicamente bem e não complicada:
  - defeito atrial septal não operado;
  - tetralogia de Fallot corrigida;
  - maioria das arritmias;
- OMS 2 ou 3 – dependendo do indivíduo:
  - disfunção leve ventricular esquerda;
  - cardiomiopatia hipertrófica;
  - doença valvular cardíaca não considerada como OMS 4;
  - síndrome de Marfan sem dilatação aórtica;
  - transplante cardíaco.

Condições cardíacas em risco de gestação OMS 3

- Válvula mecânica;
- ventrículo direito sistêmico (único);
- pós-cirurgia de Fontan;
- doença cardíaca cianótica;
- outras doenças cardíacas congênitas complexas.

Condições cardíacas em gestação de risco OMS 4

- Hipertensão arterial pulmonar de qualquer causa;

- disfunção ventricular sistêmica severa;
- classe funcional III-IV ou fração de ejeção do ventrículo esquerdo < 30%;
- cardiomiopatia periparto prévia com qualquer prejuízo residual da função ventricular esquerda;
- obstrução severa do coração esquerdo;
- síndrome de Marfan com aorta dilatada > 40 mm.

CONTRACEPÇÃO EM MULHERES COM CARDIOPATIAS

Tanto a segurança cardiovascular do método quanto a eficácia contraceptiva devem ser consideradas para cada condição cardíaca.

O método recomendado deve combinar aceitabilidade, alta eficácia e perfil de segurança.

Métodos de barreira

Apresentam como desvantagens a dependência do usuário e a taxa significativa de falha. Portanto, não são métodos ideais para mulheres em que a gestação deve ser evitada.

Já as vantagens são o fato de não ter contraindicações e proteger contra doenças sexualmente transmissíveis (DST). Portanto, seu uso conjunto com outros métodos deve ser aconselhado.

Anticoncepcionais hormonais combinados

- Alta eficácia contraceptiva;
- via oral: anticoncepcionais hormonais combinados orais (AHCO);
- via não oral: adesivos, injetáveis mensais, anel vaginal;
- a trombogenicidade do componente estrogênico os torna inadequados para a maioria das mulheres com doença cardíaca;
- o risco se aplica a adesivo, anel e injetáveis, similarmente ao AHCO.

Uso de anticoagulantes e anticoncepcionais hormonais combinados

A anticoagulação com varfarina não protege completamente contra os efeitos trombóticos do estrogênio. Tanto o estrogênio quanto o progestagênio afetam o metabolismo da varfarina. Portanto, a frequência da monitoração do Índice Normalizado Internacional (INR) deve ser aumentada após o início de qualquer contracepção hormonal.

Risco dos anticoncepcionais hormonais combinados na doença cardíaca

- AHCO são OMS 4, ou seja, são contraindicados para mulheres em uso de varfarina com válvula mecânica mitral (uma das mais trombogênicas);
- AHCO são OMS 3, portanto, devem ser usados com cautela em pacientes com válvula mecânica aórtica;
- fatores de risco adicionais à doença cardíaca que acrescentam aumento no risco de eventos trombóticos com o uso dos AHCO: tabagismo, enxaqueca com áurea, hipertensão, diabetes e obesidade;
- a presença de *shunt* direita-esquerda traz o risco adicional de embolismo paradoxal, se ocorrer trombose venosa;
- cianose é contraindicação (OMS 4) aos AHCO;
- defeito do septo atrial não operado é OMS 3 para o uso de AHCO, pelo risco de *shunt* direita-esquerda intermitente. As pacientes devem ser aconselhadas a usar outros métodos anticoncepcionais.

Portanto, em geral, os AHCO devem ser evitados em mulheres cujo risco de uso seja OMS 3.

As exceções ocorrem quando a mulher aceita o risco e rejeita as alternativas ou se o risco da gestação é muito alto e outro método contraceptivo aceitável é menos efetivo.

Métodos contendo apenas progestagênio

Não há contraindicação cardíaca ao uso do progestagênio, pois ele não é trombogênico em doses contraceptivas. Tais métodos diferem na eficácia, efeitos colaterais e vias de administração. O efeito colateral mais comum, que pode levar ao abandono do método, é a irregularidade menstrual.

Preparações orais contendo apenas progestagênio

Minipílula de progestagênio

- Noretisterona 0,35 mg, levonorgestrel 0,030 mg e linestrenol 0,5 mg;
- não há contraindicações cardíacas associadas ao seu uso;
- pode ocorrer sangramento menstrual irregular, especialmente nos primeiros meses de uso;
- não é recomendada para mulheres com doença cardíaca mais grave em que a gestação é de alto risco (OMS 3 e 4), em virtude de sua relativa baixa eficácia.

Pílula de progestagênio – Desogestrel 0,75 mg

- Não há contraindicações cardíacas ao seu uso;
- sua vantagem é a eficácia contraceptiva semelhante aos AHCO;
- é boa alternativa para mulheres que desejam utilizar um método via oral, mas às quais o uso dos AHCO é contraindicado.

Contracepção de emergência (pílula do dia seguinte)

Levonorgestrel 0,75 mg

- Não há contraindicação cardíaca;
- tem taxa de falha de até 1% se administrada até 72 horas após o coito desprotegido;
- potencializa os efeitos da varfarina;
- mulheres que usam varfarina devem ter seu INR checado dentro de 48 horas do uso da contracepção de emergência.

Medicamentos de longa ação

- Injetável trimestral de depósito: acetado de medroxiprogesterona 150 mg;
- sistema intrauterino com liberação de levonorgestrel (SIU-LNG);
- implante subdérmico: etonorgestrel 68 mg;
- com o uso prolongado, a maioria das mulheres torna-se amenorreica;
- vantagem para mulheres cianóticas ou anticoaguladas, nas quais a menorragia é um problema significativo.

Injetável trimestral de depósito: acetato de medroxiprogesterona 150 mg

- Não há contraindicações cardíacas;
- o hematoma no local da injeção pode ser um risco em pacientes anticoaguladas com varfarina, mas, na prática, isso não aparenta ser um problema importante;
- o uso prolongado está associado com redução da densidade mineral óssea, porém a massa óssea retorna ao normal em 2 a 3 anos após a descontinuidade do uso;
- a OMS recomenda que não haja restrições ao seu uso com respeito à saúde óssea.

Sistema intrauterino com liberação de levonorgestrel (SIU-LNG)

- Dispositivo intrauterino (DIU) impregnado com levonorgestrel;
- eficácia contraceptiva superior à da esterilização;
- vantagem: causa oligomenorreia, em contraste com a menorragia e dismenorreia associadas com DIU tradicional de cobre;

- profilaxia antibiótica é recomendada no período da inserção;
- o risco de endocardite é mais baixo com o SIU do que com o DIU de cobre;
- o risco cardiovascular do método é mais relacionado ao momento da inserção, particularmente na instrumentação da cérvice;
- pode ocorrer reação vasovagal em até 5% das mulheres, o que pode causar colapso cardiovascular potencialmente fatal;
- a reação vasovagal pode ser reduzida com bloqueio paracervical ou bloqueio combinado raqui e epidural.

Portanto, o SIU não é recomendado para mulheres com circulação de Fontan e doença vascular pulmonar, pois é considerado risco 3 da OMS para essas condições cardíacas.

Para a maioria das mulheres, o risco associado aos SIU é:

- OMS 1 uma vez inserido e OMS 2 no período da inserção com antibioticoprofilaxia;
- OMS 3 para aquelas com alto risco de endocardite.

Implante subdérmico

- É mais efetivo que a esterilização e é eficaz por 3 anos;
- não há contraindicações cardíacas ao seu uso;
- tem menos efeitos colaterais que o acetato de medroxiprogesterona de depósito (AMP-D);
- embora possa produzir oligomenorreia (20% das mulheres), algumas pacientes têm sangramento menstrual irregular e prolongado, necessitando sua remoção.

Esterilização

- Pode parecer uma escolha lógica em pacientes em que a gestação pode ter risco de morte;
- impacto psicológico maior;
- o procedimento tem risco significativo;
- na melhor das hipóteses, deve ser considerado OMS 2.

Esterilização – via laparoscópica

- Requer insuflação do abdome com CO_2;
- abaixamento intermitente da região cefálica;

- ventilação com pressão positiva;
- todos esses fatores combinados reduzem o débito cardíaco;
- apresenta risco de embolia pulmonar paradoxal em mulheres com *shunt* direita--esquerda.

Esterilização por minilaparotomia

A técnica cirúrgica para esterilização mais segura para mulheres com cardiopatia é provavelmente a minilaparotomia com anestesia combinada raqui e peridural, pois apresenta riscos menores que a técnica anterior.

HIPERTENSÃO E CONTRACEPÇÃO

Hipertensão e uso de AHCO

Para mulheres normotensas, o uso de AHCO pode aumentar a pressão arterial. Além disso, foi observado aumento no risco de eventos vasculares em mulheres utilizando AHCO.

Mulheres com hipertensão apresentam risco aumentado de infarto agudo do miocárdio (IAM) e AVC. Portanto, o uso de AHCO pode levar a riscos adicionais em mulheres hipertensas.

Critérios médicos de elegibilidade para uso de AHCO em mulheres hipertensas

Para todas as categorias de hipertensão, pressupondo-se que não existam outros fatores de risco para doença cardiovascular.

São condições:

- antecedente de hipertensão (em que a pressão arterial não pode ser avaliada): categoria OMS 3. Evidências: mulheres que não passaram por verificação da pressão arterial antes de iniciarem anticoncepcionais combinados orais apresentaram aumento do risco de IAM e AVC;
- hipertensão adequadamente controlada (em que a pressão arterial pode ser avaliada): categoria OMS 3;
- níveis elevados de pressão arterial: categoria OMS 3:
  - sistólica 140 a 159 ou diastólica 90 a 99 mmHg;
  - sistólica $\geq$ 160 ou diastólica $\geq$ 100 mmHg.

- hipertensão com doença vascular: categoria OMS 4. Evidências: entre mulheres com hipertensão, as usuárias de AHCO apresentam risco aumentado de AVC, infarto e doença arterial periférica quando comparadas com não usuárias.

A decisão do uso ou suspensão dos AHCO deve ser pesada em relação ao risco da gestação associada à hipertensão.

Hipertensão e uso de contraceptivos combinados orais

Recomendações do American College of Obstetric and Gynecology (ACOG)

- Hipertensão bem controlada e monitorada;
- menos de 35 anos de idade;
- sem sinais de doença vascular em órgãos-alvo;
- não tabagistas;
- teste com anticoncepcionais hormonais combinados pode ser apropriado;
- se a pressão arterial permanece bem controlada, os AHCO podem ser mantidos.

Hipertensão e uso de métodos contendo apenas progestagênio

- Desogestrel 0,75 mg;
- SIU-LNG;
- injetável trimestral: AMP-D 150 mg;
- opções apropriadas para mulheres hipertensas;
- não afetam significativamente a pressão arterial.

Hipertensão e uso de dispositivo intrauterino de cobre

- Boa opção contraceptiva de longa duração para mulheres hipertensas;
- não afeta a pressão arterial;
- seleção das pacientes para seu uso, monitoração e indicações médicas para remoção são similares às da população geral.

DIABETES E CONTRACEPÇÃO

Importância

- Há associação entre altas taxas de glicemia e hemoglobina glicosilada e altas taxas de abortamentos e malformações congênitas;
- gestações não planejadas ocorrem em 2/3 das mulheres com diabetes;

- é fundamental que a gestação da mulher diabética seja planejada para que haja bom controle metabólico no momento da concepção;
- portanto, é necessário o uso de contracepção efetiva em todas as pacientes diabéticas.

Métodos de barreira

- Preservativo e diafragma: alto índice de falha (5 a 18%): inaceitável na mulher diabética;
- podem ser utilizados em associação com outro método.

Esterilização

- Laqueadura tubária: assim como na mulher não diabética, é permanente e envolve riscos inerentes ao ato cirúrgico.

Anticoncepcionais hormonais combinados orais e diabete melito (DM)

Estudos com AHCO de baixa dosagem e progesteronas novas e menos androgênicas demonstraram:

- menor efeito no metabolismo dos carboidratos;
- não altera o controle do diabetes e pode ocorrer apenas uma discreta alteração nas necessidades de insulina;
- apesar de não haver estudos a longo prazo sobre os efeitos dos AHCO nas sequelas diabéticas, aparentemente não aceleram a ocorrência de doença cardiovascular em mulheres com DM tipo I e tipo II;
- recomenda-se que o uso de AHCO seja restrito a mulheres diabéticas saudáveis;
- não fumantes;
- menores de 35 anos de idade;
- sem evidências de hipertensão, doença coronariana, nefropatia, retinopatia ou outra doença vascular;
- opções: preparações combinadas com as menores doses estrogênicas e progesteronas menos androgênicas (gestodeno e desogestrel).

Os AHCO estão contraindicados em:

- diabéticas com doença cardiovascular;
- mais de 20 anos de história de doença.

As recomendações para o uso de AHCO em mulheres diabéticas também se aplicam aos outros métodos contraceptivos de combinação estroprogestogênica, como injetáveis mensais, anel vaginal e adesivo.

Dispositivo intrauterino

- Boa opção contraceptiva de longa duração e metabolicamente neutra;
- não tem sido associado a aumento do risco de doença inflamatória pélvica no período pós-inserção em mulheres diabéticas;
- seleção das pacientes para seu uso, monitoração e indicações médicas para remoção são similares às da população geral;
- boa opção contraceptiva para pacientes diabéticas: maiores que 35 anos ou com doença cardiovascular.

Os tipos de DIU são o de cobre e os medicados com progesterona, que têm baixa absorção sistêmica de progesterona e não alteram o metabolismo dos carboidratos.

Progesteronas de longa ação

- AMP-D não é adequado, pois altera o perfil glicêmico;
- não há estudos específicos em diabéticas com o implante subdérmico contendo etonogestrel (Inplanon®).

Esses métodos podem ser considerados em casos de má adesão ou quando há contraindicação aos outros métodos.

DOENÇAS REUMÁTICAS E CONTRACEPÇÃO

Anticorpos antifosfolípides positivos

A síndrome antifosfolípide é uma condição protrombótica bem caracterizada. A capacidade de predizer o risco de trombose para indivíduos assintomáticos com anticorpos antifosfolípides positivos ainda é limitada. Trombose ocorre mais provavelmente na presença de dois ou mais fatores de risco. A associação da presença de anticorpos antifosfolípides e fatores de risco genéticos protrombóticos aumenta o risco de trombose. Os antecedentes de trombose ou perda fetal, associados à síndrome antifosfolípide, aumentam a probabilidade da presença de fatores de risco hereditários. Portanto, nessas pacientes, deve ser realizada pesquisa de trombofilias.

Os fatores de risco genéticos associados com risco trombótico incluem:

- fator V de Leiden;
- mutação para o gene da protrombina *G20210A*;
- hiper-homocisteinemia decorrente de mutações do gene *MTHFR*;
- deficiências das proteínas C, S e antitrombina III.

Outros fatores de risco para trombose são:

- tabagismo;
- uso de anticoncepcionais combinados;
- cirurgias;
- imobilização prolongada;
- doenças malignas;
- gestação.

Anticorpos antifosfolípide positivo e uso de AHCO

- Evitar o uso de AHCO em pacientes com títulos altos de anticorpos antifosfolípides (≥ 40 GPL);
- ainda não se sabe se o uso de AHCO tem riscos associados em mulheres em uso de varfarina, mas não é aconselhado seu uso nessas pacientes;
- o risco do uso de AHCO em pacientes com baixos títulos de anticorpos antifosfolípides não está claro;
- o rastreamento para fatores de risco protrombóticos é importante nas mulheres com anticorpos antifosfolípides positivos, pois:
  - a presença de dois ou mais fatores de risco aumenta o risco de trombose;
  - a combinação de anticorpo antifosfolípide e fatores de risco genéticos protrombóticos aumentam o risco de trombose;
- não deve ser usado AHCO em pacientes com anticorpos antifosfolípides positivos e com outros fatores de risco protrombóticos, como os genéticos.

Anticorpos antifosfolípides positivos e uso de anticoncepcionais hormonais contendo apenas progesterona

- Boa alternativa para essas pacientes, pois não estão associados ao aumento do risco de trombose;

- pílula contendo apenas progesterona-desogestrel 0,75 mg;
- AMP-D 150 mg – injetável trimestral.

Anticorpos antifosfolípides positivos e uso de métodos contraceptivos de longa ação

- AMP-D 150 mg – injetável trimestral;
- pode ser uma opção útil nos casos de má adesão ao tratamento;
- pode ocorrer perda de massa óssea reversível;
- o retorno à fertilidade é mais demorado após a descontinuação.

O AMP-D e o SIU com liberação de levonorgestrel promovem redução no fluxo menstrual, trazendo benefícios em pacientes recebendo anticoagulação com varfarina.

LÚPUS ERITEMATOSO SISTÊMICO (LES) E CONTRACEPÇÃO

LES e anticoncepção hormonal combinada

- O estrogênio influencia a atividade da doença no LES com efeito imunoestimulatório;
- os estudos sobre o uso dos AHCO e o aumento ou diminuição da atividade da doença têm sido conflitantes;
- os resultados de ensaios clínicos recentes demonstram que os AHCO não aumentam significativamente o risco de ativação da doença em uma população bem definida com LES estável;
- a contracepção hormonal aparenta ser segura em pacientes com LES inativo ou estável e teste para anticorpos antifosfolípides negativo;
- em todas as pacientes com LES deve ser pesquisada a presença de anticorpos antifosfolípides antes do início do AHCO;
- evitar o uso do adesivo contraceptivo até que mais dados estejam disponíveis em razão da maior exposição estrogênica desse método em relação a outras formas de contracepção hormonal;
- é necessário cautela com uso de AHCO com drospirenona em mulheres com LES, pois podem predispor à hipercalemia, principalmente em pacientes com insuficiência renal.

Contracepção em LES: doença ativa ou com anticorpos antifosfolípides positivos

- Métodos de barreira ou OMS 1;
- DIU ou SIU (OMS 2);
- contraceptivos contendo apenas progesteronas (OMS 3).

Contracepção em LES e métodos contraceptivos de longa ação

Dispositivo intrauterino

- Não estão totalmente contraindicados em pacientes recebendo terapia imunossupressora;
- não há recomendações quanto ao grau de imunossupressão de maior risco para infecção.

Acetato de medroxiprogesterona injetável trimestral

Seu uso pode ser problemático em pacientes recebendo corticosteroides, pelo aumento do risco de perda óssea (Figura 1).

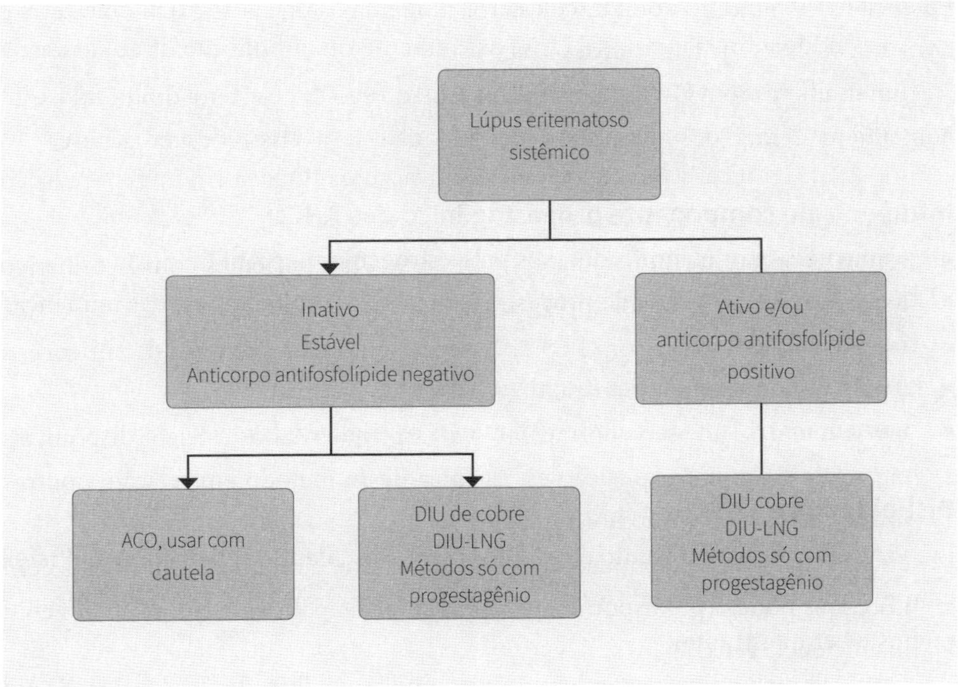

FIGURA 1 Roteiro para a prescrição de contracepção em portadoras de LES.
ACO: anticoncepcionias orais; DIU: dispositivo intratiterino; DIU-LNG: dispositivo intrauterino com levonorgestrel.

ARTRITE REUMATOIDE E CONTRACEPÇÃO

Em contraste com pacientes com lúpus, as pacientes com artrite reumatoide apresentam benefícios com uso do estrogênio.

Essa característica é observada sobretudo pela ocorrência de melhora dos sintomas na gestação e com o uso de estrogênio natural na pós-menopausa.

O uso terapêutico dos AHCO na artrite reumatoide não tem sido extensivamente estudado.

Apesar de não terem sido observados efeitos benéficos dos AHCO, não há evidências de que seu uso exacerba atividade da doença.

AHCO ou adesivo podem ser efetivos e convenientes. O anel vaginal ou diafragma poder ser de difícil inserção em pacientes com artrite severa.

DIU é contraindicado em algumas pacientes utilizando terapia imunossupressora, porém não foram realizados estudos especificamente em relação à artrite reumatoide.

DISLIPIDEMIA E CONTRACEPÇÃO

Influência do componente estrogênio dos AHCO

Potencializa a remoção do LDL-colesterol, aumenta os níveis do HDL-colesterol e aumenta os níveis de triglicérides.

Em mulheres com HDL-colesterol aumentado e LDL-colesterol diminuído, esse aumento moderado dos níveis de triglicérides não eleva o risco de aterogênese.

Influência do componente progestagênico dos AHCO

- Antagonizam os efeitos induzidos pelo estrogênio no perfil lipídico;
- a escolha de tipo e dose do progestagênio afeta o resultado final das mudanças no perfil lipídico;
- fórmulas com progestinas são menos androgênicas;
- aumentam mais HDL-colesterol e menos os triglicérides.

Dislipidemia e AHCO

Em virtude de o risco absoluto de eventos cardiovasculares ser baixo em mulheres com dislipidemia controlada, essas pacientes podem usar AHCO com 35 mcg ou menos de etinilestradiol.

Os níveis de lipídios devem ser monitorados após a introdução dos AHCO em mulheres com dislipidemia.

Outros métodos devem ser considerados em mulheres com:

- níveis de LDL-colesterol > 160 mg/dL;
- múltiplos fatores de risco cardiovasculares.

ENXAQUECA E CONTRACEPÇÃO

A maioria das dores de cabeça em mulheres em idade reprodutiva não são quadros de enxaqueca, e sim de cefaleia tensional, que não influencia no risco de AVC associado ao uso de anticoncepcionais.

A preocupação com o uso de AHCO em mulheres com enxaqueca é o aumento potencial do risco de AVC.

A maioria dos estudos observou maior risco de AVC em pacientes com enxaqueca com sinais e sintomas neurológicos focais, chamada enxaqueca com aura, em relação a pacientes com enxaqueca sem aura.

Portanto, é importante realizar diagnóstico diferencial entre enxaqueca com aura, enxaqueca sem aura e cefaleia tensional para saber o risco do uso do AHCO.

Critérios para o diagnóstico diferencial dos tipos de cefaleia

Enxaqueca sem aura

- Pelo menos 5 episódios de crises de dor de cabeça com duração de 5 a 72 horas com pelo menos duas das seguintes características:
  - localização unilateral;
  - pulsátil;
  - intensidade moderada a severa (altera atividades diárias);
  - agravamento por atividades físicas rotineiras, como subir escadas;
- Durante a dor de cabeça, pelo menos um dos seguintes sintomas ocorre:
  - fonofobia e fotofobia;
  - náuseas e/ou vômitos.

Enxaqueca com aura

Critérios anteriores associados a pelo menos uma das seguintes características de aura:

- distúrbio visual (nos dois olhos);
- parestesias e/ou alterações sensoriais (unilateral);

- fraqueza motora unilateral;
- afasia ou outra dificuldade da fala não classificável.

Cefaleia tipo tensional

- Cefaleia durando de 30 minutos a 7 dias;
- Pelo menos dois dos seguintes critérios:
  - — característica não pulsátil, sensação de pressão, aperto;
  - — intensidade leve a moderada; pode (ou não) alterar atividades cotidianas;
  - — localização bilateral;
  - — não é agravada por atividade física rotineira;
- Devem estar presente ambas as características a seguir:
  - — ausência de náuseas ou vômitos (anorexia pode ocorrer);
  - — ausência de fotofobia e fonofobia ou um destes sintomas pode estar presentes, mas não os dois.

TABELA 2 CRITÉRIOS MÉDICOS DE ELEGIBILIDADE DA OMS PARA O USO DE ANTICONCEPCIONAIS HORMONAIS COMBINADOS EM MULHERES COM ENXAQUECA

	Categoria da OMS	Risco do uso do método
Cefaleia não enxaqueca (leve ou severa)	1	Risco não superior ao da população geral
Enxaqueca sem aura		
< 35 anos	2	Vantagens do método geralmente superam os riscos
> 35 anos	3	Riscos geralmente superam as vantagens do método. Outros métodos são preferíveis
Com aura em qualquer idade	4	Método contraindicado: representa risco inaceitável

Observações importantes da OMS

A classificação depende do diagnóstico acurado das dores de cabeça severas em enxaqueca ou tipo não enxaqueca. Qualquer novo quadro de cefaleia ou mudanças no padrão da dor de cabeça devem ser avaliados.

A classificação é para mulheres sem outros fatores de risco para AVC. Deve-se lembrar que o risco de AVC aumenta com idade, hipertensão e tabagismo.

Evidências: entre as mulheres com enxaqueca, as que têm aura apresentam maior risco de AVC em relação àquelas sem aura. Entre as mulheres com enxaqueca, as que utilizaram AHC tiveram risco aumentado de 2 a 4 vezes de AVC, comparado a mulheres que não utilizaram AHC.

Mulheres com enxaqueca com sintomas neurológicos focais ou outros fatores de risco para AVC (fumantes, idade > 35 anos) devem ser aconselhadas a utilizar métodos como DIU, métodos de barreira ou contraceptivos contendo apenas progestagênios.

LEITURAS RECOMENDADAS

1. ACOG Practice Bulletin. No. 73: Use of hormonal contraception in women with coexisting medical conditions. Obstet Gynecol 2006; 107(6):1453-72.
2. Petri M, Kim MY, Kalunian KC, Grossman J, Hahn BH, Sammaritano LR et al. Combined oral contraceptives in women with systemic lupus erythematosus. N Engl J Med 2005; 353:2550-8.
3. Royal College of Obstetrics and Gynaecology. Male and female sterilisation. Evidence--Based Clinical Guidelines No 4. London: RCOG, 2003.
4. Sammaritano LR. Therapy insight: guidelines for selection of contraception in women with rheumatic diseases. Nat Clin Pract Rheumatol 2007; 3(5):273-81.
5. Sanchez-Guerrero J, Urib AG, Jimenez-Santana L, Mestanza-Peralta M, Lara-Reyes P, Seuc AH, et al. A trial of contraceptive methods in women with systemic lupus erythematosus. N Engl J Med 2005; 353:2539-49.
6. Teal SB, Ginosar DM. Contraception for women with chronic medical conditions. Obstet Gynecol Clin N Am 2007; 34:113-26.
7. Thorne S, MacGregor A, Nelson-Piercy C. Risks of contraception and pregnancy in heart disease. Brit Heart J 2006; 92(10):1520-5.
8. Weisberg E. Contraceptive options for women in selected circumstances. Best Pract Res Clin Obstet Gynaecol 2010; 24(5):593-604.
9. World Health Organization (WHO). WHO statement on hormonal contraception and bone health. Special programme of research, development and research training in reproductive health, July 2005. Geneva, 2005.
10. World Health Organization (WHO). Medical elegibility criteria for contraceptive use. 4.ed. Geneva: WHO, 2009.

Seção 4
Patologia do trato genital inferior

Coordenadoras

Iara Moreno Linhares

Maricy Tacla

Lana Maria de Aguiar

16

Vaginose bacteriana

Iara Moreno Linhares

Yung Hu Kang

INTRODUÇÃO

Vaginose bacteriana é uma entidade polimicrobiana caracterizada pela diminuição acentuada ou ausência da flora protetora dos *Lactobacillus* sp e aumento nas concentrações das bactérias anaeróbias, *Gardnerella vaginalis*, *Mobilluncus* sp e micoplasmas. Tal alteração caracteriza um estado de desequilíbrio da flora vaginal, já que a maioria dos microrganismos encontrados pode estar presente na flora normal, porém em baixas concentrações.

A vaginose bacteriana é a causa mais frequente de corrimento em mulheres em todo o mundo. A prevalência varia de acordo com a população estudada, estando em torno de 5 a 40% na população geral, 10 a 30% em gestantes e 70% em clínicas de doenças sexualmente transmissíveis (DST). É importante ressaltar que a afecção é assintomática em 50% casos. Além dos sintomas desagradáveis (corrimento acompanhado de odor fétido), a vaginose bacteriana pode desencadear complicações como endometrite após colocação de dispositivo intrauterino (DIU) ou outras manipulações genitais, infecção pós-cirurgias ginecológicas, doença inflamatória pélvica, corioamnionite, parto prematuro, infecção pós-parto e pós-abortamento. Um aspecto importante é a associação encontrada entre vaginose bacteriana e aumento da suscetibilidade em adquirir ou transmitir HIV e outras infecções de transmissão sexual.

Os fatores que desencadeiam a vaginose bacteriana são pouco conhecidos; embora até o momento a maioria dos autores acredite tratar-se apenas de desequilíbrio da microflora vaginal, tem sido sugerida também a possibilidade da afecção ser adquirida por meio do contato sexual, embora com menor frequência. Aspecto importante a ser considerado é o alto índice de recorrências pós-tratamento, sendo necessário determinar se o tratamento foi inadequado com persistência da doença ou se é reinfecção por contato sexual.

QUADRO CLÍNICO E DIAGNÓSTICO

Na vaginose bacteriana, o sintoma referido com maior frequência na anamnese é o odor fétido nos genitais, que se acentua às relações sexuais e durante a menstruação. Isso ocorre porque as bactérias anaeróbias associadas ao quadro produzem em seu metabolismo diaminas (putrescina, cadaverina, dimetilamina). Tais aminas se volatizam quando o pH vaginal se torna mais alcalino, liberando odor amoniacal ou "odor de peixe", como referido pelas pacientes. A alcalinização do meio vaginal que ocorre durante o ato sexual e a menstruação pode ainda ocorrer durante o banho, quando são utilizados sabonetes alcalinos na higiene dos genitais. O corrimento, presente em quantidade abundante, moderada ou mesmo escassa, geralmente tem coloração esbranquiçada, amarelada ou acinzentada, com piora no período pós-menstrual. Ao exame ginecológico, por vezes se observa presença de secreção amarelada ou esbranquiçada no introito vaginal; ao especular o conteúdo vaginal, apresenta-se de aspecto homogêneo e coloração geralmente branco-acinzentada, em quantidade escassa, moderada ou abundante. Não há sinais de processo inflamatório (ausência de hiperemia).

Durante o exame especular, realiza-se a medida do pH vaginal, que se encontra acima de 4,5 (o pH vaginal fisiológico varia de 4 a 4,5). A elevação do pH é altamente sensível (92%), mas pouco específica para o diagnóstico da vaginose bacteriana. Vale lembrar que a presença de sêmen, secreção cervical ou sangue menstrual, por serem alcalinos, alteram a medida do pH. Ainda durante o exame, realiza-se a coleta de material para o teste de Whiff e para os exames microbiológicos. O diagnóstico da vaginose bacteriana é feito com base nos critérios propostos por Amsel, sendo necessário que estejam presentes pelo menos três dos critérios para que o diagnóstico seja estabelecido:

- presença de corrimento homogêneo;
- ausência ou diminuição acentuada de *Lactobacillus* à microscopia;
- teste das aminas positivo;
- presença de *clue cells*.

O teste de Whiff é realizado colocando-se uma gota de conteúdo vaginal em uma lâmina de vidro, adicionando-se uma gota de hidróxido de potássio a 10% e observando-se ao microscópio óptico as *clue cells*, ou células-chave ou células-guia, que são as células epiteliais vaginais recobertas por bactérias caracteristicamente aumentadas na vaginose bacteriana. Havendo exalação de odor fétido, está caracterizado o exame positivo pela liberação das aminas. Tais células apresentam as bordas irregulares e o citoplasma de aspecto granuloso pela presença dessas aminas. As *clue cells* podem ainda ser observadas na bacterioscopia com coloração pelo método de Gram, que também permite a avaliação dos *Lactobacillus* sp. O valor positivo preditivo da identificação de *clue cells* em mulheres com clínica de vaginose bacteriana é de 85 a 95%. A cultura de microrganismos não é utilizada como método de rotina para o diagnóstico da vaginose bacteriana, exceto para protocolos de pesquisa que envolvam isolamento de anaeróbios e *Gardnerella vaginalis*.

Os critérios de Nugent para o diagnóstico da vaginose bacteriana baseiam-se na quantificação dos elementos bacterianos encontrados na bacterioscopia com coloração pelo método de Gram (bacilos longos correspondendo aos *Lactobacillus*, cocobacilos Gram-positivos, cocobacilos Gram-negativos ou Gram variáveis, bacilos curvos Gram-negativos). De acordo com a quantidade de cada tipo morfológico de microrganismos por campo de imersão à microscopia, é dada uma pontuação que varia de 0 a 4. A soma dos pontos dá o escore final:

- 0 a 3 = flora normal;
- 4 a 6 = flora intermediária;
- 7 a 10 = vaginose bacteriana.

Na prática clínica, os critérios de Amsel têm sido mais utilizados, já que nem todos os laboratórios fornecem o resultado da bacterioscopia obedecendo à padronização dos critérios de Nugent. Recentemente, alguns pesquisadores têm questionado a validade de avaliações baseadas na morfologia de *Lactobacillus* como parâmetro diagnóstico, uma vez que foi demonstrada a existência de diversas espécies de *Lactobacillus* no conteúdo vaginal de mulheres saudáveis (*L. inners, L. crispatus, L. jensenii, L. acidophilus*, dentre outros), cujo tamanho é variável. Assim, a ausência de bacilos Gram-positivos longos no esfregaço vaginal com coloração pelo método de Gram não significa necessariamente pontuação elevada para o diagnóstico da vaginose bacteriana.

TRATAMENTO

O tratamento da vaginose bacteriana pode ser realizado com os medicamentos a seguir.

Via oral

- Metronidazol (Flagyl®) 400 mg, a cada 12 horas, durante 7 dias;
- tinidazol (Pletil®) 4 g, em dose única, ou 2 g, durante 3 dias;
- clindamicina (Dalacin® C) 300 mg, a cada 12 horas, durante 7 dias.

Via vaginal

- Metronidazol gel 0,75% (Flagyl Ginecológico®) 5 g, intravaginal, durante 10 noites;
- clindamicina (Dalacin® V) creme vaginal 2%, durante 7 noites.

O prognóstico da vaginose bacteriana em geral é bom, havendo remissão do quadro quando o diagnóstico e o tratamento são adequados. Entretanto, as recorrências ocorrem em aproximadamente 30 a 50% dos casos, mesmo após cursos prolongados de terapia. As causas ainda não estão bem esclarecidas. As opções terapêuticas são limitadas. Uma possibilidade é a utilização de diferente regime terapêutico; outra possibilidade é o uso do mesmo regime, assim que a recorrência se instale. Para pacientes com múltiplas recorrências, pode-se utilizar o metronidazol na forma de gel vaginal, 2 vezes/semana, durante 4 a 6 meses; entretanto, os episódios recorrentes podem novamente se apresentar após o término da terapia supressiva. Existem relatos de melhora com o uso de tinidazol 2 g, via oral, em dose única seguida da aplicação de óvulos vaginais com 600 mg de ácido bórico por 15 dias e terapia supressiva com metronidazol gel, mas não existe consenso até o momento.

O melhor conhecimento sobre os mecanismos reguladores do pH vaginal, os fatores que interferem com eles e, consequentemente, com o delicado equilíbrio que envolve o estabelecimento da flora vaginal fisiológica constituída principalmente por *Lactobacillus* é fundamental para que novas medidas sejam adotadas com relação ao controle das recidivas da vaginose bacteriana.

Assim, embora o prognóstico da vaginose bacteriana de maneira geral seja favorável, é importante ressaltar que, além dos sintomas muitas vezes extremamente desconfortáveis, existe a possibilidade de complicações, como a ascensão de microrganismos do trato genital inferior para o superior, causando doença inflamatória pélvica e suas consequências; complicações durante gestação, parto ou puerpério e infecções pós-cirurgias ginecológicas. Vale lembrar ainda que o acometimento cada vez maior de mulheres pelo HIV em todo o mundo torna necessária a adoção de medidas urgentes para controlá-lo. A vaginose bacteriana, por aumentar a interleucina-10, citocina imunossupressora, facilita a aquisição do HIV por tornar o trato genital mais suscetível a ele e a outros agentes sexualmente transmissíveis. O aprimoramento no cuidado da vaginose bacteriana, assim como das outras vulvovaginites, são medidas adjuvantes de combate à epidemia da Aids e outras infecções do trato reprodutivo.

LEITURAS RECOMENDADAS

1. Fathers KA, Christopher KF, Hocking JS, Gurrin LC, Bradshaw CS. Sexual risk factors and bacterial vaginosis: a systematic review and meta-analysis. Clin Infect Dis 2008; 47: 1426-35.
2. French JI, McGregor JA. Bacterial vaginosis. In: Faro S, Soper D. Infections diseases in women. Philadelphia: Saunders Company, 2001. p.221-39.
3. Linhares IM, Giraldo PC, Baracat EC. Novos conhecimentos sobre a flora bacteriana vaginal. RAMB 2010; 56:370-4.
4. Linhares IM, Summers PR, Larsen B, Giraldo PC, Witkin SS. Contemporary perspectives on vaginal pH and lactobacilli. Am J Obstet Gynecol 2010; 204:120.e1-120.e5.
5. Reichman O, Akins R, Sobel JD. Boric acid addition to suppressive antimicrobial therapy for recurrent bacterial vaginosis. Sex Transm Dis 2009; 36:732-4.
6. Schwebke JR. New concepts in the etiology of bacterial vaginosis. Curr Infect Dis Repor 2009; 11:143-7.
7. Sobel JD, Ferris D, Schwebke J, Nyirjesy P, Wiesenfeld HC, Peipert J et al. Suppressive antibacterial therapy with 0.75% metronidazole vaginal gel to prevent recurrent bacterial vaginosis. Am J Obstet Gynecol 2006; 194:1283-9.

8. Workowisky KA, Berman S; Center for Disease Control and Prevention (CDC). MMWR Recomm Rep 2010; 59(RR-12):1-110.
9. Zhou X, Bent SJ, Scheider MG, Davis CC, Islam MR, Forney LJ. Characterization of vaginal microbiota communities in adult healthy women using cultivating independent methods. Microbiol 2004; 150:2565-673.

17

Vulvovaginites: diagnóstico

Iara Moreno Linhares

Joserita Serrano de Assis

INTRODUÇÃO

Para o diagnóstico adequado das vulvovaginites mais frequentes, são utilizados anamnese, exames físico, ginecológico e laboratoriais.

ANAMNESE

Deve ser cuidadosa, caracterizando-se o corrimento com relação ao início do problema, quantidade, cor, odor, periodicidade, relação com a fase do ciclo menstrual, fatores de melhora e piora, uso de medicamentos, método contraceptivo, uso de dupla proteção (associação de preservativo a outro método), história de contato sexual recente, número de parceiros sexuais atual e pregresso, tipo de atividade sexual (coito vaginal, oral, anal), presença de dispareunia de superfície ou profundidade, presença de libido e orgasmo, ginecopatias (como tumores benignos ou neoplasias), doenças sistêmicas principalmente relacionadas ao sistema imune e ao metabolismos dos açúcares, estado gestacional, aspectos da qualidade de vida, hábitos e vícios.

EXAME FÍSICO

Abdome inferior

Avaliar se existe dor ou desconforto à palpação superficial e profunda e presença ou não de tumorações.

EXAME GINECOLÓGICO

Órgãos genitais externos

Observar as condições da vulva, períneo, glândulas vestibulares e meato uretral. Verificar se existe corrimento exteriorizando-se pela fenda vulvar, hiperemia, fissuras, escoriações, verrugas ou ulcerações. Verificar a integridade perineal. É importante realizar a inspeção vulvar antes da colocação do espéculo. Se necessário, usar lente de magnificação ou colposcópio.

Órgãos genitais internos

Exame especular

Avalia-se o conteúdo vaginal com relação a quantidade, cor, fluidez e aderência às paredes vaginais. Observam-se o aspecto do colo uterino, a presença ou não de "mácula rubra", de corrimento exteriorizando-se pela cérvice e de pólipo cervical. Durante o exame especular, realiza-se a medida do pH vaginal, o teste das aminas e colhe-se material para os exames microbiológicos e para a colpocitologia oncótica. No Setor de Imunologia, Genética e Infecções do Trato Reprodutivo, é realizada apenas a bacterioscopia a fresco do conteúdo vaginal e a coleta da citologia oncótica. Os demais exames são coletados no Laboratório Central do Hospital das Clínicas.

Toque bimanual

Avaliam-se as condições do assoalho pélvico, presença de dor à mobilização lateral e vertical do colo uterino. Avaliam-se o corpo uterino e anexos (sensibilidade, dor, tumorações).

EXAMES LABORATORIAIS

Bacterioscopia do conteúdo vaginal a fresco

Utilizada para identificar *Trichomonas vaginalis*, leveduras e *clue cells*. O exame a fresco é realizado durante a consulta, colocando-se uma gota de soro fisiológico e uma gota de conteúdo vaginal sobre uma lâmina de vidro, homogeneizando-se, cobrindo-se com lamínula e observando-se ao microscópio óptico com aumentos de 100 e 400 vezes. Também é colhida uma lâmina na qual se adiciona KOH 10% em vez de soro fisiológico; o KOH afasta as células e permite melhor observação de leveduras e de *clue cells*. Esse exame é realizado durante a consulta; os demais são solicitados ao laboratório.

Bacterioscopia do conteúdo vaginal com coloração pelo método de Gram

Permite avaliar presença, ausência ou diminuição de *Lactobacillus* sp, células epiteliais, leucócitos, cocos e bacilos Gram-positivos e negativos, presença de *clue cells*, esporos ou hifas de fungos e *Trichomonas vaginalis*.

Cultura para fungos em meio específico

É indicada quando há suspeita clínica e o exame a fresco e a bacterioscopia com coloração pelo método de Gram são negativos.

Cultura para *Trichomonas vaginalis* em meio específico

Indicada quando o exame a fresco é negativo, mas existe suspeita clínica de tricomoníase.

Pesquisa de *Chlamydia trachomatis*

É feita por biologia molecular e busca encontrar *Chlamydia trachomatis* na endocérvice.

Pesquisa de micoplasmas na endocérvice (*Mycoplasma hominis, Ureaplasma urealyticum*)

Embora o papel dos micoplasmas na etiologia do corrimento genital ainda seja controverso, sugere-se a pesquisa da tais microrganismos nos casos de vulvovaginites recidivantes.

Pesquisa ou cultura de *Neisseria gonorrhoeae*

Busca por esses microrganismos na endocérvice.

OBSERVAÇÕES

No Setor de Imunologia, Genética e Infecções do Trato Reprodutivo, são adotados os procedimentos listados a seguir e o fluxograma apresentado na Figura 1:

1. Mesmo quando o exame a fresco revela a presença de leveduras, tricomonas ou *clue cells*, a paciente é encaminhada ao Laboratório Central para coleta de exames, com o objetivo de rastrear infecções assintomáticas do trato reprodutivo (*Chlamydia trachomatis, Neisseria gonorrhoeae*, micoplasmas). Assim, caso o exame clínico e a bacterioscopia a fresco já permitam o diagnóstico etiológico da vulvovaginite, a paciente recebe a prescrição no momento da consulta, mas é orientada a iniciar o tratamento apenas após a coleta de exames (sem aguardar o resultado do rastreamento de eventuais infecções assintomáticas). Exceções são feitas aos casos agudos, que necessitam de tratamento imediato. Na consulta de reavaliação pós-tratamento, a paciente receberá o resultado completo de seus exames e completará o tratamento, quando necessário.
2. Em paciente com história de candidíase vulvovaginal recidivante (4 ou mais episódios ao ano, documentados clínica e laboratorialmente) e que seja sintomática no momento da consulta, mesmo que o exame a fresco para fungos seja positivo, é realizada a cultura para identificação da espécie fúngica.
3. Segundo os critérios de Amsel, três dos seguintes elementos fazem o diagnóstico de vaginose bacteriana: presença de conteúdo vaginal homogêneo, teste de Whiff positivo, medida do pH vaginal > 4,5 e presença de *clue cells* no exame a fresco.
4. A cultura para *Trichomonas vaginalis* em meio específico é raramente solicitada nos casos em que a paciente apresenta corrimento persistente ou recorrente com características de tricomoníase, mas o exame a fresco e a bacterioscopia com coloração pelo método de Gram são negativos para a pesquisa do parasita.

Vale lembrar que o aspecto do corrimento nem sempre é o classicamente descrito para cada tipo de vaginite, sendo necessária a realização dos procedimentos expostos a seguir:

- corrimento branco, em placas, pode corresponder a candidíase, mas também pode ser a manifestação de vulvovaginite alérgica ou citolítica;

- conteúdo vaginal de aspecto fluido, amarelado ou acinzentado geralmente está presente na vaginose bacteriana, que terá o diagnóstico confirmado pelos procedimentos a seguir;
- corrimento amarelo-purulento de aspecto bolhoso geralmente corresponde a tricomoníase, que deverá ter o diagnóstico confirmado pelo exame a fresco ou, se este for negativo, pelo Gram ou pela cultura em meios específicos.

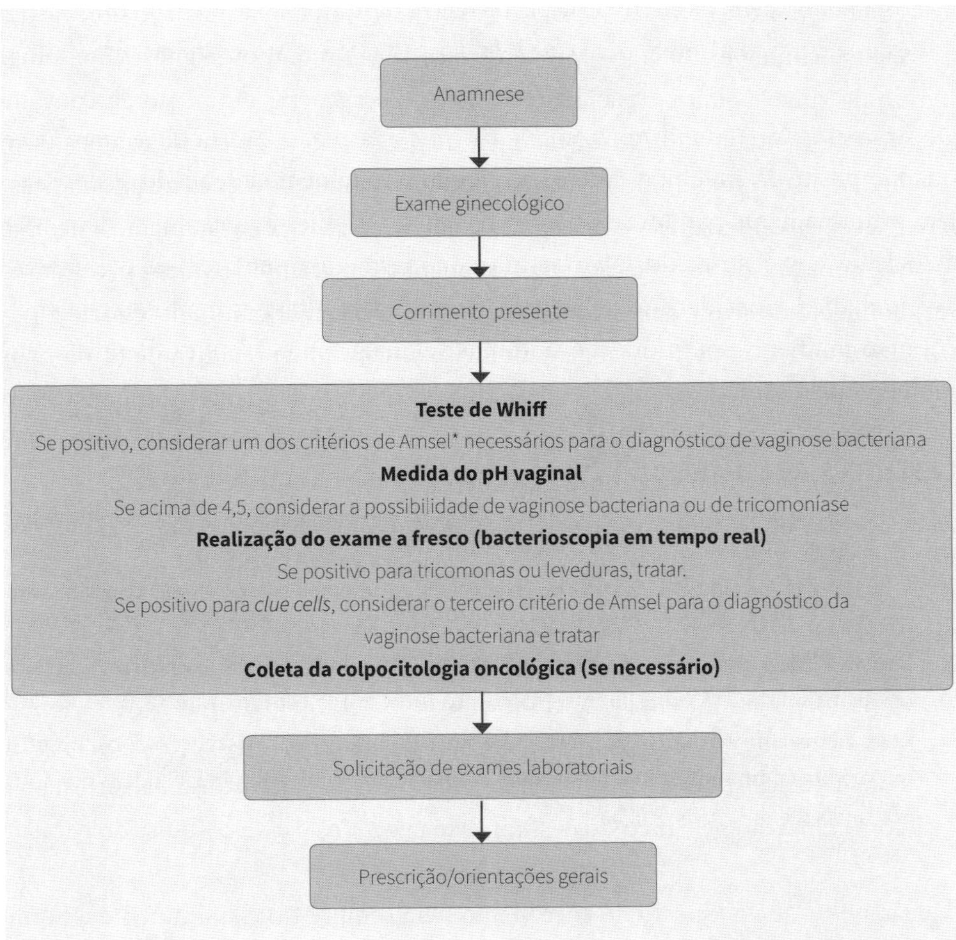

FIGURA 1 Fluxograma para o atendimento das pacientes com vulvovaginites.
Lembrar que são necessários três dos seguintes critérios da Amsel para o diagnóstico de vaginose bacteriana: Presença de corrimento de aspecto homogêneo, fétido; ausência ou diminuição acentuada de *Lactobacillus*; presença de *clue cells*; teste de Whiff (teste das aminas) positivo.
Se três desses critérios estiverem presentes, deve-se tratar vaginose bacteriana.

INTERPRETAÇÃO DOS EXAMES LABORATORIAIS

- Exame a fresco positivo para leveduras: tratamento;
- exame a fresco negativo para leveduras: aguardar o resultado da bacterioscopia com coloração pelo método de Gram e da cultura para fungos em meio específico;
- se negativos: excluir candidíase;
- exame a fresco positivo para *Trichomonas vaginalis:* tratamento;
- exame a fresco negativo, mas existe suspeita clínica: solicitar cultura para *Trichomonas vaginalis* em meio específico (Diamond);
- exame a fresco positivo para *clue cells:* suspeita de vaginose bacteriana.

Os exames para *Chlamydia trachomatis*, micoplasmas e *Neisseria gonorrhoeae*, quando positivos, indubitavelmente requerem o tratamento adequado. Embora sejam primariamente agentes causais de cervicites, tais microrganismos podem estar associados aos quadros de vulvovaginites ou mesmo apresentarem-se de maneira assintomática. Considera-se de extrema importância o rastreamento de tais infecções em mulheres portadoras de sintomas vaginais e, no caso da *Chlamydia*, em mulheres assintomáticas.

LEITURAS RECOMENDADAS

1. Duarte G, Landers DV. Vulvovaginites: aspectos epidemiológicos. J Bras Doenças Sex Trans 1998; 10:4-14.
2. Linhares IM, Giraldo PC, Baracat EC. Novos conhecimentos sobre a flora bacteriana vaginal. RAMB 2010; 56:370-4.
3. Linhares IM, Summers PR, Larsen B, Giraldo PC, Witkin SS. Contemporary perspectives on vaginal pH and lactobacilli. Am J Obstet Gynecol 2010; 204:120.e1-120.e5.
4. Zhou X, Bent SJ, Scheider MG, Davis CC, Islam MR, Forney LJ. Characterization of vaginal microbiota communities in adult healthy women using cultivating independent methods. Microbiol 2004; 150:2565-673.

18

Candidíase vulvovaginal

Maria Dulce Caoro Horie Wojitani
Iara Moreno Linhares

INTRODUÇÃO

A candidíase vulvovaginal corresponde a uma das mais frequentes infecções do trato reprodutivo, sendo a *Candida albicans* o agente etiológico em cerca de 85 a 90% dos casos. Outras espécies, como *Candida glabrata, Candida tropicalis, Candida pseudotropicalis, Candida krusei*, são responsáveis pelo restante das infecções.

A *Candida* sp é um fungo de forma ovalada, Gram-positivo, dimórfico que se reproduz por brotamento e pode assumir as formas tubulares ou de hifas que, ao se agruparem, formam os micélios, responsáveis pela manifestação clínica da candidíase.

Os fungos ocorrem na natureza como saprófitas de seres humanos e animais. Quando existe desequilíbrio no ecossistema em que se encontram, podem se tornar maléficos, invasivos e causar danos.

Estima-se que cerca de 75% de todas as mulheres em idade reprodutiva experimentarão pelo menos um episódio de candidíase vulvovaginal durante suas vidas. A maioria evoluirá com episódios infrequentes, muitos dos quais precipitados por fatores como gravidez, uso de antimicrobianos, uso de contraceptivos hormonais, estado de imunossupressão, diabete melito, hábitos inadequados de higiene e vestuário e deficiência de ferro e zinco.

A candidíase vulvovaginal tem importância no âmbito sociocultural e financeiro. Os gastos com diagnósticos e tratamentos nos Estados Unidos ultrapassam 1 bilhão de dólares por ano, sendo a segunda infecção vaginal mais comum, depois da vaginose bacteriana. O número de prescrições de fármacos para o tratamento fúngico tem aumentado sobremaneira em nosso meio; vale lembrar também a possibilidade de automedicação, que pode acarretar sérias consequências. Além disso, a afecção leva a mudanças diárias marcantes na mulher, na alteração de humor, pelo próprio incômodo do quadro, com prurido, queimação, dor, ardor, edema local, disúria de variada intensidade, distúrbios sexuais pela dispareunia, diminuição da libido, desconforto, e na afetividade, alterada pela baixa autoestima.

A candidíase é rara antes da menarca e apresenta pico de recorrência na 3ª e 4ª décadas da vida, sendo mais comum na fase lútea do ciclo menstrual. Após a menarca, com aumento dos níveis hormonais e por possíveis deficiências nos mecanismos de defesa vaginal, a candidíase pode se tornar mais frequente. Sabe-se que 5% das mulheres com candidíase vulvovaginal sofrerão de episódios recorrentes, apesar de responderem à terapêutica antifúngica adequada durante a fase aguda da doença e de evitarem os fatores predisponentes para o desenvolvimento de um novo surto de candidíase. A candidíase recorrente é definida como o aparecimento de 4 ou mais episódios em 1 ano, com evidências clínicas e laboratoriais de infecção por *Candida* sp. As causas das recorrências ainda estão pouco definidas, embora estudos apontem para alterações genéticas como fatores predisponentes.

Os mecanismos de imunidade celular mediada são os principais elementos a limitar a proliferação vaginal da *Candida* sp no hospedeiro. Células linfoides mononucleares, macrófagos e linfócitos são os maiores reguladores do crescimento fúngico. Os principais responsáveis pela ativação da resposta da imunidade celular mediada são os linfócitos T. Estes, por sua vez, são ativados por TH1, que ativam os macrófagos infectados para destruírem o patógeno intracelular; ocorre então liberação de citocinas inflamatórias que ativam a imunidade celular. Quando ocorre um fenômeno de bloqueio desses mecanismos, instala-se o quadro de candidíase.

Diversos estudos têm destacado uma proteína componente da imunidade inata, denominada *Manose binding lectin* (MBL), a lecitina ligadora de manose.

Secretada pelo fígado e presente na circulação e em outros fluidos biológicos, a MBL reconhece resíduos de manose, fucose e N-acetilglicosamina presentes na superfície de microrganismos como os fungos e facilita os mecanismos de lise e opsonização pelas células fagocitárias, além da ativação do sistema complemento. Os genes codificadores da MBL são polimórficos, ou seja, podem apresentar pequenas alterações nas sequências de DNA, o que resulta na formação de uma proteína instável e leva à deficiência na defesa contra a infecção fúngica.

DIAGNÓSTICO

O principal sintoma da candidíase vulvovaginal é o prurido de intensidade variável, podendo ser acompanhado de corrimento geralmente esbranquiçado, com piora no período pré-menstrual. Sintomas como disúria e dispareunia também podem estar presentes, dependendo da gravidade do quadro. O exame ginecológico geralmente mostra certo grau de hiperemia dos órgãos genitais externos e das paredes vaginais; por vezes, ocorrem fissuras vulvares. Algumas vezes, a sintomatologia é exacerbada após o ato sexual, pois o sêmen é rico em prostaglandina E2, que inibe a imunidade celular local, responsável pelo combate aos fungos. O ato de coçar pode levar ao aparecimento de escoriações. Ao exame especular, verifica-se a presença de conteúdo esbranquiçado em quantidade moderada ou abundante, de aspecto flocular ou em placas aderidas às paredes vaginais ou mesmo de aspecto fluido. A medida do pH geralmente se encontra abaixo de 4,5.

O diagnóstico laboratorial baseia-se na pesquisa a fresco (bacterioscopia em tempo real) para fungos, podendo ser observados hifas ou esporos. Se o exame a fresco for negativo, utiliza-se a bacterioscopia com coloração pelo método de Gram, mais sensível; se for negativa, utiliza-se a cultura para fungos em meios específicos (Sabouraud ou Nickerson). Métodos de biologia molecular não são utilizados na prática clínica do ginecologista, sendo úteis para pesquisas. Importante lembrar que o diagnóstico não pode ser baseado apenas no aspecto clínico do corrimento; é necessária a confirmação laboratorial de presença de fungos para que se estabeleça o diagnóstico correto.

TRATAMENTO

Existem numerosas opções para o tratamento da candidíase por via local ou por via sistêmica. Até o momento, não foram encontradas diferenças estatisticamente significativas entre as duas formas de administração. Também não existem conclusões definitivas com relação à segurança relativa dos antifúngicos orais e vaginais.

Medicamentos utilizados por via tópica

1. Butaconazol (Gynazole-1®) creme 2% intravaginal, 5 g, por 3 dias.
2. Clotrimazol (Clomazol®) creme 1% intravaginal, 5 g, por 7 a 14 dias.
3. Clotrimazol (Clomazen®) creme 2% intravaginal, 5 g, por 3 dias.
4. Miconazol (Miconazol®) supositório vaginal, 100 mg, por 7 dias.
5. Miconazol (Gyno-Micosin®) supositório vaginal, 200 mg, por 3 dias.
6. Terconazol (Gyno-Fungix®) creme 6,5% intravaginal, 5 g, dose única.
7. Nistatina (Micostatin®) creme ou óvulo, 100.000 U, por 14 dias.
8. Isoconazol (Gyno-Icaden®) óvulo, 600 mg, dose única, ou creme 40 g, por 7 dias.
9. Tioconazol (Gino-Tralen®) pomada vaginal 6,5% e óvulo vaginal 300 mg, ambos em dose única.

Medicamentos por via oral

1. Fluconazol (Zoltec®) comprimido 150 mg, dose única.
2. Itraconazol (Sporanox®) 100 mg, 2 comprimidos a cada 12 horas, por 2 a 4 dias.
3. Cetoconazol (Nizoral®) 100 mg, 2 comprimidos/dia, por 5 dias.

É de fundamental importância que a presença do fungo seja comprovada laboratorialmente na secreção vaginal antes do início do tratamento. Vale lembrar que a vaginose citolítica e as vulvovaginites alérgicas causam sintomas semelhantes aos da candidíase, representados por prurido e corrimento com piora no período pré-menstrual. Outras condições que podem ser erroneamente confundidas com a candidíase são líquen escleroso, vulvovestibulite e dermatites vulvares.

A abordagem da candidíase vulvovaginal recorrente é mais complexa; sempre que possível, deve-se solicitar ao laboratório a identificação da espécie fúngica. Embora o agente etiológico seja a *Candida albicans* na maioria dos casos de candidíase, existe a possibilidade de outras espécies serem responsáveis pelos episódios de recorrências. Uma vez que o agente tenha sido identificado, recomenda-se tentar eliminar todos os fatores predisponentes, como diabetes, estados de imunossupressão, fatores dietéticos como ingestão excessiva de açúcares, caso estejam presentes.

O correto diagnóstico deve ser estabelecido e os fatores predisponentes, quando associados, devem ser eliminados ou minimizados. O tratamento de manutenção a longo prazo com antifúngicos do grupo dos azólicos tem sido o mais recomendado para recorrências, com o objetivo de evitar ou minimizar a proliferação dos fungos que voltam a colonizar a vagina após o tratamento habitual, que levaria a novo estado de infecção.

Diversos esquemas de tratamentos de longo prazo (tratamento supressivo) têm sido estudados utilizando azólicos por via oral (Zoltec®; Triazol®; Fluconazol®; Zoltren®; Flutec®) ou por via vaginal (Gyno-Icaden® óvulo; Gyno-Fungix® creme; Cartrax®; Candizol®; estes são associações) para o tratamento das recorrências. Se a escolha for o tratamento tópico, deve-se aumentar a duração para 10 a 14 dias; uma vez obtida a resposta clínica e laboratorial satisfatória, recomenda-se o tratamento supressivo por via oral. Embora poucos estudos comparativos tenham sido realizados, parece que os melhores resultados têm sido obtidos com o uso de fluconazol 150 mg, 1 vez/semana, por via oral, durante 6 meses. Os resultados clínicos demonstram prevenção efetiva da candidíase sintomática em mais de 93% das pacientes utilizando tal esquema (excluindo-se pacientes com diabetes ou outros fatores predisponentes não controlados). Assim, as pacientes permanecem livres de sintomas e, na maioria dos casos, a cultura de fungos em conteúdo vaginal é negativa. Entretanto, a terapia não erradica totalmente o microrganismo da vagina; apesar da cultura negativa, pequenas quantidades dele podem ser detectadas por métodos de biologia molecular (reação em cadeia da polimerase [PCR] e outros), embora tais métodos não sejam utilizados na rotina, apenas em pesquisa.

A terapia supressiva, como o próprio nome diz, suprime a proliferação de fungos, mas não os erradica totalmente. Por esse motivo, algumas mulheres podem referir discreto prurido durante o tratamento, que melhora com a administração do próximo comprimido. Entretanto, após o término da terapia, cerca de 40 a 50% das pacientes terão novamente as recidivas, em período variável. Esse fato ocorre porque, cessando a supressão, as quantidades mínimas de fungos que se encontravam na vagina voltam a proliferar, levando ao aparecimento de sintomas. Ainda não são conhecidos os fatores responsáveis pela maior eficácia da terapia em algumas mulheres e a menor eficácia em outras. Certamente, fatores genéticos relacionados aos mecanismos imunológicos do hospedeiro desempenham papel importante na resposta individual ao tratamento supressivo. Na maioria dos casos de recorrência, após o tratamento supressivo, a mesma cepa de fungo é encontrada; estudos têm demonstrado que tal cepa continua a ser sensível ao fluconazol. Nesses casos, sugere-se o uso de 3 doses de fluconazol 150 mg, tomadas a cada 3 dias, oferecendo-se à paciente a possibilidade de usar novamente a terapia supressiva.

A resistência dos fungos ao fluconazol, embora não seja impossível, parece ser extremamente rara. Entretanto, deve ser suspeitada em mulheres que, durante a terapia supressiva, desenvolvam sintomatologia importante e cuja cultura do conteúdo vaginal seja positiva. Nessa situação, está indicado teste de suscetibilidade do microrganismo ao fluconazol. A exposição repetitiva e prolongada ao medicamento tem sido associada ao aparecimento de resistência em mulheres portadoras de HIV.

Nos casos de candidíase vulvovaginal recorrente em que o agente causal é a *Candida glabrata*, é comum a falha terapêutica com fluconazol. Essas pacientes geralmente apresentam boa resposta ao tratamento local com ácido bórico em óvulos de 300 ou 600 mg durante 14 noites, ou com flucitosina isolada ou em combinação com anfotericina B.

O ácido bórico é uma possibilidade também para outras espécies não *albicans* que não tenham respondido ao tratamento com azólicos. Estudos mostram índices de cura micológica que variam de 40 a 100%. Os efeitos colaterais podem ser sensação de queimação vaginal, descarga aquosa durante o tratamento e eritema vaginal.

Como mencionado anteriormente, até o momento, os medicamentos disponíveis para o tratamento das infecções fúngicas são fungistáticos, ou seja, não promovem a erradicação do microrganismo. Talvez o desenvolvimento de uma droga com propriedade fungicida possa trazer novas possibilidades no manejo da candidíase vulvovaginal recidivante. Outra possibilidade, ainda em fase de estudos, é o uso de imunoterapia por meio de estimulantes específicos do sistema imune ou de vacinas.

LEITURAS RECOMENDADAS

1. Correa PR, David PRS, Peres NP, Cunha KC, Almeida MTG. Caracterização fenotípica de leveduras isoladas da mucosa vaginal em mulheres adultas. Rev Bras Ginecol Obstet 2009; 3:177-81.
2. Duarte G, Landers DV. Vulvovaginites: aspectos epidemiológicos. J Bras Doenças Sex Trans 1998; 10:4-14.
3. Fidel PL, Sobel JD. Immunopathogenesis of recurrent vulvovaginal candidiasis. Clin Microbiol Rev 1996; 9:335-48.

4. Fidel PL. History and update on host defense against vaginal candidiasis. Am J Reprod Immunol 2007; 57:2-12.
5. Giraldo PC, Babula O, Gonçalves AK, Linhares IM, Amaral RL, Ledger WJ et al. Mannose-binding lectin gene polymorphism, vulvovaginal candidiasis and bacterial vaginosis. Obstet Gynecol 2007; 109:1123-8.
6. Horovitz B. Mycotic vulvovaginites: a broad overview. Am J Obstet Gynecol 1991; 165(Suppl 2):1188-92.
7. Linhares IM, Siqueira LFG, Miranda SD, Realti C, Queiroz JA, Fonseca AM et al. Vaginose bacteriana: experiência com o tianfenicol. J Bras Ginecol 1995; 105:405-9.
8. Mardh PA, Rodrigues AG, Genç M, Novikova N, Martinez-de-Oliveira J, Guashino S. Facts and myths on recurrent vulvovaginal candidiasis – A review on epidemiology, clinical manifestations, diagnosis, pathogenesis and therapy. Int J STD AIDS 2002; 13:522-39.
9. Mardh PA, Sziller I, Lolbert V, Novik N, Kristof K, Rodrigues AG et al. Candida glabrata with special reference to European epidemiology. Review and presentation of new data. Int J Gynaecol Obstet 2005; 17(2):73-80.
10. Milanese M, Segat L, DeSeta F, Pirulli D, Fabris A, Morgutti M et al. MBL 2 genetic screening in patients with recurrent vaginal infections. Am J Reprod Immunol 2008; 59:146-51.
11. Nurbhai M, Grimshaw J, Watson M, Bond C, Mollison J, Ludbrook A. Oral versus intravaginal imidazole and triazole antifungal treatment of uncomplicated vulvoginal candidiasis (thrush). Cochrane Database Syst Rev 2007; 17(4):CDOO2845.
12. Sobel JD, Zervos M, Reed BD. Fluconazole susceptibility of vaginal isolates obtained from women with complicated candida vaginitis: clinical implications. Antimicrob Agents Chemother 2003; 47:34-8.
13. Stewart DE, Wheilan CI, Fong IW, Tessler KM. Physicossocial aspects of chronic, clinically uncorfirmed vulvovaginitis. Obstet Gynecol 1990; 76:852-6.
14. Vasquez JA, Peng G, Sobel JD, Steele-Moore L, Schuman P, Holloway W et al. Evolution of antifungal susceptibility among Candida species isolates recovered from human immunodeficiency vírus-infected women receiving fluconazol prophylaxix. Clin Infect Dis 2001; 33:1069-75.
15. Witkin SS, Giraldo PC, Linhares IM. New insights into the immune pathogenesis of recurrent vulvovaginal candidiasis. It J Gynaecol Obstet 2000; 3:114-8.
16. Wojitani MDCH, Aguiar LM, Baracat EC, Linhares IM. Association between mannose-binding lectin and interleukin-1 receptor antagonist gene polymorphism and recurrent vulvovaginal cadidiasis. Arch Gynecol Obstet 2012; 285(1):149-53.
17. Workowisky KA, Berman S; Center for Disease Control and Prevention (CDC). MMWR Recomm Rep 2010; 59(RR-12):1-110.

19

Tricomoníase

Fatima Moreno Pires
Iara Moreno Linhares

INTRODUÇÃO

A Organização Mundial da Saúde (OMS) estimou a ocorrência de 170 milhões de casos de tricomoníase anualmente no mundo em pessoas entre 15 e 49 anos de idade, sendo a maioria (92%) em mulheres nos países em desenvolvimento. Atualmente, a infecção é menos frequente em virtude do uso generalizado do metronidazol. Representa 5 a 50% dos casos de vulvovaginites, dependendo da população estudada e considerada de transmissão sexual (doenças sexualmente transmissíveis – DST). A incidência depende de vários fatores, como idade, atividade sexual, número de parceiros sexuais, outras DST, fase do ciclo menstrual e condições socioeconômicas.

O agente etiológico é o *Trichomonas vaginalis*, protozoário que possui quatro flagelos e uma membrana ondulante, responsáveis pela sua grande mobilidade. Possui ainda um axóstilo, estrutura rígida e hialina, formada por microtúbulos, que se projeta através do centro do organismo, prolongando-se até a extremidade posterior, e é responsável pela adesão às células epiteliais. O núcleo é excêntrico, elipsoide, próximo à extremidade anterior. O parasita tem formato elipsoide, piriforme ou oval, observado em preparações fixadas e coradas. É organismo anaeróbio facultativo, cresce em ambientes com pH entre 5 e 7,5 e em temperaturas entre 20 e 40ºC. É desprovido de mitocôndrias, mas apresenta grânulos densos (hidrogenossomos) com uma enzima capaz de transformar o piruvato em acetato pela oxidação fermentativa e liberar adenosina 5'-trifosfato (ATP) e hidrogênio molecular. Os carboidratos são a principal fonte de nutrientes e o protozoário é capaz de manter o glicogênio em reserva como forma de energia.

A transmissão é predominantemente sexual; o *T. vaginalis* pode sobreviver por mais de 1 semana sob o prepúcio do homem sadio após coito com mulher infectada. O homem é vetor da doença e, com a ejaculação, o parasita presente na mucosa da uretra é levado à vagina pelo esperma. A transmissão não sexual é rara, mas pode ocorrer em casos de duchas contaminadas e assento de vasos sanitários, porque o organismo pode sobreviver fora de seu habitat por algumas horas em condições de alta umidade. O *T. vaginalis* pode permanecer vivo durante 6 horas no meio externo, 15 minutos em água clorada de piscina, 3 horas na urina coletada e 6 horas no sêmen ejaculado.

O *T. vaginalis* pode fagocitar e transportar outros patógenos, como micoplasmas, *Chlamydia trachomatis*, *Neisseria gonorrohoeae*, outras bactérias e vírus ao trato genital superior, facilitando o aparecimento da doença inflamatória pélvica. É ainda importante cofator na propagação do vírus da imunodeficiência humana (HIV), aumentando a transmissão/aquisição do vírus. A resposta imune celular local agressiva em resposta ao parasita, com inflamação do epitélio vaginal e da exocérvice em mulheres e da uretra em homens, induz uma infiltração intensa de leucócitos, incluindo células-alvo do HIV, como linfócitos T CD4+ e macrófagos; o HIV pode se ligar a essas células e ganhar acesso ao organismo do hospedeiro. Além disso, o protozoário frequentemente causa pontos hemorrágicos na mucosa, permitindo o acesso direto do HIV à corrente sanguínea. De modo similar, em uma pessoa infectada pelo HIV, os pontos hemorrágicos e a inflamação podem aumentar os níveis de vírus nos fluidos corpóreos e o número de linfócitos e macrófagos infectados pelo HIV presentes na região genital. Em consequência, ocorre aumento de vírus livres e ligados aos leucócitos, expandindo a porta de saída do HIV e aumentado em 8 vezes a probabilidade de exposição e transmissão ao parceiro sexual não infectado. Outro fator importante é a capacidade do *T. vaginalis* de degradar o inibidor de protease leucocitária, que bloqueia o ataque do HIV às células. Como agravante, muitos pacientes são assintomáticos, sexualmente ativos e não usam preservativos nas relações sexuais.

Estudos correlacionam a tricomoníase na gestação com aumento na incidência de ruptura precoce de membranas, prematuridade e baixo peso ao nascer. A contaminação do feto pode ocorrer durante a passagem pelo canal do parto, pois o epitélio escamoso da vagina da recém-nascida sofre ação de estrógenos maternos e pode permitir a colonização. Entretanto, esse efeito hormonal desaparece em poucas semanas e, portanto, o parasita seria eliminado espontaneamente.

A prevalência da infecção em homens é 50 a 60% menor do que em mulheres, provavelmente pela ação tricomonicida das secreções prostáticas ou pela eliminação mecânica do protozoário localizado na uretra durante a micção. Além disso, a grande maioria das infecções em homens é assintomática.

Na mulher, o *T. vaginalis* infecta sobretudo o epitélio escamoso dos tratos genital e urinário, podendo acometer vagina, cérvice uterina, uretra, bexiga, glândulas de Skene e glândula vestibular de Bartholin.

DIAGNÓSTICO

As manifestações clínicas na mulher variam desde a forma assintomática até o estado de inflamação intensa. O sintoma mais comum é corrimento vaginal profuso, referido em cerca de 50 a 75% dos casos e, algumas vezes, acompanhado de odor fétido. Ardor vaginal, sensação de "queimação" vulvar e prurido também são sintomas relativamente comuns e podem estar associados a disúria e dispareunia. O início dos sintomas geralmente ocorre no fim da menstruação em virtude da alcalinização do pH vaginal. A queixa de dor pélvica pode sugerir o acometimento do trato genital superior. Ao exame ginecológico, dependendo da intensidade dos sintomas, pode ser observado corrimento amarelado ou amarelo-esverdeado exteriorizando-se pela fenda vulvar. Ao exame especular, nos casos exuberantes, observa-se aumento acentuado do conteúdo vaginal, com acentuada hiperemia e edema das paredes vaginais e da cérvice uterina. Por vezes, são observados erosão e pontos hemorrágicos na parede cervical, conhecidos como *colpitis macularis* ou "cérvice com aspecto de morango". Entretanto, tal aspecto característico do colo uterino com tricomoníase é observado em apenas 2 a 5% dos casos.

O início da investigação para o diagnóstico é a anamnese cuidadosa, particularmente por tratar-se de uma DST. São importantes dados sobre data do último contato sexual, número de parceiros sexuais atuais e pregressos, hábitos e preferências sexuais, uso recente de antibióticos, métodos contraceptivos, história pregressa de tricomoníase ou outra DST.

A apresentação clínica da tricomoníase nem sempre é característica. Assim, são importantes exames laboratoriais adequados que compreendem o exame direto a fresco, preparações coradas, cultura e reação em cadeia da polimerase (PCR). A bacterioscopia a fresco ou em tempo real é realizada colocando-se uma gota de soro fisiológico e uma gota de conteúdo vaginal em uma lâmina e observando-se ao microscópio óptico; o parasita é facilmente identificado pela movimentação. A sensibilidade do exame a fresco é de apenas 50 a 60%. Na bacterioscopia com coloração pelo método de Gram, o parasita também pode ser identificado, porém imóvel, pela fixação e coloração da lâmina. Vale lembrar que, em pacientes sintomáticas, a negatividade de ambos os exames não exclui a possibilidade de infecção. O padrão-ouro para o diagnóstico é a cultura em meio de Diamond, pois possui alta sensibilidade, necessita de apenas pequena quantidade de microrganismos para a inoculação, mas requer alguns dias para a análise. O sistema de cultura *InPouchTV*, sensível como o método de cultura tradicional, também é uma alternativa eficiente e de menor custo. O uso de técnicas de biologia molecular permite a rápida e acurada detecção do parasita; entretanto, esses métodos são pouco utilizados na prática clínica, provavelmente pelo elevado custo. Recomenda-se o uso da cultura quando existem sintomas, o exame ginecológico demonstra as características descritas, mas o exame a fresco ou o Gram revelaram-se negativos.

TRATAMENTO

O tratamento é realizado com derivados imidazólicos por via sistêmica, com intuito de erradicar focos extravaginais.

As dosagens preconizadas por via oral (VO) são:

- metronidazol (Flagyl®) 2 g, em dose única; ou
- metronidazol (Flagyl®) 500 mg a cada 12 horas, durante 7 dias; ou
- tinidazol (Pletil®) 2 g, em dose única.

Recomendar à paciente para não ingerir bebidas alcoólicas por até 48 horas após o final do tratamento com o metronidazol e até 72 horas com o tinidazol.

O uso de tratamento tópico poder causar alívio sintomático mais rápido, com metronidazol (Flagyl ginecológico®) geleia vaginal 1 vez/dia, por 10 dias.

O índice de cura varia de 90 a 95% com metronidazol e de 86 a 100% com o tinidazol. O uso de medicamentos tópicos isolados não é adequado, por não atingir concentrações adequadas na uretra e nas glândulas vestibulares. Entretanto, cremes vaginais contendo imidazólicos podem auxiliar na eliminação mais rápida dos sintomas.

Por tratar-se de DST, é indispensável o tratamento do parceiro sexual utilizando-se o mesmo esquema citado.

É importante reavaliar a paciente 3 meses após o tratamento, realizando nova pesquisa para *Trichomonas vaginalis*; reinfecções são comuns em mulheres após tratamento. A maioria dos casos recorrentes de tricomoníase vaginal é atribuída a sexo com parceiro não tratado ou com um novo parceiro. Raros casos são atribuídos à diminuição da suscetibilidade do parasita aos imidazólicos. Nessa situação, o tratamento deve ser prolongado por 7 dias; persistindo a falha, recomenda-se utilizar tinidazol ou metronidazol na dosagem de 2 g, VO, durante 5 dias. Outras razões para falhas são a paciente ter apresentado vômitos durante o uso da medicação ou a interação dos derivados imidazólicos com outros medicamentos, como terfenadina, rifampicina, fenotiazina, ciclosporina A, dicumarínicos, hipoglicemiantes orais e antiácidos.

Os derivados imidazólicos atravessam a barreira placentária, por isso são contraindicados para o tratamento no 1º trimestre de gravidez.

LEITURAS RECOMENDADAS

1. Centers for Disease Control and Prevention (CDC). Morbidity and Mortality Weekly Report – MMWR. Sexually Transmitted Diseases Treatment Guidelines, 2010. Recommendations and Reports 2010; 59:RR-12.
2. Halbe HW, Ramos LO, Fonseca AM, Bagnoli VR, Yamashita SA, Boratto MG. Corrimento vaginal. In: Tratado de ginecologia – Condutas e rotinas da Disciplina de Ginecologia da Faculdade de Medicina de Universidade de São Paulo. Rio de Janeiro: Revinter, 2005. p.589-95.
3. Johnston VJ, Mabey D. Global epidemiology and controlo of Trichomonas vaginalis. Curr Opin Infect Dis 2008; 21:56-64.
4. Klebanoff MA, Carey JC, Hauth JC. Failure of metronidazol to prevent preterm delivery among pregnant women with assymptomatic Trichomonas vaginalis infection. N Engl J Med 2001; 345:487-93.

5. Maciel GP, Tasca T, Carl GA. Aspectos clínicos, patogênese e diagnóstico de Trichomonas vaginalis. Bras Patol Med Lab 2004; 40(3):152-60.
6. Marrazzo JM, Wiesenfeld HC, Murray PJ, Busse B, Meyn L, Marijane K et al. Cervicitis and bacterial vaginosis. J Infect Dis 2006; 193:617-24.
7. McClelland RS, Sangare L, Hassan WM. Infection with Trichomonas vaginalis increases the risk of HIV acquisition. J Infect Dis 2007; 195:698-702.
8. Pires FM, Linhares IM, Bagnoli VR, Fonseca AM. Tricomoníase vaginal. In: Tratado de ginecologia – Condutas e rotinas da Disciplina de Ginecologia da Faculdade de Medicina de Universidade de São Paulo. Rio de Janeiro: Revinter, 2005. 599p.

20
Vulvovaginite alérgica

Iara Moreno Linhares
Joserita Serrano de Assis

INTRODUÇÃO

A reação anafilática ao plasma seminal humano foi descrita pela primeira vez por Halpern et al., em 1967. Posteriormente, em 1973, Levine et al. relataram reatividade cutânea a alérgenos contidos no plasma seminal humano em mulheres que tiveram anafilaxia após o ato sexual. Em 1981, Mittman et al. apresentaram casos de quatro pacientes com dois tipos distintos de reações ao plasma seminal humano associadas ao ato sexual: anafilaxia ou reação vaginal localizada. Foram detectados níveis elevados de anticorpo imunoglobulina E (IgE) ao plasma seminal humano em duas das pacientes que tiveram anafilaxia pós-coital. Tais autores purificaram, a partir do plasma seminal humano, 5 proteínas, detectando atividade alergênica nas frações 1, 2 e 3 delas. Além disso, demonstraram resposta específica mediada por células *in vitro* a antígenos de espermatozoide em outras duas mulheres que tiveram dispareunia e edema vaginal após o coito.

Por meio da exposição repetitiva à proteína estranha, que é o plasma seminal, a mulher suscetível pode ser sensibilizada. Tal fato implica o aparecimento de diversos tipos de reação que podem ocorrer imediatamente ou algum tempo após o coito.

A alergia ao plasma seminal em geral ocorre em mulheres com menos de 40 anos de idade e que, com frequência, possuem história familiar de atopia. A alergia ao coito pode ser erroneamente diagnosticada como "vaginite inespecífica". Pode ser facilmente negligenciada pelo ginecologista porque ocorre logo após o coito e desaparece depois de algumas horas.

A vulvovaginite alérgica também pode ocorrer em mulheres previamente sensibilizadas e posteriormente expostas à alérgenos exógenos, como alimentos, medicamentos ou agentes infecciosos durante a atividade sexual. Reações alérgicas ainda podem decorrer da presença de alérgenos exógenos no sêmen (alimentos, drogas ou outros), que, sendo depositados no fluido vaginal durante o coito, podem desencadear os sintomas descritos. Além disso, a elevada concentração de IgE no sêmen de parceiros alérgicos pode afetar o meio ambiente vaginal, iniciando reações de hipersensibilidade local. Vulvovaginites por outras causas podem ocorrer simultaneamente. Os sintomas podem aparecer após meses ou mesmo anos, quando a sensibilização atingir níveis críticos. A exposição vaginal a partículas alergênicas presentes no ar (como pólen, que adere às roupas íntimas secas ao ar livre) ou produtos químicos (como sabões) também pode produzir respostas alérgicas. Outra possibilidade é a alergia a fungos (*Candida* sp) presentes no trato genital produzindo anticorpos IgE e prostaglandina E2, e induzindo a supressão da imunidade local mediada por células, principal mecanismo de combate às infecções por fungos.

DIAGNÓSTICO

As reações locais envolvem processo inflamatório vaginal e costumam se manifestar clinicamente como ardor, queimação, prurido e sensibilidade dolorosa. Essas reações locais podem afetar a vulva e também outros locais que tiveram contato com o sêmen. Os sintomas podem ocorrer imediatamente após a exposição ou dentro de 1 ou mais horas após o coito. A sensibilidade ao sêmen deve ser diferenciada da hipersensibilidade ao látex, a agentes espermicidas ou a lubrificantes.

Os sintomas da alergia vaginal não são facilmente distinguíveis dos sintomas de outras infecções vaginais, que devem ser excluídas pela propedêutica adequada.

Ao exame ginecológico, podem-se observar hiperemia vulvar e de paredes vaginais e presença de conteúdo vaginal aumentado, geralmente de coloração esbranquiçada, aspecto flocular ou fluido.

Não existem características específicas na microscopia em tempo real (microscopia a fresco); com frequência, podem ser observadas grandes quantidades de células descamadas. O exame comprobatório de processo alérgico local é a detecção de IgE no fluido vaginal. Entretanto, tal exame não é realizado na prática, sendo utilizado apenas para pesquisas. Pela possibilidade de associação com candidíase vaginal, é importante a pesquisa de fungos, de preferência por cultura em meios específicos.

O diagnóstico da sensibilidade ao plasma baseia-se sobretudo na anamnese e deve incluir a supressão dos sintomas com o uso de preservativo.

Além das reações locais, podem ocorrer reações sistêmicas, como urticária generalizada, angioedema, sintomas gastrointestinais e exacerbação de eczema atópico existente. A literatura relata casos raros de perda de consciência e choque anafilático.

TRATAMENTO

O tratamento ideal seria a identificação do alérgeno e medidas específicas, o que dificilmente ocorre na prática. A anamnese cuidadosa pode orientar o clínico para medidas inicias, na tentativa de identificar os alérgenos mais comuns, p.ex., alimentares, ambientais, medicamentos ingeridos pela paciente ou pelo parceiro.

Recomenda-se a utilização de preservativo por período prolongado para evitar o contato com o sêmen, o que confirmará o diagnóstico.

Medicamentos antialérgicos

Podem ser recomendados por via sistêmica. Algumas pacientes têm o ciclo de sintomas interrompidos com o uso de antialérgicos antes das relações sexuais. Os medicamentos por via local são proscritos, já que muitos deles têm como veículo o propilenoglicol, por si só um potente alérgeno, que só irá piorar os sintomas.

Os mais indicados são:

- cloridrato de fexofenadina (Allegra®), 60 e 120 mg, 1 vez/dia;
- maleato de dexclorfeniramina (Polaramine®) 2 mg, 1 a 2 vezes/dia;
- loratadina (Clarilerg®; Claritin®) 10 mg, 1 a 2 vezes/dia.

A dessensibilização das proteínas plasmáticas tem sido tentada experimentalmente. Ainda não existem resultados conclusivos aplicáveis na prática clínica.

Para o atendimento, considerar o fluxograma apresentado no Capítulo 17– Vulvovaginites: diagnóstico. É importante lembrar que, caso a cultura para fungos seja negativa (é conveniente repetir o exame para confirmação do resultado) e os sintomas de prurido e corrimento permaneçam, deve-se solicitar à paciente que faça uso consistente de preservativo por um período de 30 dias. O desaparecimento dos sintomas indica alergia aos componentes do sêmen ou às substâncias excretadas por ele.

LEITURAS RECOMENDADAS

1. Bernstein IL, Englander BE, Gallagher JS, Nathan P, Marcus ZH. Localized and systemic hypersensitivity reactions to human seminal fluid. Ann Intern Med 1981; 94:459-65.
2. Halpern BN, Ky T, Robert B. Clinical and immunological study of an exceptional case of reaginic type sensitization to human seminal fluid. Immunol 1967; 12:247-58.
3. Jones WR. Allergy to coitus. Aust N Z Obstet Gynaecol 1991; 31(2):137-41.
4. Levine BB, Siraganian RP, Schenkein I. Allergy to human seminal plasma. N Engl J Med 1973; 228:894-6.
5. Mittman RJ, Bernstein DI, Adler TR, Korbee L, Nath V, Gallagher JS et al. Selective desensitization to seminal plasma protein fractions after immunotherapy for postcoital anaphylaxis. J Allergy Clin Immunol 1990; 86(6 pt 1):954-60.
6. Shah A, Panjabi C. Human seminal plasma allergy: a review of a rare phenomenon. Clin Exp Allergy 2004; 34:827-38.
7. Weldinger S, Ring J, Kohn FM. IgE-mediated aleergy against human seminal plasma. Chem Immunol Alergy 2005; 88:128-38.
8. Witkin SS, Jeremias J, Ledger WJ. Recurrent vaginitis as a result of sexual transmission of IgE antibodies. Am J Obstet Gynecol 1988; 159(1):32-6.

21
Atipias citológicas escamosas de significado indeterminado (ASC-US e ASC-H)

Márcia Farina Kamilos
Maricy Tacla

INTRODUÇÃO

As atipias citológicas escamosas de significado indeterminado (ASC) são as alterações atípicas mais encontradas no exame colpocitológico, segundo dados do Sistema de Informação do Câncer do Colo do Útero no Brasil em 2009 (1,4% de todos os exames realizados e 53,5% de todos os exames alterados).

Essa terminologia foi adotada pela Sociedade de Citopatologia em 2002 e pela Nomenclatura Brasileira para Laudos Cervicais e Condutas Preconizadas em 2006, com duas subdivisões, com o objetivo de separar alterações possivelmente reativas das neoplásicas:

- células escamosas atípicas de significado indeterminado possivelmente não neoplásico (ASC-US de Bethesda, 2001);
- células escamosas atípicas de significado indeterminado em que não se pode afastar lesão de alto grau (ASC-H de Bethesda, 2001).

CÉLULAS ESCAMOSAS ATÍPICAS DE SIGNIFICADO INDETERMINADO, POSSIVELMENTE NÃO NEOPLÁSICAS (ASC-US)

São considerados esfregaços *borderline* quando as alterações citológicas são insuficientes para diagnóstico de lesão intraepitelial, sendo limítrofes com lesão intraepitelial de baixo grau (LSIL). Dentre as mulheres com ASC-US, a prevalência de neoplasia intraepitelial de alto grau histológico (NIC 2,3) é de 6 a 12%, e de câncer é 0,1 a 0,2%.

Em resumo, esse diagnóstico traduz baixa gravidade e induz conduta mais conservadora. A conduta inicial, recomendada pelas diretrizes do Inca/MS lançadas em 2011, é apenas o controle citológico semestral (para mulheres com 30 anos de idade ou mais) ou anual (mulheres com menos de 30 anos). Com dois exames citológicos consecutivos normais, a paciente retorna ao rastreio trienal. Caso a nova citologia seja ASC-US ou maior, a paciente deve ser encaminhada para colposcopia. Com alteração colposcópica presente, biópsia dirigida é realizada e a conduta a seguir será específica para lesão intraepitelial ou câncer, conforme protocolos específicos. Nos casos de biópsia negativa ou colposcopia sem alterações, a paciente retorna para controle citológico (Figura 1).

Algumas situações especiais devem ser consideradas:

1. Adolescentes: em virtude da alta prevalência, alta remissão espontânea do papilomavírus humano (HPV) (91% em 36 meses) e baixa incidência de câncer (0,2%) nesta faixa etária, o rastreamento do câncer não está indicado, para evitar manipulação excessiva e sobretratamentos. Caso a paciente tenha realizado o exame, a conduta diante de ASC-US ou mesmo lesão intraepitelial de baixo grau (LIEBG ou LSIL) será apenas o controle citológico anual; na persistência de ASC-US ou LIEBG/LSIL por 2 anos ou na presença de alteração maior, a paciente deve ser encaminhada para colposcopia (B). Duas citologias negativas indicam remissão espontânea e retorno ao rastreamento habitual.
2. Imunossuprimidas: a indicação é de colposcopia já no primeiro exame alterado (B). Existe risco maior de evolução para lesões precursoras após contágio com o HPV nas mulheres imunossuprimidas, sobretudo nas que vivem com HIV/Aids, com contagem de células CD4+ abaixo de 200 células/mm^3 e alta carga viral. O clareamento do HPV é mais lento e o potencial evolutivo em 12 meses é maior que nas imunocompetentes.

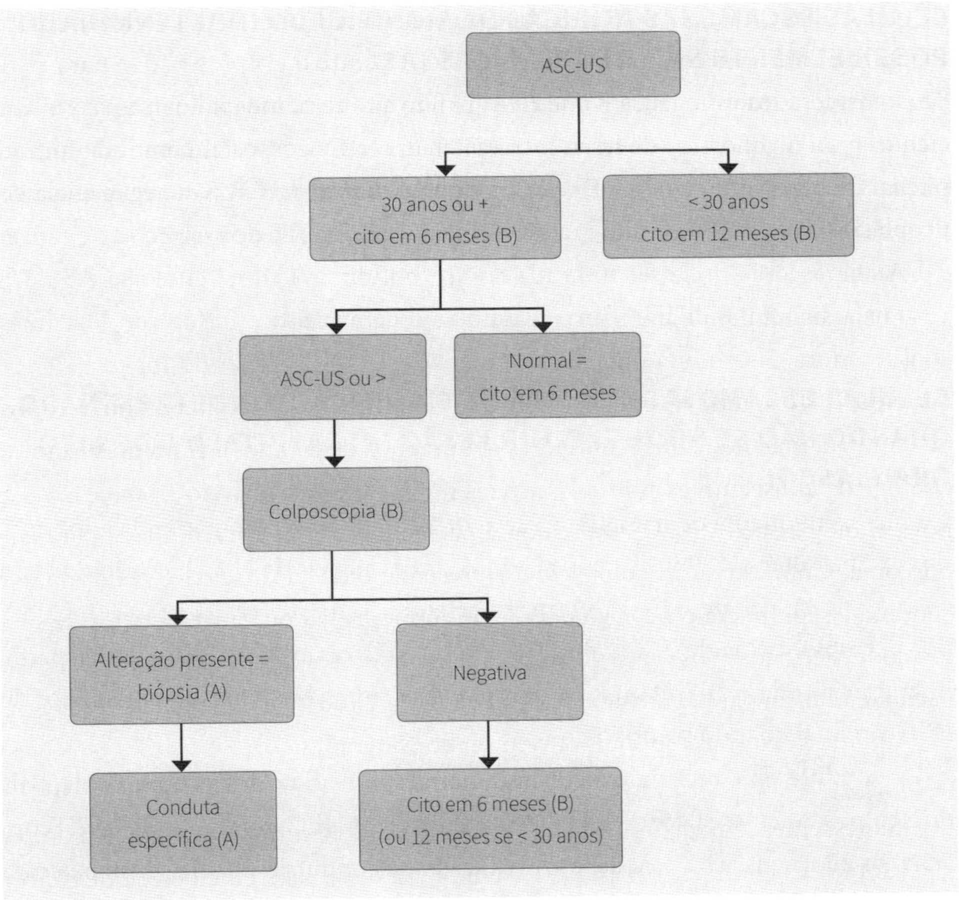

FIGURA 1 Fluxograma para acompanhamento de mulheres com ASC-US.
Cito: controle citológico.

3. Pós-menopausa: recomenda-se o preparo com estrogênio nas pacientes no climatério para o seguimento citológico. A melhora do trofismo genital pode mudar um resultado citológico limítrofe.
4. Gestantes têm a mesma recomendação das mulheres em geral, pela baixa incidência de câncer na gestação.

Testes que identifiquem DNA do HPV oncogênico, como a captura híbrida, podem ser utilizados e, caso positivo, indicam encaminhamento imediato para colposcopia. Nas citologias de base líquida, o teste de DNA-HPV pode ser solicitado para análise na mesma amostra.

Genotipagem do HPV 16 e 18 pode ser considerado um método relevante para identificar mulheres com maior risco de NIC 3 dentre o grupo positivo para HPV de alto risco. Estudos mostram que HPV 16 tem alto risco independente para NIC 3 e câncer; HPV 18 e/ou 45 têm risco relevante de NIC 3, especialmente adenocarcinoma. Outros genótipos do HPV têm risco mais baixo, porém não negligenciáveis. O alto custo desses exames limita sua utilização na maioria dos serviços.

A colposcopia pode ser indicada como conduta inicial na citologia ASC-US, caso haja disponibilidade do serviço ou desejo da paciente.

CÉLULAS ESCAMOSAS ATÍPICAS DE SIGNIFICADO INDETERMINADO, QUANDO NÃO SE PODE EXCLUIR LESÃO INTRAEPITELIAL DE ALTO GRAU (ASC-H)

É a menos frequente dentre as ASC, com 0,2% de todos os exames realizados e 7% dos exames alterados. Nos Estados Unidos, a prevalência de NIC 2,3 variou de 12 a 64%, e a de câncer, de 1,3 a 3% entre as pacientes com ASC-H. As ASC-H incluem, por exemplo, casos de NIC 2 limítrofe com NIC 1, casos de NIC 3, metaplasia imatura e atrofia com inflamação, porém existe risco significativamente maior de HSIL no final quando comparado com ASC-US.

A conduta preconizada é o encaminhamento imediato para colposcopia. Sendo a colposcopia satisfatória (junção escamocolunar [JEC] totalmente visível) com achados anormais, a biópsia deve ser realizada e a conduta específica é estabelecida conforme o resultado. Quando a colposcopia é satisfatória, sem achados anormais, deve-se coletar nova citologia em 6 meses; caso persista ASC-H positivo, a exérese da zona de transformação (EZT) está indicada, sendo realizada preferencialmente por cirurgia de alta frequência (CAF). Se a colposcopia é insatisfatória (JEC não visível), porém com achados anormais, a conduta depende do resultado da biópsia: caso negativa, o controle citológico será em 6 meses. Colposcopia insatisfatória sem achados anormais indica coleta imediata de citologia endocervical; caso o resultado ASC-H, AGC (atipia glandular), lesão epitelial de alto grau (HSIL) ou câncer, conização diagnóstica está indicada. Sempre que houver duas citologias negativas, paciente volta ao rastreio trienal (Figura 2).

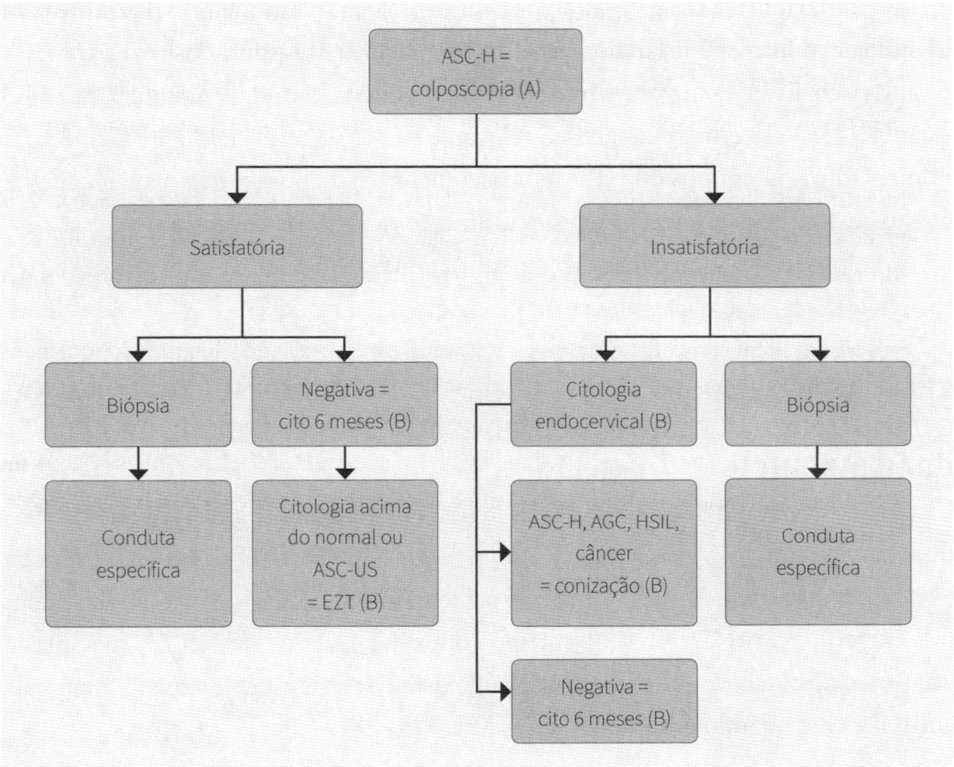

FIGURA 2 Fluxograma para acompanhamento de mulheres com ASC-H.
Cito: controle citológico.

LEITURAS RECOMENDADAS

1. American College of Obstetricians and Gynecologists (ACOG). Practice Bulletin: management of abnormal cervical cytology and histology. Obstet Gynecol 2008; 112(6):1419-44.
2. Brasil. Ministério da Saúde. Sistema de Informação do Câncer do Colo do Útero (Siscolo) e Sistema de Informação do Câncer de Mama. Disponível em: http://w3.datasus.gov.br/siscam/index.php?area=0401.
3. Brasil. Ministério da Saúde. Instituto Nacional do Câncer. Diretrizes Brasileiras para o Rastreamento do Câncer do Colo Uterino, 2011. Disponível em: www1.inca.gov.br/.../Diretrizes_rastreamento_cancer_colo_utero.pdf.
4. Kjaer SK, Frederiksen K, Munk C, Iftner T. Long-term absolute risk of cervical intraepithelial neoplasia grade 3 or worse following human papillomavirus infection: role of persistence. J Nati Cancer Inst 2010; 102(19):1478-88.

5. Meijer C. DPV University Medical Center Amsterdan. HPV genotiping: where to use? 14º Congresso Internacional de Patologia Cervical e Colposcopia, Rio de Janeiro, 2011.
6. Melnikov J, Nuovo J, Willan AR, Chan BK, Howell LP. Natural history of cervical squamous intraepithelial lesions: a meta-analysis. Department of Family and Community Medicine, University of California, Davis 95817.
7. Moscicki AB, Shiboski S, Hills NK, Powell KJ, Jay N, Hanson EN et al. Regression of low-grade squamous intra-epithelial lesions in young women. Lancet 2004; 364(9446):1678-83.
8. Mosciscki AB. Management of adolescents wiyh abnormal cytology and histology. Obstet Gynecol Clin N Am 2008; 35:633-43.
9. Selvagi SM. Reporting of atypical squamous cells, cannot exclude a high-grade squamous intraepithelial lesion (ASC-H) on cervical samples: is it significant? Diagn Cytop 2003; 29(1):38-41.
10. Simsir A, Ioffe O, Sun P, Elgert P, Cangiarella J, Levine PH. Effect of Bethesda 2001 on reporting of atypical squamous cells-cannot rule out higth grade (ASC-H). Diagn Cytopathol 2006; 34(1):62-6.

22

Cervicites

Ana Marta Monteiro de Souza
Arlete Gianfaldoni
Maricy Tacla

INTRODUÇÃO

Cervicite consiste na inflamação da mucosa endocervical caracterizada por secreção purulenta ou mucopurulenta visível no canal endocervical, geralmente assintomática (80% dos casos). Às vezes, a mulher pode se queixar de corrimento vaginal anormal, dispareunia profunda, dor pélvica ou sangramento vaginal intermenstrual, muitas vezes após o coito. Outro sinal que sugere cervicite é o sangramento fácil ao se passar suavemente um cotonete no canal cervical (teste do cotonete).

Os agentes etiológicos mais frequentemente associados à cervicite são *Chlamydia trachomatis* e *Neisseria gonorrhoeae*, embora a *Trichomonas vaginalis* e herpes tipo 2 também possam estar envolvidos na etiologia da cervicite. O *Mycoplasma genitalium* tem sido identificado como um possível agente etiológico das cervicites não gonocócicas, e sua transmissão é exclusivamente sexual. Na maioria dos casos, nenhum agente é identificado. O uso de duchas vaginais frequentes e a vaginose bacteriana também podem causar cervicite.

DIAGNÓSTICO CLÍNICO

Geralmente oligossintomática, a mulher pode apresentar, no exame ginecológico, evidência de mucopus endocervical ou muco turvo, opaco e teste do cotonete positivo. O toque bimanual pode ser doloroso e o colo, friável. Pode-se evidenciar, ainda, secreção purulenta à expressão do canal uretral, caracterizando a uretrite.

A infecção herpética do colo uterino apresenta-se como ulcerações múltiplas e pequenas, outras vezes como cervicite com secreção serosa, altamente dolorosa.

A cervicite por *T. vaginalis* é caracterizada por secreção abundante, amarelo-esverdeada, e o colo apresenta múltiplos pontos avermelhados e iodo-claros (colpite em framboesa), dando um padrão tigroide ao teste de Schiller.

DIAGNÓSTICO LABORATORIAL

Gonorreia

O diagnóstico específico da infecção pela *N. gonorrhoeae* pode ser realizado testando-se amostras da endocérvice, vagina ou urina pelos exames descritos a seguir.

Bacterioscopia com coloração para Gram

Positivo em somente 30% dos casos, tem baixa sensibilidade para pesquisa gonococo/clamídia em mulheres. Contudo, a presença de diplococos Gram-negativos intracelulares confirma o diagnóstico.

Cultura

É realizada em meio seletivo de Thayer-Martin, tem alto custo e, juntamente com o *polymerase chain reaction* – reação em cadeia de polimerase (PCR), é considerada padrão-ouro para o diagnóstico da cervicite por gonococo. A cultura para gonococo também pode ser realizada em meio não seletivo (meio chocolate-agar).

PCR

É um teste de amplificação do ácido nucleico e tem alta sensibilidade e especificidade na detecção do organismo que se está pesquisando. Em amostra de urina, não é muito útil para diagnóstico do gonococo em mulheres.

Captura híbrida

Teste que utiliza a captura de anticorpos quimioluminescentes por sinal de amplificação. A vantagem é poder detectar *C. trachomatis* e *N. gonorrhoeae* em uma única amostra de secreção endocervical.

Testes sorológicos

Não há testes sorológicos disponíveis para o diagnóstico de infecção por gonococo.

Clamídia

Bacterioscopia

Tem baixa sensibilidade, porém a presença de número aumentado de leucócitos polimorfonucleares (acima de 10.000 células/mL) nas amostras de secreção endocervical pode ser útil no diagnóstico da cervicite por clamídia.

Cultura

Altamente específica, a cultura de células para *C. trachomatis* é realizada inoculando-se o material das amostras coletadas em uma camada de células suscetíveis. Após 48 a 72 horas de crescimento, as células desenvolvem inclusões intracitoplasmáticas, detectadas por anticorpos monoclonais fluorescentes. Pela complexidade da técnica e seu alto custo, está disponível somente em laboratórios de pesquisa.

PCR

É realizada por meio de amostras endocervicais, uretrais e urina (primeiro jato). Este exame demonstrou maior sensibilidade para detecção de clamídia que a cultura.

Imunofluorescência direta para clamídia

Consiste em cobrir o esfregaço da amostra com anticorpos monoclonais fluorescentes que se aderem aos corpos elementares da *C. trachomatis* e são identificados por microscopia fluorescente.

Imunoensaio enzimático

Utiliza anticorpos mono ou policlonais que foram selados com uma enzima. A enzima converte um substrato sem cor em um produto colorido, que é detectado por um espectrofotômetro. A desvantagem é o potencial de resultados falso-positivos em virtude da reação cruzada com outras espécies de clamídia.

Testes sorológicos

Têm valor limitado para o diagnóstico da infecção por *C. trachomatis*.

Tricomoníase

Bacterioscopia

Demonstra o protozoário móvel nos exames a fresco ou com características piriformes em amostras coradas.

Citologia

No Papanicolaou, tricomonas aparece como um corpúsculo ovalado de cor cinza-esverdeada. A presença de muitos polimorfonucleares, binucleação e halo perinuclear sugere infecção por *T. vaginalis*.

Herpes genital

Citologia

O teste de Tzanck mostra presença de células gigantes multinucleadas, células com aspecto de "vidro fosco" (cromatina nuclear desestruturada e intumescida), as *ballooning degeneration*, e células com inclusões nucleares são patognomônicas para o diagnóstico da infecção herpética.

Teste sorológico

Pode ser útil em algumas situações em que se queira fazer diagnóstico diferencial com outras doenças sexualmente transmissíveis (DST).

Cultura

É o exame padrão-ouro no diagnóstico, e a sensibilidade varia de acordo com o estágio da lesão (vesícula > úlcera > crosta).

PCR

É o mais sensível para a detecção do vírus tanto em mulheres sintomáticas quanto em assintomáticas.

TRATAMENTO

Infecção por clamídia

1. 1ª escolha: azitromicina (Zitromax®, Azi®, Azimix®, Azitrax®), 1 g, em dose única, via oral (VO).
2. 2ª escolha: doxiciclina (Vibramicina®), 100 mg, VO, a cada 12 horas, por 7 dias.
3. 3ª escolha: eritromicina (Eritromicina®), 500 mg, a cada 6 horas, VO.
4. 4ª escolha: tetraciclina (Tetrex®), 500 mg, a cada 6 horas, por 7 dias.
5. 5ª escolha: tianfenicol (Glitisol®), 2,5 g, VO, por 2 dias.

Infecção por gonococo

1. 1ª escolha: ciprofloxacino (Cipro®, Ciprobiot®, Quinoflox®), 500 mg, dose única, VO.
2. 2ª escolha: ceftriaxona (Rocefin®), 250 mg, intramuscular (IM) dose única.
3. 3ª escolha: ampicilina + probenicida, 3,5 g, VO, dose única.

Tricomoníase

- Metronidazol (Flagyl®), 250 mg, a cada 8 horas, VO, por 7dias.
- Metronidazol (Flagyl®), 400 mg, a cada 12 horas, VO, por 7 dias.
- Tinidazol (Pletil®), 2 g, em dose única, VO.
- Secnidazol (Secni-Plus®, Secnidal®), 2 g, dose única, VO.

Herpes vírus

- Aciclovir (Zovirax®), 400 mg, a cada 8 horas, VO, por 7 dias.

SITUAÇÕES ESPECIAIS

Menores de 18 anos

Usar azitromicina, eritromicina ou amoxicilina para tratamento de infecção por clamídia, e ceftriaxona para gonorreia. Ciprofloxacino está contraindicado.

Gestantes

Mesma orientação que a dos menores de 18 anos. Podem utilizar o metronidazol ou tinidazol a partir da 14ª semana de gestação, assim como o aciclovir.

Pacientes HIV positivos

Seguem o mesmo esquema dos pacientes HIV negativos. O tratamento da cervicite em mulheres HIV positivas é de suma importância, porque reduz o risco de transmissão do HIV para parceiros suscetíveis.

Quadros crônicos, complicados, infecções extragenitais ou generalizadas muitas vezes requerem hospitalização e tratamento endovenoso.

COMPLICAÇÕES

Gonorreia

Bartolinite, doença inflamatória pélvica (salpingite), endometrite, infertilidade e artrite são algumas complicações da gonorreia.

A infecção gonocócica em gestantes pode ser causa de prematuridade, rotura prematura de membranas, óbito fetal intrauterino, retardo do crescimento intrauterino e infecção puerperal. O recém-nascido pode ser acometido por conjuntivite, septicemia, artrite, pneumonia, endocardite e estomatite. A profilaxia com nitrato de prata previne a oftalmia gonocócica.

Clamídia

A infecção por clamídia nas mulheres pode resultar em várias sequelas, como bartolinite, doença inflamatória pélvica, gravidez ectópica e infertilidade.

A infecção por clamídia nas gestantes também pode levar a parto prematuro, rotura prematura de membranas, endometrite puerperal e, nos recém-nascidos, conjuntivite e pneumonia. Nos Estados Unidos, é preconizado o rastreamento pré-natal para clamídia nas mulheres grávidas.

Herpes

O risco de transmissão de herpes para o recém-nascido é alto se a mulher adquiriu a infecção no final da gestação e é baixo se tiver uma recorrência ou se o contágio ocorreu na primeira metade da gestação. As complicações para o recém-nascido podem se limitar à pele e às mucosas ou ter acometimento grave do SNC.

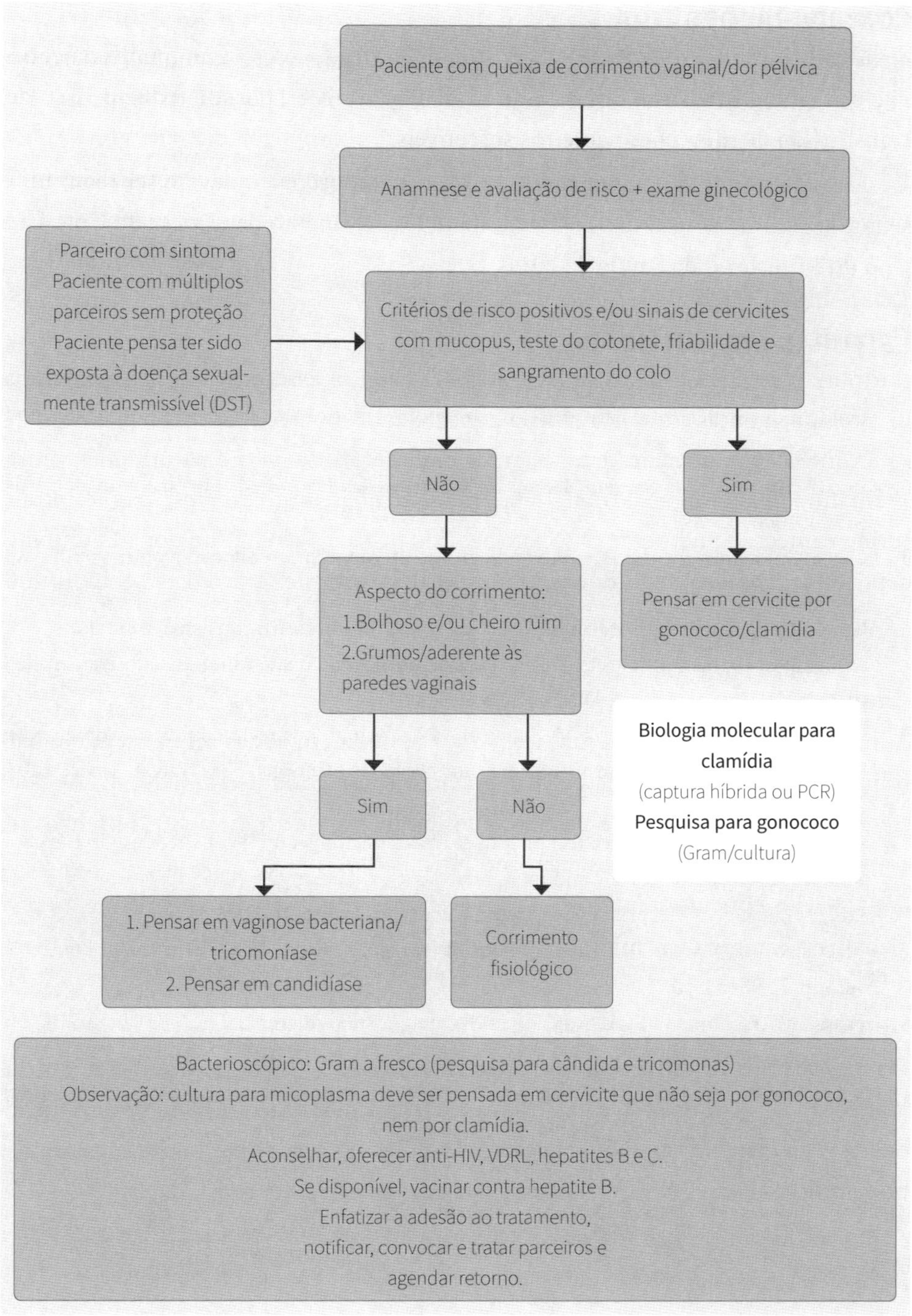

FIGURA 1 Fluxograma para diagnóstico de paciente com corrimento genital e dor pélvica.

CONSIDERAÇÕES FINAIS

A cervicite pode ser uma doença sexualmente transmissível e, como tal, o parceiro deve ser convocado e tratado. Os testes sorológicos para HIV/VDRL/hepatites B e C devem ser sempre oferecidos.

A coleta de citologia oncológica e o exame colposcópico devem ser realizados segundo recomendação das Diretrizes para Rastreamento de Câncer do Colo Uterino do Ministério da Saúde de 2011.

LEITURAS RECOMENDADAS

1. American Academy of Pediatrics, American College of Obstetricians and Gynecologists. Guidelines for perinatal care. 6.ed. Washington: American College of Obstetricians and Gynecologists, 2007.
2. Brasil. Ministério da Saúde. Manual de Controle das DST. 4.ed. Brasília: Ministério da Saúde, 2006. p.55-71.
3. CDC. Guidelines for the laboratory diagnosis of gonorrhea, chlamydia and syphilis. Accessed in 2013.
4. Gaydos C, Maldeis NE, Hardick A, Hardick J, Quinn TC. Mycoplasma genitalium as a contributor to the multiple etiologies of cervicitis in women attending sexually transmitted disease clinics. Sex Transm Dis 2009; 36:598-606.
5. Geisler WM, Yu S, Venglarik M, Schwebke JR. Vaginal leucocyte counts in women with bacterial vaginosis: relation to vaginal and cervical infections. Sex Transm Infect 2004; 80:401-5.
6. Johnson LF, Lewis DA. The effect of genital tract infections on HIV-1 shedding in the genital tract: a systematic review and meta-analysis. Sex Transm Dis 2008; 35:946-59.
7. Lusk MJ, Konecny P. Cervicitis: a review. Curr Opin Infect Dis 2008; 21:49-55.
8. Marrazzo JM, Martin DH. Management of women with cervicitis. Clin Infect Dis 2007; 44(Suppl 3):S102-10.
9. Passos MRL, Almeida FGL. Atlas de DST e diagnóstico diferencial. Rio de Janeiro: Revinter, 2002. p.125-6.
10. Schwebke JR, Weiss HL. Interrelationships of bacterial vaginosis and cervical inflammation. Sex Transm Dis 2002; 29:59-64.

23
Infecção do colo uterino pelo HPV

Náthalie Isabel Moreira
Maricy Tacla

INTRODUÇÃO

A infecção genital pelo papilomavírus humano (HPV) é uma doença sexualmente transmissível causada por este vírus. O câncer do colo do útero é um importante problema de saúde pública no mundo, sendo sua principal causa a persistência da infecção pelo HPV.

O HPV é um DNA vírus, pertencente à família Papilomaviridae, gênero papiloma e espécie papilomavírus humano. Variações nas sequências dos nucleotídeos determinam mais de 100 tipos de HPV, porém somente cerca de 35 a 40 foram encontrados no epitélio cervical. Destes, aproximadamente 20 tipos são considerados de alto risco (HPV AR) para o desenvolvimento de câncer de colo uterino. Sabe-se que menos de 5% das mulheres com infecção pelo HPV desenvolverão câncer de colo uterino, explicando a teoria de que outros processos moleculares contribuam para a carcinogênese cervical. A maioria das infecções agudas pelo HPV causa lesão intraepitelial de baixo grau (LIEBG), que regride espontaneamente em mais de 90% dos casos após alguns meses. Menos de 10% evoluem para lesão intraepitelial de alto grau (LIEAG) ou câncer invasivo. Essa progressão depende da persistência da infecção, da carga viral e do tipo de interação do HPV AR com o genoma do hospedeiro.

O HPV é constituído por uma dupla fita circular de DNA que mede cerca de 8.000 pares de bases nitrogenadas revestidas por um capsídeo icosaédrico. São reconhecidas três regiões genômicas no DNA do HPV (Figura 1):

1. Região codificadora precoce E.
2. Região codificadora tardia L.
3. Região longa de controle (LCR).

A região L codifica as proteínas do capsídeo viral servindo de marcador para estudos imuno-histoquímicos. Parece não se relacionar com o processo da oncogênese.

A região E é constituída pelas chamadas *open reading frames* (ORF), termo utilizado para designar os genes que codificam as proteínas necessárias para a montagem de partículas virais e para o controle da replicação do DNA. São seis: E1, E2, E4, E5, E6 e E7. As funções de algumas regiões ainda não foram bem definidas, como a E4, por exemplo. Sabe-se que a E1 exerce papel importante na transcrição extracromossômica do DNA; E2 participa da regulação da transcrição do DNA

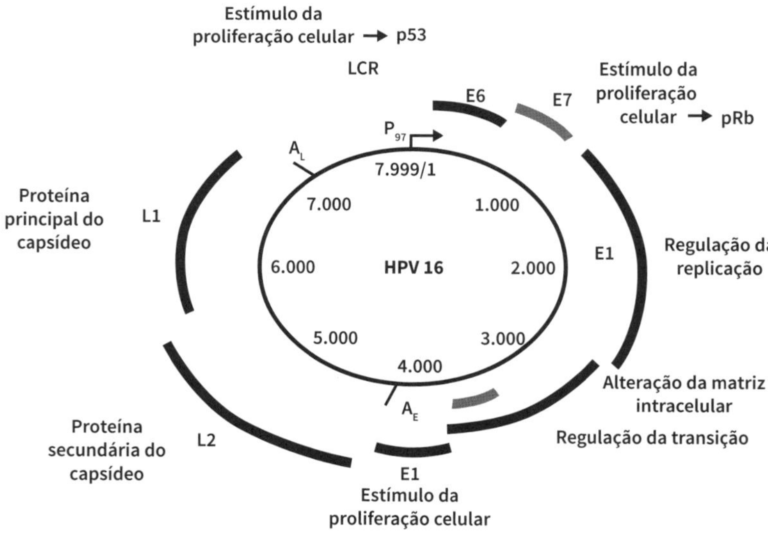

FIGURA 1 Esquema do genoma do HPV 16 com suas três regiões: codificadora precoce E, codificadora tardia L e não codificadora LCR.

com a capacidade de ativá-la ou retê-la; E6 e E7 são os segmentos responsáveis pela potencial transformação oncogênica do HPV.

EPIDEMIOLOGIA

A infecção pelo HPV é a doença sexualmente transmissível mais comum no mundo. Estudos epidemiológicos sugerem que cerca de 80% das mulheres sexualmente ativas entram em contato com algum tipo de HPV em algum momento de suas vidas. O risco de adquirir a infecção é de pelo menos 50% e ocorre geralmente entre 2 e 10 anos após o início da vida sexual. A OMS estima incidência de infecção genital pelo HPV de 9 a 13%. Dados atuais demonstram que 99,7% dos casos de câncer do colo uterino estão relacionados ao HPV AR. Os principais fatores de risco são: jovens com atividade sexual, múltiplos parceiros, imunossupressão, exposição a outras doenças sexualmente transmissíveis (DST), tabagistas e usuárias de anticoncepcional hormonal combinado oral (AHCO).

Para o Brasil, em 2012 foram estimados 17.540 casos novos de câncer colo uterino, com risco de 17 casos a cada 100 mil mulheres, de acordo com dados do Instituto Nacional do Câncer (Inca). Sua incidência é cerca de 2 vezes maior nos países em desenvolvimento quando comparada aos países desenvolvidos.

PATOGÊNESE

A via preferencial de transmissão é a sexual. Por meio de microtraumas do epitélio, a infecção viral se instala nas células da camada basal determinando a infecção dita não produtiva, ou seja, uma infecção mínima que não produz alterações identificadas histologicamente, pois essas células não permitem a replicação celular. À medida que se processa a maturação do epitélio de revestimento cervical, suas células migram para a camada parabasal, onde ocorrem transcrição e replicação viral resultando na chamada infecção produtiva. Neste momento, são identificadas as alterações citopatológicas causadas pelo HPV.

O HPV pode permanecer nas células de duas formas:

- episomal: o genoma do HPV se associa ao genoma do hospedeiro, sendo frequentemente associado à infecção não produtiva;
- integrada: o genoma do HPV se incorpora ao genoma do hospedeiro, sendo frequentemente associado à infecção produtiva.

QUADRO CLÍNICO

O HPV é um vírus epiteliotrópico, que infecta a superfície do epitélio e mucosas, sendo identificado sob a forma de lesão clínica ou subclínica.

Forma clínica

Lesões vegetantes na genitália definidas como projeções papilares formadas de tecido conjuntivo e revestidas por epitélio escamoso com vasos capilares centrais. Essas projeções podem se agrupar resultando em vegetações em forma de "couve-flor", denominadas condiloma acuminado. São mais frequentes na genitália externa, mas também podem ocorrer no colo.

Forma subclínica

A infecção pelo HPV no colo é geralmente quadro assintomático, somente descoberto na ocasião do exame ginecológico: citologia, colposcopia, histologia ou por testes de biologia molecular.

DIAGNÓSTICO

Citologia oncótica

Exame fundamental na triagem primária das pacientes. Baseia-se na interpretação das células esfoliadas do colo uterino, detectando sinais de infecção pelo HPV, como: coilocitose, disceratose, discariose e atipias nucleares. A coilocitose deriva da intensa produção de partículas viróticas, representando infecção em atividade e contagiosa. Caracteriza-se pela vacuolização do citoplasma causando halo perinuclear, clampeamento irregular da cromatina, multinucleação, alargamento nuclear, células poliploides e aneuploidia em lesões de alto grau (Figura 2).

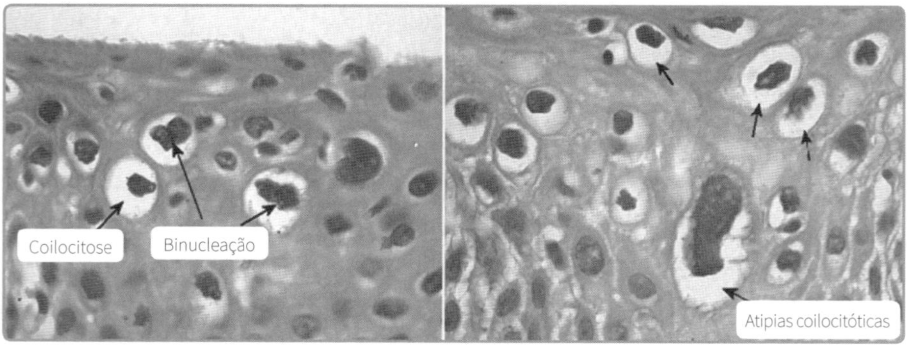

FIGURA 2 Atipias coilocitóticas.

Colposcopia

Exame utilizado para identificar áreas suspeitas de lesão consequentes à ação do vírus do HPV. Suas principais indicações são:

- citologias alteradas:
  - células escamosas atípicas de significado indeterminado possivelmente não neoplásico (ASC-US) e LIEBG em dois exames consecutivos com intervalo de 6 meses;
  - LIEAG;
  - alterações compatíveis com carcinoma microinvasor ou invasor de colo;
  - adenocarcinoma *in situ*.
- lesão macroscopicamente observada;
- tratamento;
- seguimento pós-tratamento.

As principais alterações identificadas à colposcopia são:

- epitélio acetobranco tênue ou denso: o ácido acético 3% ou 5% é capaz de corar as proteínas celulares. Células imaturas são ricas em proteínas celulares e tornam-se acetorreagentes ao exame (Figura 3);

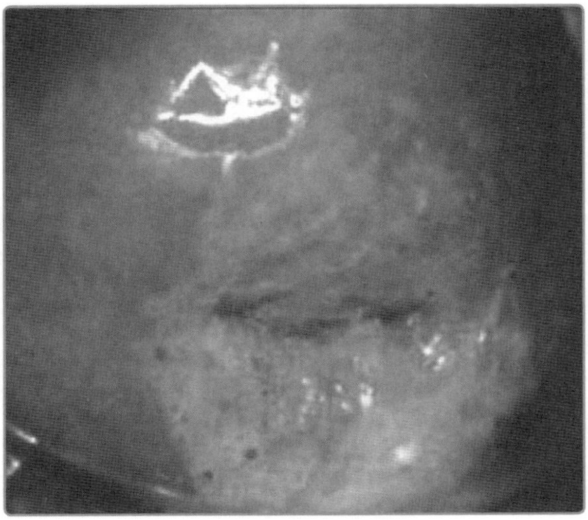

FIGURA 3 Lesão acetobranca ao redor do orifício com margens irregulares.

- mosaico fino ou grosseiro;
- pontilhado fino ou grosseiro;
- iodo parcialmente positivo ou negativo: o iodo é capaz de corar o glicogênio intracelular. Células imaturas possuem pouco glicogênio e não coram ao exame. Esta área é denominada iodo-negativo ou teste de Schiller positivo;
- vasos atípicos: vasos com disposição desordenada, aumento da distância intercapilar com forma típica em "saca-rolhas".

Todas as áreas suspeitas devem ser biopsiadas e encaminhadas para exame histopatológico.

Histopatologia

Estudo das alterações morfopatológicas do tecido permitindo a confirmação do diagnóstico, graduando-o em função de sua severidade, sem identificar o tipo viral envolvido.

O diagnóstico de neoplasia intraepitelial de colo (NIC) baseia-se nas características histológicas relativas a diferenciação, maturação e estratificação das células e presença de anomalias nucleares. A proporção da espessura das células do epitélio com células maduras e diferenciadas é usada na classificação da NIC. As principais anomalias nucleares identificadas são: núcleos aumentados, maior razão núcleo-citoplasma, hipercromasia, polimorfismo nuclear e anisocariose.

1. NIC I: identificam-se anomalias nucleares mínimas, poucas mitoses e células indiferenciadas limitadas ao terço inferior do epitélio. Alterações citopáticas decorrentes da infecção pelo HPV são observadas na espessura total do epitélio.
2. NIC II: caracterizada por alterações celulares displásicas e mitoses na metade inferior ou nos dois terços inferiores do epitélio. As anomalias nucleares são mais acentuadas que na NIC I.
3. NIC III: a diferenciação e a estratificação do epitélio estão totalmente ausentes ou presentes somente no quarto superficial do epitélio, com intensa mitose. Anomalias nucleares estendem-se em toda a espessura do epitélio (Figura 4).

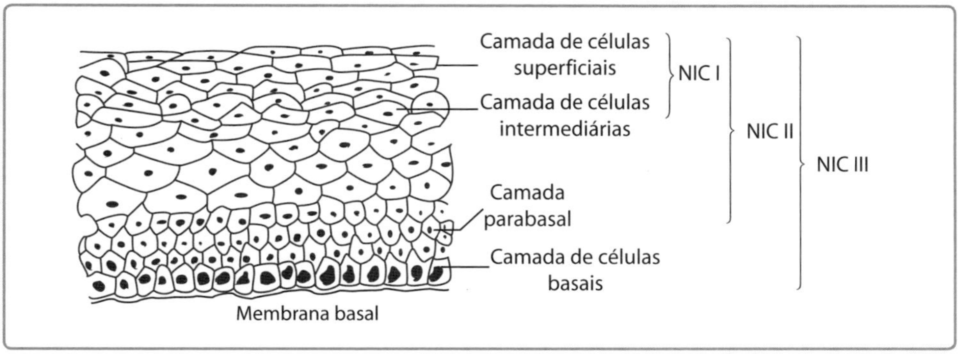

FIGURA 4 Classificação histológica da NIC.

Identificação do agente

As lesões causadas pelo HPV podem ser divididas em dois grupos. O primeiro é denominado de baixo risco oncogênico (HPV BR) e os principais subtipos são: 6, 11, 42 e 54. Relaciona-se à maioria dos condilomas acuminados e a algumas lesões planas de vulva, vagina e colo (Figura 5). O segundo grupo, denominado de alto risco oncogênico (HPV AR), está relacionado ao carcinoma invasor e lesões precursoras. Seus principais representantes são os subtipos 16 e 18 (associados em mais de 70% das lesões escamosas malignas). Os principais métodos para a identificação do tipo de HPV são descritos a seguir.

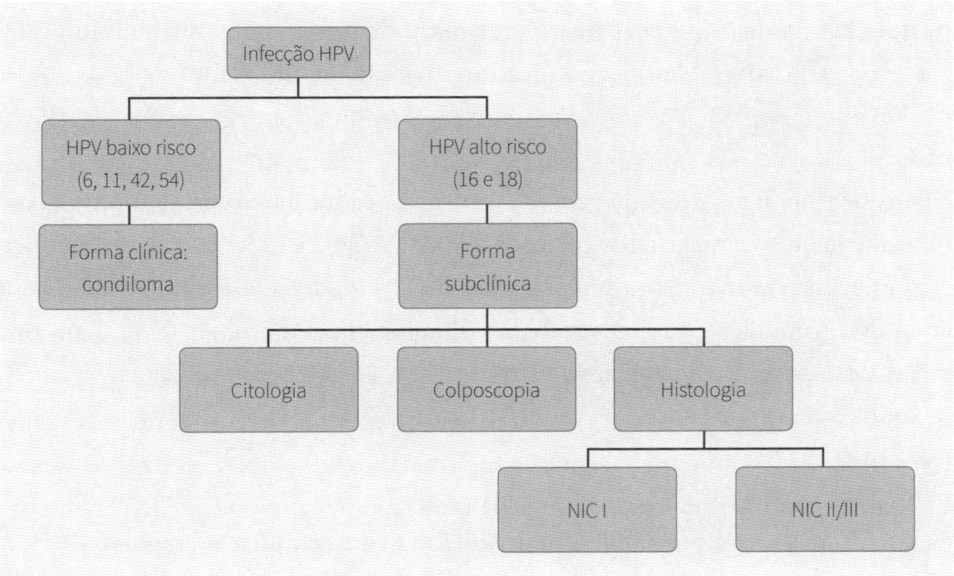

FIGURA 5 Quadro clínico e diagnóstico da infecção pelo HPV.

Captura híbrida (CH)

Exame de biologia molecular altamente sensível, capaz de detectar cerca de 18 tipos de HPV. Nessa técnica, ocorre hibridização entre o DNA do vírus e sondas para vírus de alto e baixo risco presentes no coquetel de reagentes. Os híbridos são detectados por meio da emissão de luz. Os testes de CH são, ao mesmo tempo, qualitativos e quantitativos, sendo a carga viral determinada pela quantificação da emissão de luz.

Polymerase chain reaction – *reação em cadeia da polimerase (PCR)*

Método que utiliza a síntese enzimática do DNA, determinando a amplificação de um determinado fragmento desse ácido nucleico.

Hibridização in situ

A hibridização *in situ* (HIS) detecta sequências específicas de DNA ou RNA, utilizando sequência complementar de ácidos nucleicos marcados por meio radioativo ou químico. É possível detectar até uma única cópia viral por célula e avaliar o estado físico do HPV (epissomal ou integrado).

Marcadores moleculares da atualidade

Novos métodos de identificação das lesões intraepiteliais que terão evolução desfavorável têm sido testados. Sabe-se que o câncer geralmente se desenvolve a partir da ativação de oncogenes ou da inativação de genes supressores tumorais. A partir daí, é possível identificar marcadores para tal finalidade.

p53

É considerado "o guardião do genoma". É um marcador de supressão tumoral cuja função é manter a integridade celular. Quando a célula é exposta a algum estresse genômico, a p53 mantém a integridade celular bloqueando o ciclo celular ou a apoptose. A mutação ou inativação da p53 inibe essa função, resultando em mutações críticas para a oncogênese. Estima-se que a p53 esteja mutada em 50 a 55% de todos os casos de câncer.

p16 e pRb

São marcadores de supressão tumoral. A proteína nuclear pRb interage com o fator de transcrição celular E2F na fase G1 do ciclo celular, bloqueando a ativação do ciclo celular. O controle da proliferação celular será regulado pela fosforilação da pRb, de tal forma que a pRb fosforilada não interage com E2F e ativa a proliferação celular. Baixos níveis de p16 inibem a fosforilação da pRb, com consequente aumento da pRb livre. A pRb livre interage com a E2F resultando em bloqueio da proliferação celular. Portanto, níveis elevados de p16 implicam proliferação celular.

E6 e E7

O HPV AR codifica as oncoproteínas E6 e E7 que inativam a p53 e a pRb, respectivamente. Na infecção pelo HPV, o oncogene E7 determina inativação/mutação da pRb, determinando ativação do ciclo celular e superexpressão da p16. Em condições normais, esse fenômeno seria compensado pela ação da p53 por meio da ativação da apoptose celular. No entanto, a oncoproteína E6 aumenta a degradação da p53, impedindo a apoptose.

Ki-67

Marcador de proliferação celular. Antígeno nuclear identificado principalmente no tipo histológico escamoso queratinizado, é detectado por métodos qualitativos e quantitativos de imuno-histoquímica, microscopia eletrônica, ELISA e citometria de fluxo.

TRATAMENTO

Serão descritas as condutas diante das principais alterações histológicas.

NIC I

A paciente pode ser seguida com citologias semestrais ou com citologia associada a colposcopia ou teste do HPV em 12 meses. Isso é possível porque a probabilidade de regressão espontânea das NIC I é grande. A taxa de regressão espontânea da NIC I é maior que 50% e a progressão para NIC III e câncer invasor é em torno de 11 e 1%, respectivamente.

Nos países em desenvolvimento, a citologia é o método mais viável em razão do custo elevado dos métodos moleculares. A paciente é encaminhada para a colposcopia caso a citologia revele atipia citológica de significado indeterminado (ASC) ou lesão maior, ou se o teste de HPV for positivo para o tipo oncogênico. Após dois resultados citológicos negativos, consecutivos ou teste do HPV negativo, a paciente retorna para o rastreamento citológico anual (Figura 6).

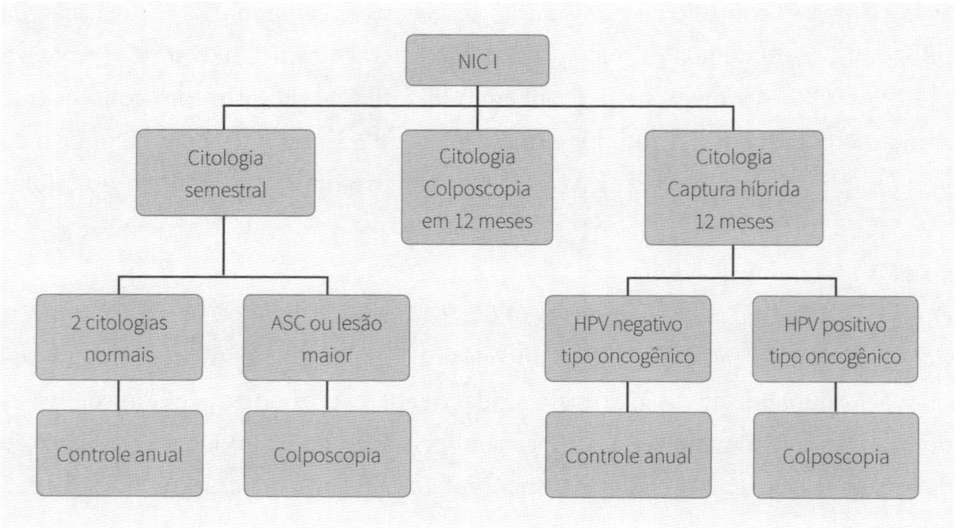

FIGURA 6 Fluxograma de tratamento NIC I.

Após 2 anos de acompanhamento, caso não aconteça regressão, o tratamento é indicado. O período de seguimento das lesões de baixo grau por 24 meses parece ser suficiente para indicar quais pacientes apresentarão regressão espontânea e quais progredirão para NIC II e NIC III.

Colposcopia satisfatória + NIC I persistente

Pode-se optar pelo tratamento destrutivo da lesão por ácido tricloroacético, crioterapia, eletrocauterização e ablação a *laser*. Todos têm eficácia semelhante, acima de 80%, porém não são isentos de complicações. Observam-se úlceras cervicais e vaginais após aplicação do ácido tricloroacético, e estreitamento do canal cervical após eletrocauterização ou crioterapia, o que dificulta o controle colposcópico. Recomenda-se a obtenção da amostra endocervical antes da realização de tratamentos destrutivos. A abordagem excisional é recomendada caso a paciente apresente NIC I recorrente após tratamento ablativo.

Colposcopia insatisfatória ou lesão adentrando o canal + NIC I persistente

O tratamento de escolha é a excisão, podendo ser realizada por meio da cirurgia de alta frequência (CAF), da conização a *laser* ou da lâmina fria. As exceções nas quais se admite seguimento são gravidez, imunossupressão e adolescência. Os métodos destrutivos são inaceitáveis em pacientes com NIC I e colposcopia insatisfatória (Figura 7).

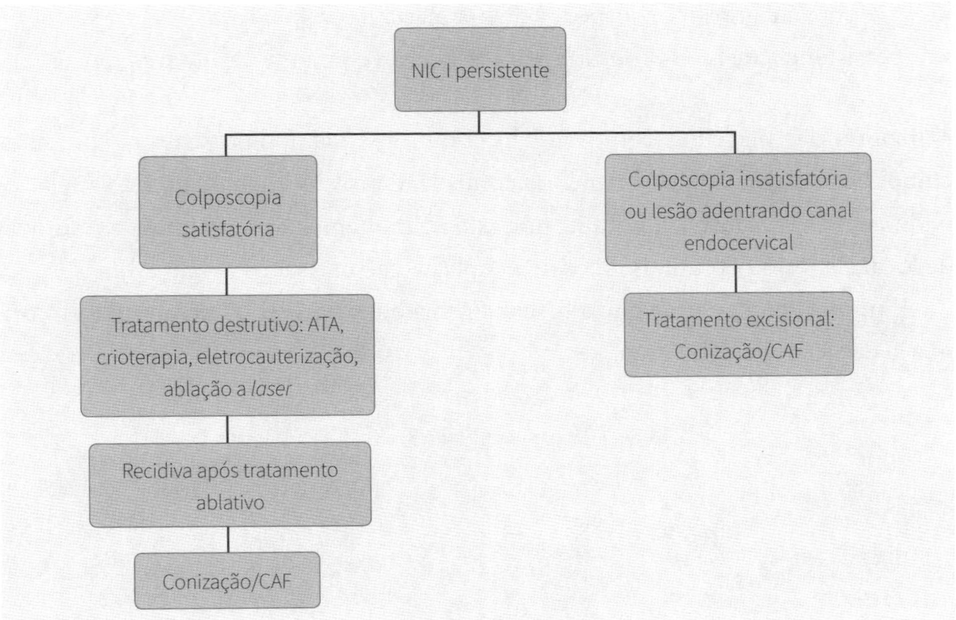

FIGURA 7 Fluxograma de tratamento NIC I recorrente.

NIC II e NIC III

A excisão da zona de transformação é o tratamento de eleição, tanto para tratamento da NIC II ou III quanto para detecção de microinvasão ou lesões glandulares. A taxa de progressão para carcinoma invasor da NIC II é de 5%, e da NIC III de 20%. O tratamento ablativo não é recomendado, pois não permite avaliação histológica.

A seguir, são descritas várias modalidades terapêuticas para o tratamento das lesões de alto grau e suas respectivas indicações.

Cirurgia de alta frequência (CAF)/conização a laser

- Lesão ectocervical;
- lesão ectocervical e endocervical, desde que sua extensão no canal cervical não ultrapasse 1 cm.

Conização a frio/amputação cônica do colo

- Mulheres com contraindicações orgânicas ou psíquicas para CAF ambulatorial;
- exame citopatológico sugestivo de adenocarcinoma *in situ* (dar preferência à conização cirúrgica, que permite avaliar todo o canal cervical);

- métodos diagnósticos suspeitos de neoplasia microinvasora;
- persistência de NIC II ou III após a ressecção com alça de alta frequência.

A maioria das pacientes com margem comprometida após a cirurgia apresenta completa negativação dos exames de controle. É provável que o fato esteja relacionado com eletrocauterização que, praticada para hemostasia, estimula a imunidade local e elimina eventuais focos de neoplasia não excisados (Figura 8).

É importante lembrar que a histerectomia é inaceitável como abordagem primária das lesões de alto grau.

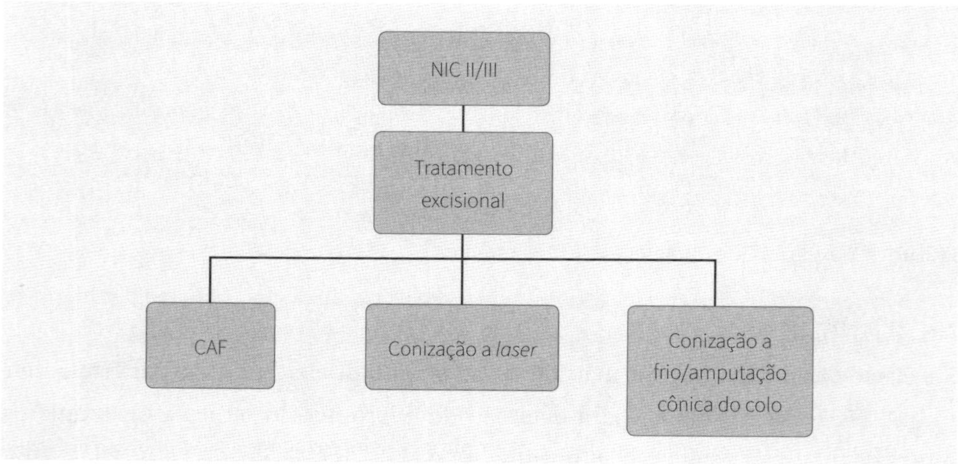

FIGURA 8 Fluxograma de tratamento NIC II/III.

SITUAÇÕES ESPECIAIS

Gestação

O risco de progressão de NIC II e NIC III para carcinoma invasor durante a gravidez é muito pequeno, e a regressão espontânea no pós-parto é relativamente grande. Procedimentos excisionais durante a gravidez podem gerar complicações, como hemorragia e trabalho de parto prematuro, sendo restritos aos casos em que não se pode afastar invasão.

Adolescentes

Na presença de NIC II e III, é permitido seguimento com citologia e colposcopia em intervalos semestrais, desde que a amostra endocervical seja normal e a paciente seja confiável para continuar o seguimento.

HIV positivo

São indicados os procedimentos excisionais.

SEGUIMENTO APÓS TRATAMENTO NIC II OU III

O seguimento das pacientes após tratamento da NIC II ou III deve ser com controle citocolposcópico semestral por 2 anos. Caso seja viável usar teste de DNA-HPV, deve-se realizá-lo no primeiro controle de 6 meses; se for negativo, demonstrando clareamento da infecção viral, os novos controles podem ser anuais.

LEITURAS RECOMENDADAS

1. Aidé S, Almeida G, Val I, Vespa Junior N, Campaner AB. Neoplasia intraepitelial cervical. DST J Bras Doenças Sex Transm 2009; 21(4):166-70.
2. Alvarenga GC, Sá EMM, Passos MRL, Pinheiro VMS. Papilomavírus humano e carcinogênese do colo do útero. DST J Bras Doenças Sex Transm 2000; 12(1):28-38.
3. Ancuța E, Ancuța C, Cozma LG, Iordache C, Lupașcu IA, Carasevici E et al. Tumor biomarkers in cervical cancer: focus on Ki-67 proliferation factor and E-cadherin expression. Rom J Morphol Embryol 2009; 50(3):413-8.
4. Bagarelli LB, Oliani AH. Tipagem e estado físico de papilomavírus humano por hibridização *in situ* em lesões intra-epiteliais do colo uterino. RGBO 2004; 26(1):59-64.
5. Baracat EC, Lima GR. Guias de Medicina Ambulatorial e Hospitalar Unifesp/Escola Paulista de Medicina - Ginecologia. Barueri: Manole, 2005.
6. Carvalho JJM. Atualização em HPV - Abordagem científica e multidisciplinar. São Paulo: Instituto Garnet, 2012.
7. Derchain SFM, Longatto Filho A, Syrjanen KJ. Neoplasia intra-epitelial cervical: diagnóstico e tratamento. Rev Bras Ginecol Obstet 2005; 27(7):425-33.
8. Eleutério Junior J, Giraldo PC, Gonçalves AK. Immunohistochemistry markers for lesions preceding HPV-induced cervical cancer: the role of tumoral suppression p16ink4a protein. DST J Bras Doenças Sex Transm 2006; 18(1):62-5.
9. Anatomia patológica, neuropatologia e neuroimagem do Departamento de Anatomia Patológica da Faculdade de Ciências Médicas, da Universidade Estadual de Campinas (FCM-Unicamp). Neoplasia intraepitelial cervical (NIC) + Condiloma plano viral do colo uterino. Disponível em: http://anatpat.unicamp.br/lamgin2.html.
10. International Agency for Research on Cancer (IARC). IARC Screening Group. Introdução à neoplasia intraepitelial cervical (NIC). Disponível em: http://screening.iarc.fr/colpochap.php?lang=4&chap=2.
11. International Agency for Research on Cancer (IARC). IARC Screening Group. Avaliação colposcópica da neoplasia intraepitelial cervical. Disponível em: http://screening.iarc.fr/colpochap.php?lang=4&chap=7.php.

12. Isfer M, Oliveira A, Merlin JC. Is the protein p16 a new mark for neoplastic progression in the cervix? RBAC 2010; 42(3):181-5.
13. Lapina GA, Derchaine SFM, Tambasciab J. Comparação entre a colpocitologia oncológica de encaminhamento e a da gravidade das lesões cervicais intra-epiteliais. Rev Saúde Pública 2000; 34(2):120-5.
14. Manual de Orientação do Trato Genital Inferior – Federação Brasileira das Associações Paulistas e Ginecologia e Obstetrícia – 2010.
15. Ministério da Saúde. Instituto Nacional de Câncer José Alencar Gomes da Silva (INCA). Estimativa 2012: Incidência de Câncer no Brasil. Rio de Janeiro, 2011.
16. Neoplasia Intra-epitelial Cervical - NIC Revista Brasileira de Cancerologia, 2000; 46(4):355-57.
17. Passos MRL, Almeida G, Giraldo PC, Cavalcanti SMB, Côrtes Junior JC, Bravo RS et al. Papilomavirose humana em genital, parte I. DST – J Bras Doenças Sex Transm 2008; 20(2):108-24.
18. Piato S. Tratado de ginecologia. 2.ed. São Paulo: Artes Médicas, 2002. p.313-25.
19. Projeto Diretrizes. Papilomavírus humano (HPV): diagnóstico e tratamento, 2002.
20. Sousa H, Santos AM, Pinto D, Medeiros R. Is there a biological plausability for p53 codon 72 polymorphism influence on cervical cancer development? Acta Med Port 2011; 24:127-34.
21. Spathis A, Aga E, Alepaki M, Chranioti A, Meristoudis C, Panayiotides I et al. Promoter methylation of p16INK4A, hMLH1, and MGMT. In: Liquid-based cervical cytology samples compared with clinicopathological findings and HPV presence infectious diseases in obstetrics and gynecology, 2011.
22. Zampirolo JA, Merlin JC, Menezes ME. Prevalência de HPV de baixo e alto risco pela técnica de biologia molecular (Captura Hibrida II®) em Santa Catarina. RBAC 2007; 39(4):265-8.

24

Infecção por HPV na vagina

Mariana Carmezim Baldi

Maricy Tacla

INTRODUÇÃO

Pouco se sabe sobre a história natural da infecção por papilomavírus humano (HPV) na vagina. Na década de 1970, surgiu o conceito de neoplasia intraepitelial de colo (NIC), definindo alterações morfológicas com potencial oncogênico que culminam no carcinoma epidermoide *in situ* e no carcinoma invasor.

O termo neoplasia intraepitelial de vagina (NIVA) é uma extensão desse conceito e, histologicamente, se caracteriza pela alteração da maturação das células no epitélio escamoso, em analogia com a NIC. Lesões que predominam no terço basal são chamadas NIVA 1; lesões acometendo 2/3 do epitélio são chamadas NIVA 2; e lesões cuja alteração da maturação seja observada na espessura total do epitélio são denominadas NIVA 3.

Acredita-se que a prevalência de infecção por HPV, nos casos de NIVA, é de 93,6%, sendo o HPV 16 o tipo relacionado mais comum (53,7%), seguido pelo HPV 18 (7,6%) e 31 (5,6%). NIVA é uma patologia rara, sendo cerca de 100 vezes menos frequente que a neoplasia intraepitelial de colo de útero. Sua frequência é descrita na literatura entre 0,4 e 0,5%. Em geral, apresenta-se de forma multifocal, não sendo raro o acometimento tanto do colo quanto da vulva (33,3 a 62,5%).

Epidemiologicamente, mulheres entre 16 e 86 anos de idade apresentaram NIVA na literatura, sendo entre 40 e 49 anos a faixa etária mais acometida. Quanto à localização, a maioria dessas lesões situa-se no terço superior da parede vaginal.

DIAGNÓSTICO

A NIVA, na maioria das vezes, é assintomática, sendo detectada pela alteração na citologia oncótica com confirmação pela colposcopia e biópsia dirigida. Alteração no conteúdo vaginal e dispareunia são queixas pouco presentes. Como o diagnóstico é feito por meio da colposcopia, alguns cuidados devem ser tomados: toda a superfície vaginal deve ser examinada, incluindo as paredes em que se apoia o espéculo. Nas pacientes histerectomizadas, os ângulos vaginais devem ser examinados com especial atenção. As imagens na colposcopia são similares às observadas no colo, no entanto, a acetorreação é mais tênue. Pode-se observar reação acetobranca de tênue a densa, presença de epitélio micropapilar e padrões vasculares (pontilhado e mosaico). A presença de vascularização atípica é, geralmente, um achado tardio.

TRATAMENTO

Muitas modalidades terapêuticas podem ser adotadas para o tratamento da NIVA. As primeiras descritas foram a vaginectomia e a radioterapia.

Vaginectomia e radioterapia

Em função do avanço tecnológico e, consequentemente, do aumento nas taxas de detecção de NIVA via citologia, esse diagnóstico é cada vez mais comum em mulheres jovens sexualmente ativas, o que torna essas modalidades terapêuticas pouco viáveis e com indicação precisa e restrita. Tanto a vaginectomia quanto a radioterapia causam estenose, fibrose e encurtamento da vagina. Embora a vaginectomia seja considerada o método mais efetivo e forneça material para a avaliação histológica adequada, há relatos na literatura de progressão para câncer invasivo, fato também observado com o uso da radioterapia.

5-fluorouracil (Efurix®)

Creme para aplicação tópica que apresenta bons resultados. Seu modo simples de uso e a possibilidade de tratar "focos escondidos" nas pacientes com múltiplas lesões são sua principal vantagem. Irritação, prurido e erosão na mucosa vaginal são os principais efeitos colaterais.

Laser de CO_2

Habitualmente denominada vaporização a *laser*, é excelente opção terapêutica. Apresenta grande precisão na destruição das lesões, tanto em localização como em profundidade, e excelente cicatrização, tornando-se de grande valia nas pacientes sexualmente ativas.

Estudos mostram que essa opção é eficaz, com taxas de sucesso variando entre 50 e 100% dos casos. Todavia, há limitações: o custo do equipamento é alto, limitando-o a grandes centros; o profissional deve estar habilitado para seu uso; as pregas e as rugosidades vaginais podem tornar a destruição via colposcópica mais complicada em função da natureza multifocal da NIVA; e a taxa de recorrência das lesões pode ser um problema para o seguimento e o tratamento dessas lesões. Acredita-se que a taxa de insucesso da terapia a *laser* decorra de lesões "escondidas" nas pregas e nos ângulos vaginais. Observou-se que a taxa de sucesso em uma única sessão de ablação pelo *laser* de CO_2 varia de 63 a 90%, enquanto com múltiplas sessões, essa taxa varia de 78 a 100%.

A vaporização a *laser* não deve ser indicada em casos de suspeita de invasão, não observação da lesão em toda a sua extensão e lesões histologicamente caracterizadas como carcinoma *in situ* na área de "cicatriz" em pacientes previamente histerectomizadas.

Imiquimode (Aldara®)

Em creme a 5%, pode ser uma boa opção. Essa substância induz a resposta imune por meio de indução, síntese e liberação de citoquinas. Trata-se de uma imidazoquinolina de baixo peso molecular, modificadora da resposta imune celular, indicada no tratamento tópico das verrugas genitais externas e perianais. Embora sua eficácia seja muito bem documentada em outras patologias, como condiloma e neoplasia intraepitelial vulvar, na literatura há apenas três estudos com um número limitado de pacientes com NIVA submetidas à terapia com imiquimode. Não há, até o momento, consenso da sua eficácia, dose, tempo de aplicação e seguimento na literatura para pacientes com NIVA.

No setor de Patologia do Trato Genital Inferior (PTGI) do Hospital das Clínicas da Faculdade de Medicina da Universidade de São Paulo (HC-FMUSP), utiliza-se o imiquimode (Aldara®) para o tratamento das lesões vaginais, com aplicação vaginal 1 vez/semana por 5 semanas. Caso haja persistência das lesões, um novo ciclo é iniciado. Se após dois ciclos não houver regressão total das lesões, a vaporização a *laser* é, então, adotada.

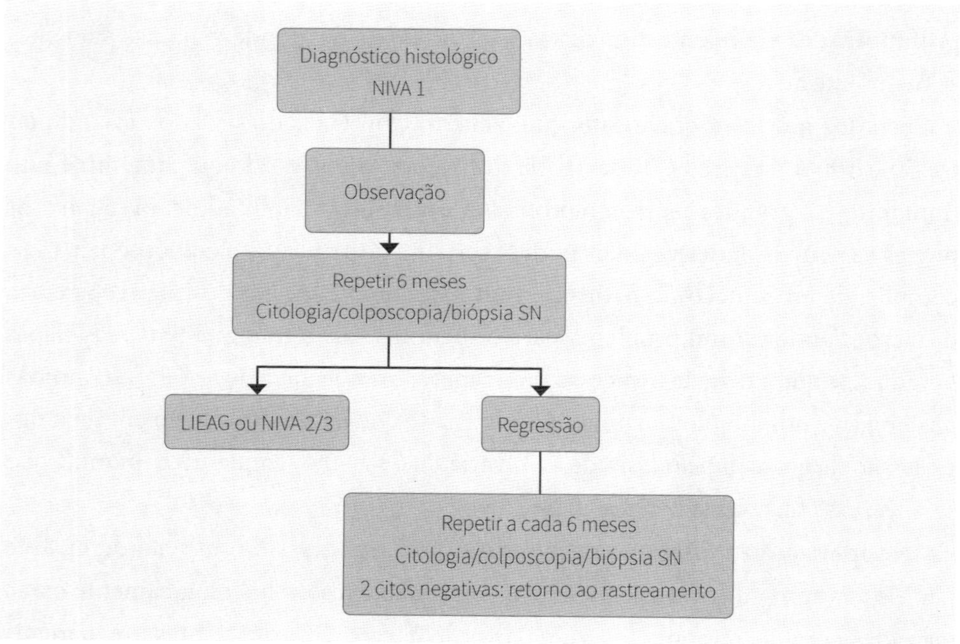

FIGURA 1 Manejo da NIVA 1.
EAG: lesão intraepitelial de alto grau.

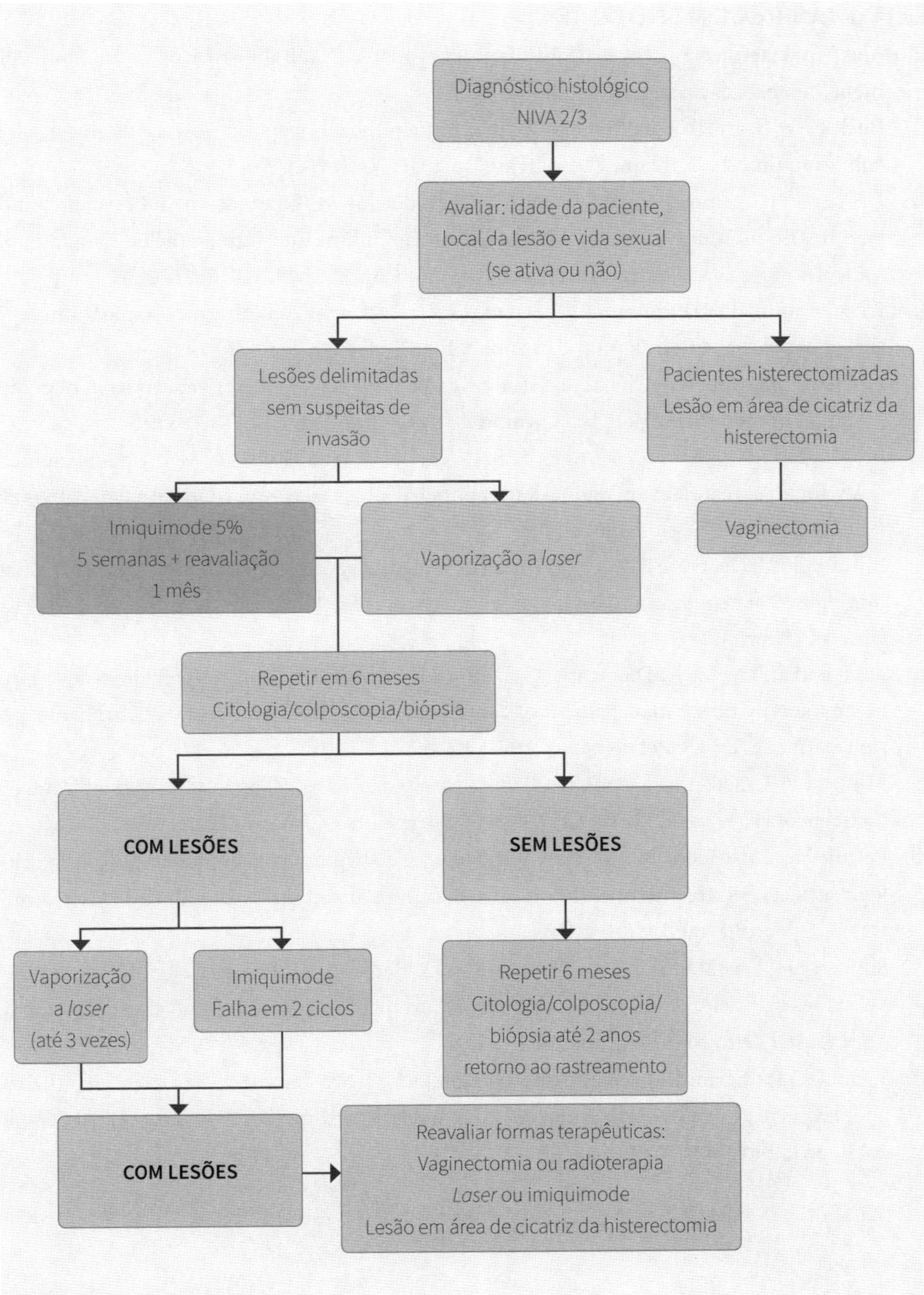

FIGURA 2 Manejo da NIVA 2/3.

LEITURAS RECOMENDADAS

1. Aho M, Vesterinen E, Meyer B, Purola E, Paavonen J. Natural history of vaginal intraepithelial neoplasia. Cancer 1991; 68(1):195-7.
2. Buck HW, Guth KJ. Treatment of vaginal intraepithelial neoplasia (primarily low grade) with imiquimod 5% cream. J Low Genit Tract Dis 2003; 7(4):290-3.
3. De Vuyst H, Clifford GM, Nascimento MC, Madeleine MM, Franceschi S. Prevalence and type distribution of human papillomavirus in carcinoma and intraepithelial neoplasia of the vulva, vagina and anus: a meta-analysis. Int J Cancer 2009; 124(7):1626-36.
4. Diakomanolis E, Haidopoulos D, Stefanidis K. Treatment of high-grade vaginal intraepithelial neoplasia with imiquimod cream. N Engl J Med 2002; 347(5):74.
5. Hoffman MS, Roberts WS, LaPolla JP, Fiorica JV, Cavanagh D. Laser vaporization of grade 3 vaginal intraepithelial neoplasia. Am J Obstet Gynecol 1991; 165(5 Pt 1):1342-4.
6. Indermaur MD, Martino MA, Fiorica JV, Roberts WS, Hoffman MS. Upper vaginectomy for the treatment of vaginal intraepithelial neoplasia. Am J Obstet Gynecol 2005; 193(2):577-80; discussion 580-1.
7. Indraccolo U, Del Frate E, Cenci S, Ubertosi M, Donati Sarti R, Donati Sarti C et al. Vaginal intraepithelial neoplasia and humanpapillomavirus infection: a report of 75 cases. Minerva Ginecol 2006; 58(2):101-8.
8. MacLeod C, Fowler A, Dalrymple C, D'Costa I, Firth I, Atkinson K et al. High-dose-rate brachytherapy in the management of carcinoma of the cervix: an 8-year Australian experience. Aust N Z J Obstet Gynaecol 1997; 37(3):342-7.
9. Minucci D, Cinel A, Insacco E, Oselladore M. Epidemiological aspects of vaginal intraepithelial neoplasia (VAIN). Clin Exp Obstet Gynecol 1995; 22(1):36-42.
10. Petrilli ES, Townsend DE, Morrow CP, Nakao CY. Vaginal intraepithelial neoplasia: biologic aspects and treatment with topical 5-fluorouracil and the carbon dioxide laser. Am J Obstet Gynecol 1980; 138(3):321-8.
11. Sillman FH, Fruchter RG, Chen YS, Camilien L, Sedlis A, McTigue E. Vaginal intraepithelial neoplasia: risk factors for persistence, recurrence, and invasion and its management. Am J Obstet Gynecol 1997; 176(1 Pt 1):93-9.
12. Yalcin OT, Rutherford TJ, Chambers SK, Chambers JT, Schwartz PE. Vaginal intraepithelial neoplasia: treatment by carbon dioxide laser and risk factors for failure. Eur J Obstet Gynecol Reprod Biol 2003; 106(1):64-8.

25

Infecção vulvar pelo vírus do HPV

Náthalie Isabel Moreira
Maricy Tacla
Lana Maria de Aguiar

INTRODUÇÃO

O papilomavírus humano (HPV) é classificado em 140 tipos genômicos, divididos em grupos, de acordo com o risco oncogênico: baixo risco (principalmente os subtipos 6 e 11) e alto risco (principalmente os subtipos 16 e 18). A grande importância desse vírus deve-se ao seu papel como doenças sexualmente transmissíveis (DST) e à sua capacidade de causar doença com potencial oncogênico. Uma variedade de doenças pode ser causada pelos diferentes tipos de HPV, sendo que, no contexto das lesões vulvares, as principais são:

- condiloma acuminado e alterações celulares relacionadas ao HPV: consequentes, na maioria dos casos, ao HPV de baixo risco;
- neoplasia intraepitelial vulvar (NIV): relacionada, na maioria dos casos, ao HPV de alto risco.

CONDILOMA ACUMINADO

Conceito

O condiloma acuminado, popularmente conhecido como crista de galo, é uma das expressões clínicas do vírus do HPV. Consiste em verrugas cutâneas ou mucosas, de localização anogenital, geralmente causadas pelo HPV 6 e 11, que exibem baixo risco oncogênico.

Diagnóstico

Exame ginecológico

A inspeção geralmente é suficiente para o diagnóstico das lesões externas causadas pelo HPV, apresentando boa correlação entre os achados do exame físico e a histopatologia. Assim, o diagnóstico é essencialmente clínico. Observa-se lesão exofítica coberta por epitélio ceratótico, séssil ou pediculado, única ou múltipla. As lesões surgem entre 3 semanas e 8 meses após a infecção inicial, e localizam-se principalmente em regiões úmidas e expostas ao atrito sexual (Figura 1). As áreas mais acometidas incluem: vulva, introito vaginal, região perianal e colo do útero. Com frequência, as lesões são multifocais (mais de uma lesão no mesmo sítio

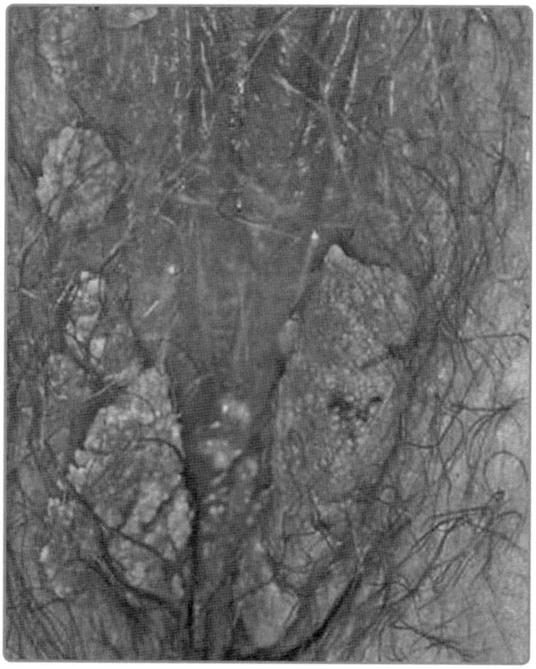

FIGURA 1 Condiloma vulvar.

anatômico) e multicêntricas (lesões em mais de uma localização, p.ex., períneo e colo). Por esse motivo, é importante o exame de todo o trato genital inferior. Pode haver também a forma de condiloma plano, cuja lesão é subclínica, só sendo diagnosticada com a utilização de ácido acético e colposcópio. Está associada aos HPV oncogênicos, principalmente o 16, tendo risco de evolução para NIV comum.

Histopatologia

A análise histopatológica não detecta o vírus, mas, sim, as alterações teciduais causadas pela infecção: hiperplasia, hiperceratose, coilocitose e papilomatose. Quando é possível fazer a retirada completa da lesão, além do seu papel no diagnóstico diferencial e na identificação de lesões associadas, a biópsia também pode ter função terapêutica. Via de regra, não é necessário realizar biópsia diante da manifestação clínica do condiloma. As principais indicações de biópsia incluem lesões recidivantes ou lesões com características clínicas de NIV.

Tratamento

Atualmente, há uma série de tratamentos disponíveis. A escolha deve levar em consideração os seguintes fatores:

- relacionados ao paciente: idade e preferência;
- relacionados à lesão: tipo, extensão, quantidade e localização;
- econômicos: custo da medicação, número de consultas médicas até a remissão completa das lesões, período de afastamento das atividades laborais e recorrência.

Sendo assim, os principais tratamentos disponíveis serão descritos a seguir.

Exérese da lesão

É uma das principais abordagens no tratamento dos condilomas. Sua vantagem está em permitir rápida resolução da lesão, porém associa-se aos riscos inerentes de um procedimento cirúrgico: sangramentos, infecções de ferida e formação de cicatriz.

Possui alta taxa de recorrência, podendo chegar a 5%. É um método indicado principalmente em lesões volumosas que exigem boa ressecção de margens.

Métodos citodestrutivos físicos

Eletrocauterização

Método que permite rápida resolução da lesão com menor taxa de sangramento que o tratamento cirúrgico. Possui alta taxa de recorrência (76 a 78%) e pode deixar cicatriz no local.

Terapia com *laser* de CO_2

Técnica com boa eficácia no tratamento das lesões, porém também apresenta alta taxa de recorrência, além de custo elevado, podendo deixar cicatrizes locais. É uma boa opção no tratamento de condilomas em gestantes.

Crioterapia

Promove destruição do tecido por congelamento tecidual. Método menos eficaz, de alto custo, que requer várias sessões e também com alta taxa de recorrência.

Métodos citodestrutivos químicos

Podofilina (5% em solução alcoólica ou 25% em solução oleosa)

Agente citotóxico utilizado apenas para aplicação tópica nas verrugas, pouco usado atualmente pela sua toxicidade e por baixa taxa de cura. Contraindicado em gestantes.

Podofilotoxina

Composto biologicamente ativo da podofilina que possui mecanismo antimitótico sobre a célula, provocando sua necrose. É utilizado em lesões cutâneas, não devendo ser aplicado em mucosas. Não apresenta absorção sistêmica, mas causa toxicidade local (inflamação, dor e ardor). É contraindicado na gestação.

5-fluorouracil (Efurix®)

Antimetabólico que atua inibindo a síntese de DNA e RNA, promove boa eliminação do vírus, mas com expressivo processo inflamatório. Por tal motivo, deve ser utilizado semanalmente sob rigoroso controle médico, em virtude de seus efeitos colaterais: úlceras de difícil resolução, estenose vaginal e vulvite química. Por ser teratogênico, é proscrito na gestação.

Ácido tricloroacético 50 a 80%

Substância com capacidade de causar coagulação química das lesões. Deve ser aplicado semanalmente. Não apresenta absorção sistêmica e pode ser utilizado na gestação. A taxa de remissão é de 81% para os condilomas.

Imunomoduladores

Imiquimode (Aldara®)

Agente imunomodulador com boa tolerabilidade, eficaz na redução da taxa de recorrência e autoaplicável (Figura 2). Alguns de seus principais efeitos adversos são: erosão, escoriação, prurido, edema, ulceração e vesículas.

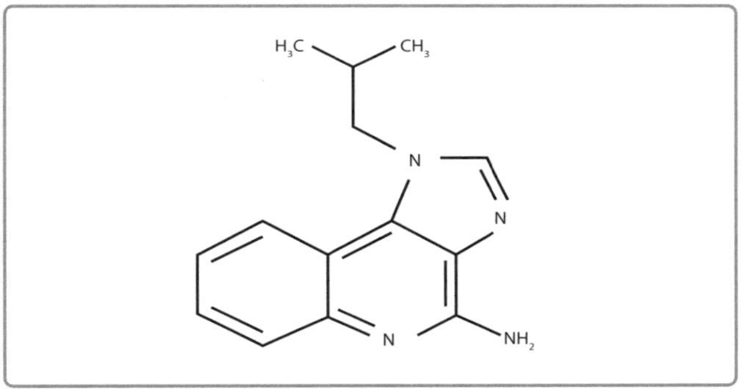

FIGURA 2 Estrutura química do imiquimode.

Interferon (Interferon®)

Atua por meio da indução de proteínas antivirais, da promoção de ações imunomodulatórias e da inibição da diferenciação das células infectadas pelo HPV, impedindo a replicação viral. Utilizado como tratamento adjuvante pós-*laser*, cauterização ou cirurgia, potencializando a eficácia dos outros tratamentos. Suas desvantagens incluem: necessidade de várias aplicações de injeção intralesional, custo elevado e eventos sistêmicos adversos.

A Figura 3 traz o fluxograma de tratamento do condiloma acuminado.

NEOPLASIA INTRAEPITELIAL VULVAR ESCAMOSA

Conceito

A neoplasia intraepitelial vulvar (NIV) é uma entidade patológica considerada a lesão precursora do câncer invasivo de vulva.

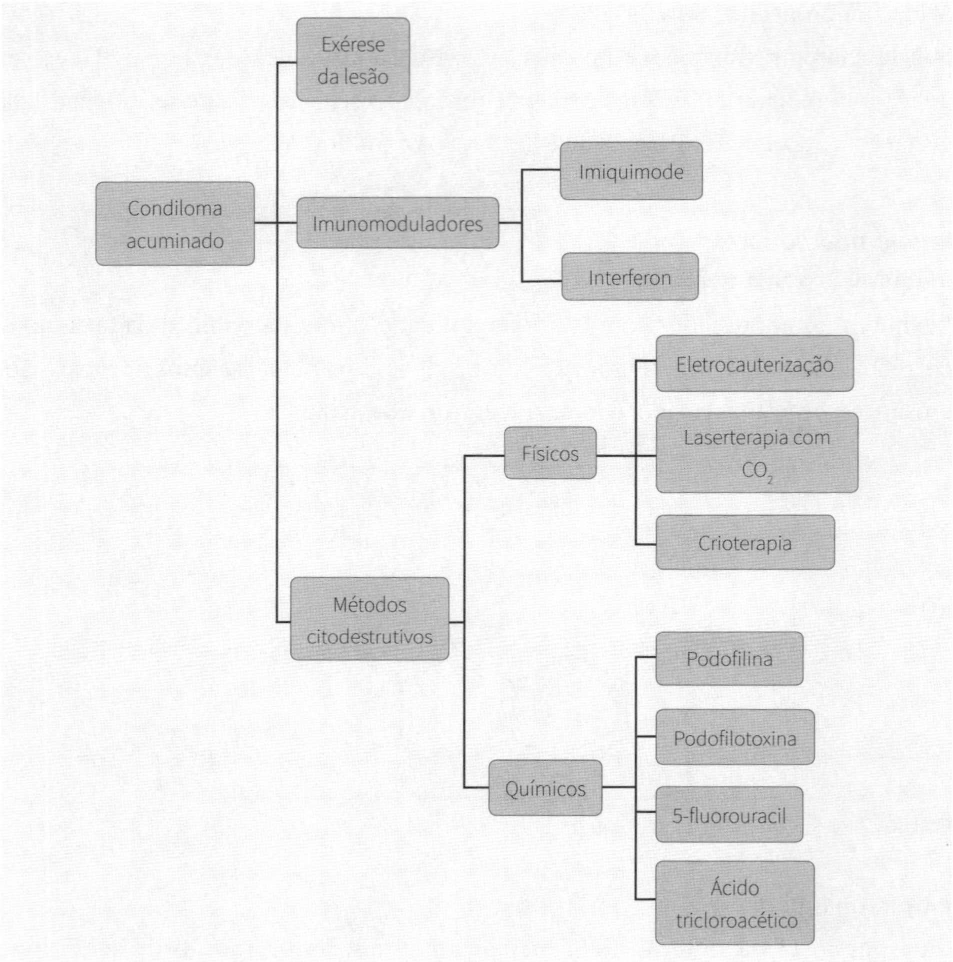

FIGURA 3 Fluxograma de tratamento do condiloma acuminado.

Classificação

Atualmente, a classificação utilizada é a proposta pela Sociedade Internacional para o Estudo das Doenças Vulvovaginais (ISSVD) em 2004 (Tabela 1). Essa nova classificação foi proposta com base nos fatos:

- não há evidências científicas comprovando que NIV 1-3 reflita processo biológico contínuo;
- NIV 1 tem baixo potencial de malignidade e não se constitui como lesão precursora do carcinoma vulvar.

TABELA 1 CLASSIFICAÇÃO DA NIV

Classificação atual da ISSVD (2004)	Termos prévios substituídos
Condiloma acuminado e alterações celulares relacionadas ao HPV	NIV 1 (displasia leve)
NIV tipo comum: verrucoso; basaloide e misto Tipo diferenciado	NIV 2 (displasia moderada) NIV 3 (displasia grave/câncer *in situ*)

A Tabela 2 compara a NIV comum e a NIV diferenciada.

TABELA 2 COMPARAÇÃO ENTRE NIV COMUM E NIV DIFERENCIADA

NIV comum	NIV diferenciada
Presente nos sulcos interlabiais, fórcula e períneo Lesões extensas geralmente são confluentes (em até 2/3 das mulheres) envolvendo lábios maiores e menores e região perianal	Ocorre habitualmente em áreas com pelos; parece ter fase intraepitelial breve antes de progredir para invasão
Mais frequente, cerca de 95% das NIV	Menos frequente, menos de 5% das NIV
Acomete mulheres jovens/pré-menopausadas	Acomete mulheres após a menopausa
Associada à infecção por HPV. Subtipos mais frequentes: 16, 18 e 31 Associada a outros fatores de risco: tabagismo, AHCO, imunossupressão	Não associada à infecção por HPV
Geralmente multifocal e multicêntrica	Habitualmente unifocal (unilateral e focal)
Em 50% dos casos, há lesões multicêntricas	Não se associa com outros tipos de NIV
Associa-se a condilomas anogenitais	Associa-se a líquen escleroso e hiperplasia de células escamosas
Apresenta elevado índice de regressão	Apresenta baixo índice de regressão
Pode ser tratada conservadoramente	Prefere-se a exérese da lesão

Diagnóstico

Identificação dos fatores de risco

São fatores de risco: distrofias vulvares, neoplasia intraepitelial cervical (NIC) e vaginal (NIV), infecção pelo HPV, condilomas vulvares, tabagismo, imunossupressão de qualquer etiologia, antecedentes de câncer de colo uterino e irritação vulvar crônica, além de presença de líquen escleroso.

Quadro clínico

A maioria das mulheres com NIV é assintomática ou apresenta sintomas inespecíficos, como prurido e ardor vulvar. O prurido é o sintoma mais comum e acontece em quase 70% das mulheres sintomáticas. Outras manifestações incluem: lesões dermatológicas de tamanhos, formas e cores variáveis, nodulação palpável, dor local, secreção, disúria, sangramento, ulcerações, edema e dispareunia superficial.

Exame ginecológico

O diagnóstico das lesões vulvares inclui inspeção e palpação da região vulvar. Devem ser observadas as quatro características fundamentais: cor, espessura, superfície e focalidade.

Aplicação de ácido acético

A inspeção da vulva pode ser feita com a aplicação de ácido acético a 5%. O aspecto macroscópico das lesões é variável, incluindo lesões únicas ou múltiplas, discretas ou exuberantes, planas ou sobrelevadas, hiperceratóticas, hipopigmentadas ou hiperpigmentadas, eritematosas ou ulceradas. A NIV frequentemente é encontrada em associação com câncer escamoso invasivo ou líquen escleroso ou plano. Essas anormalidades podem ser difíceis de distinguir entre si, especialmente quando ocorrem em conjunto.

Não é obrigatório o uso de colposcópio para identificar as lesões. O ácido acético não deve ser aplicado sobre toda a vulva, mas nos locais avaliados pela macroscopia (Figura 4).

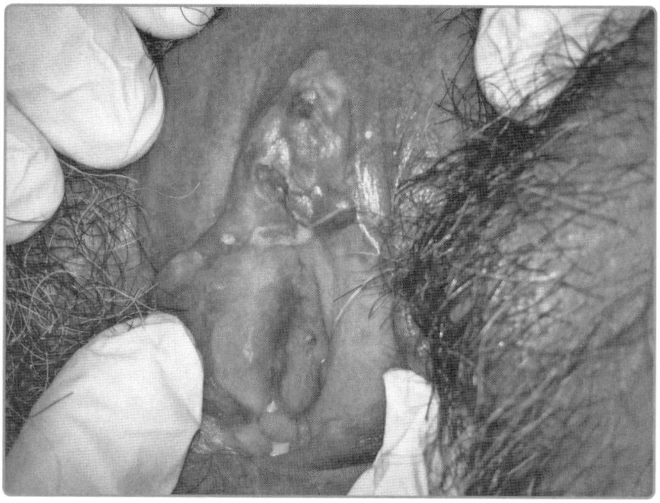

FIGURA 4 Lesão acetobranca após aplicação de ácido acético 5% correspondente a NIV 3.

Histopatologia

Qualquer lesão suspeita na vulva deve ser biopsiada, e seu diagnóstico confirmado pelo exame histopatológico. Na realização da biópsia, é de suma importância descartar invasão estromal.

Tratamento

Objetivos

Os principais objetivos do tratamento são preservar a anatomia e funcionalidade da vulva, prevenir câncer invasivo e melhorar os sintomas.

Opções

Em casos de NIV 1, as lesões por efeito citopático pelo HPV apresentam elevada taxa de regressão, podendo somente ser observadas com acompanhamento clínico.

Já nos casos de NIV 2 e 3, a escolha do tratamento depende do tipo histológico, da localização, do tamanho da lesão, focalidade, sintomas, doença associada e idade. As opções de tratamento disponíveis são descritas a seguir.

Métodos excisionais

O tratamento excisional inclui excisão ampla da lesão com margem de segurança de 1 cm e vulvectomia total ou parcial (somente retirada do epitélio). Possui a vantagem de permitir avaliação histológica do espécime, possibilitando afastar invasão estromal subjacente.

Tais métodos estão indicados em: NIV diferenciada pelo potencial de transformação neoplásica (3 a 5%); lesões em mulheres com mais de 50 anos de idade, pois estas apresentam risco maior de invasão estromal; lesões mais extensas ou aquelas que são multifocais e confluentes. Apresenta risco de ocasionar prejuízo funcional ou anatômico.

Métodos citodestrutivos físicos

As principais técnicas incluem a cirurgia de alta frequência e vaporização a *laser* de dióxido de carbono (CO_2). Esses métodos apresentam taxas relatadas de remissão de 75 a 80% com apenas uma sessão. A profundidade da destruição deve ser de 1 mm em áreas sem pelos e de 3 mm em áreas com pelos, pois as lesões podem se estender pelo folículo piloso até, no máximo, 2,8 mm.

Métodos citodestrutivos químicos

1. Ácido tricloroacético 70 a 90%: aplicações tópicas com cuidado 1 vez/semana até regressão das lesões.
2. 5-fluorouracil (Efurix®): é aplicado pelo médico, 1 vez/semana; são necessárias, em média, 6 a 10 semanas de tratamento para o desaparecimento das lesões. O uso tópico do 5-fluorouracil pode ocasionar irritação local, muitas vezes responsável pela descontinuidade de uso. Ocasiona cicatrizes mínimas. As taxas de resposta podem chegar a 75%. Deve-se ter precaução, pois a droga pode não atingir ductos sebáceos e folículos pilosos.

Imunomoduladores

Imiquimode (Aldara®) é o agente mais utilizado atualmente. Seu mecanismo de ação baseia-se em regular a imunidade mediada por células de grande atividade antiviral, determinando o aumento dos moduladores da resposta imune: citocinas, interferon, fator de necrose tumoral (FNT). Seu princípio ativo é a metilpropilimidazol-quinolinamina. A paciente deve ser orientada a utilizar a medicação 3 vezes/semana até a melhora dos sintomas ou por, no máximo, 16 semanas. Cerca de 1 a 2 horas após a aplicação, já se observa aumento das citocinas, com pico de ação 8 horas após sua aplicação.

As vantagens desse agente são:

- poucos efeitos colaterais sistêmicos, como prurido, eritema e descamação;
- não foram observados efeitos colaterais sistêmicos (mínima absorção);
- boa adesão;
- boa tolerância;
- baixas taxas de recidiva (contribui para a eliminação do vírus).

Já a desvantagem é que não permite estudo anatomopatológico.

Na Figura 5, observa-se o fluxograma do tratamento da neoplasia intraepitelial vulvar.

Controle pós-tratamento

Apesar do tratamento, a recorrência da NIV ocorre em 1/3 das mulheres, e 4 a 8% desenvolverão câncer vulvar. O seguimento após o tratamento deve ser rigoroso e

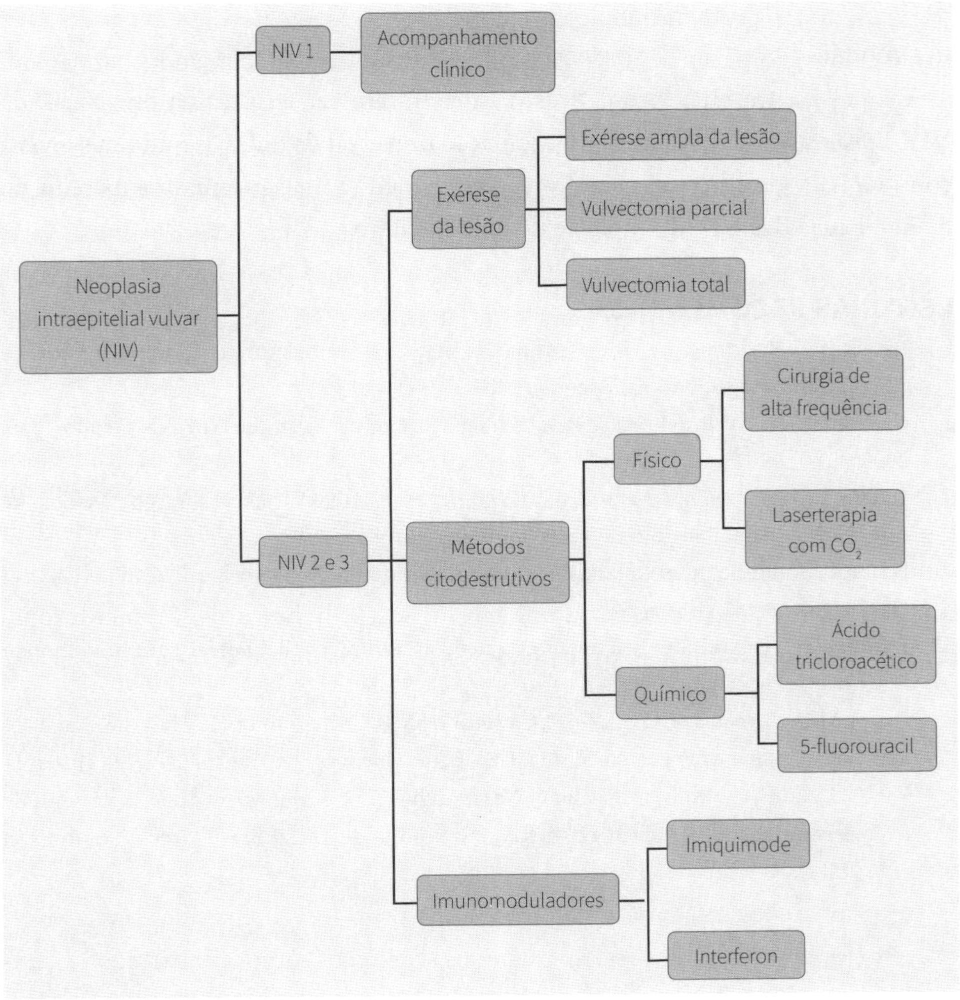

FIGURA 5 Fluxograma de tratamento da neoplasia intraepitelial vulvar.

para o resto da vida. O primeiro controle deve ser ao fim do 1° mês de tratamento. Na ausência de lesões, recomenda-se retorno semestral até completar 2 anos e, depois, retorno anual. A avaliação deve incluir o exame do canal anal, vulva, vagina e colo, pois cerca de 32,8 a 70% das pacientes apresentam neoplasias sincrônicas ou metacrônicas em outras localizações genitais. Recidivas ocorrem sobretudo nas margens da lesão ressecada ou mesmo na pele previamente normal. Lesões multicêntricas, presença de HPV de alto risco, multifocalidade e margem de ressecção exígua são os principais fatores de risco para a recidiva da NIV 3. É importante orientar a melhora dos hábitos de vida, como diminuir ou abolir o fumo.

Prevenção

As vacinas contra HPV profiláticas demonstraram ser eficazes na prevenção da NIV. Existe a perspectiva de que a vacinação universal de todas as mulheres jovens contra o HPV de alto risco seja a intervenção médica mais promissora na redução da incidência das NIV da vagina e do colo do útero.

LEITURAS RECOMENDADAS

1. Baracat EC, Rodrigues de Lima G. Guias de Medicina Ambulatorial e Hospitalar Unifesp/EPM - Ginecologia. Barueri: Manole, 2005.
2. Campaner AB, Cardoso FA. Neoplasia intraepitelial vulvar escamosa. Rev Bras Genitoscopia 2009; 3(3-4):93-6.
3. Federação Brasileira das Associações de Ginecologia e Obstetrícia (Febrasgo). Manual de orientação - Patologia do trato genital inferior. 2010; p.122-9.
4. Fonseca-Moutinho JA. Neoplasia intraepitelial vulvar: um problema atual. Rev Bras Ginecol Obstet 2008; 30(8):420-6.
5. Fridman FZ, Pessini SA. Tratamento da neoplasia intraepitelial vulvar com imiquimode. Rev Bras Genitoscopia 2009; 3(3-4):80-3.
6. Passos MRL, Almeida G, Giraldo PC, Cavalcanti SMB, Côrtes Junior JC, Bravo RS et al. Papilomavirose humana em genital. Parte I. DST J Bras Doenças Sex Transm 2008; 20(2):108-24.
7. Val ICC, Aidé S, Gatto A, Camacho C, Vasconcellos J, Vicentini MF et al. Série de casos de neoplasia intraepitelial vulvar tratados com Imiquimode. DST J Bras Doenças Sex Transm 2011; 23(1):40-3.

26

Vacinas: HPV

Fabiane Freire Teixeira Sarmanho
Maricy Tacla

INTRODUÇÃO

As vacinas representam a estratégia de intervenção com a melhor relação custo--benefício até hoje aplicada em saúde pública. Os avanços biotecnológicos, em diversas áreas de pesquisa, têm contribuído para o desenvolvimento de formulações mais seguras e eficazes. Em particular, as técnicas de manipulação genética alteraram de diferentes maneiras a pesquisa e o desenvolvimento de vacinas.

Nos anos 2000, iniciaram-se os testes clínicos com várias vacinas cujos alvos eram os tipos comuns do papilomavírus humano (HPV). Essas vacinas foram classificadas como profiláticas ou terapêuticas. As vacinas profiláticas evitam a infecção pelo HPV e as doenças a ele associadas, enquanto as terapêuticas têm como objetivo induzir a regressão das lesões pré-cancerosas e a remissão do câncer invasivo.

VACINA PROFILÁTICA

A vacina profilática baseia-se na estimulação da resposta imunológica humoral. Os antígenos utilizados para estímulo da produção de anticorpos são as proteínas L1 do capsídeo viral, produzidas por tecnologia recombinante de engenharia genética, chamadas de *virus like particles* ou partículas semelhante a vírus (VLP), que são, morfologicamente, idênticas aos vírions do HPV. Por não conter material genético viral, não há risco de infecção com as VLP. A injeção intramuscular da VLP resulta em resposta imune adaptativa eficaz para células T e B, as quais são capazes de neutralizar as infecções naturais subsequentes.

A vacina HPV 16 L1 VLP determinou alto índice de proteção contra a infecção persistente pelo HPV 16 e impediu o aparecimento das NIC 2 e NIC 3 durante, pelo menos, 3,5 anos depois da imunização, e a bivalente demonstrou a mesma eficácia depois de 4 e 5 anos. Vários estudos randomizados e placebo-controlados têm sido realizados para determinar a segurança e a imunogenicidade das VLP isoladas (vacinas monovalentes tipos 11, 16 e 18) ou associadas (vacina bivalente ou quadrivalente) em seres humanos. Em todos os casos, as VLP têm induzido alto nível de anticorpos, com concentrações muito maiores que as encontradas em indivíduos infectados naturalmente pelo HPV.

Em 2006, a Agência Nacional de Vigilância Sanitária do Brasil (ANVISA) regulamentou a comercialização da vacina quadrivalente contra o papilomavírus humano (6, 11, 16 e 18). Mais recentemente, foi aprovada a vacina bivalente ou contra HPV oncogênico (16 e 18). Ambas são semelhantes e apresentam alta eficiência contra os HPV existentes na vacina. Essas vacinas têm se mostrado altamente promissoras e apresentaram excelentes resultados após 5 anos de acompanhamento, em pesquisas controladas.

Ambas as vacinas são compostas da proteína L1 do HPV dentro das VLP; elas são produzidas em diferentes células e contêm diferentes adjuvantes. São administradas por via intramuscular em três doses, sendo a bivalente em 0, 1 e 6 meses, e a quadrivalente em 0, 2 e 6 meses.

Vários estudos clínicos dessas vacinas profiláticas têm sido conduzidos em diferentes países incluindo cerca de 50.000 indivíduos. Todos são randomizados, duplo-cego e placebo-controlados, incluindo mulheres jovens, acima de 55 anos de idade e, mais recentemente, também homens (entre 16 e 23 anos de idade). Ambas as vacinas profiláticas, bivalente e quadrivalente, foram muito eficientes. Além disso, a infecção anterior ou prevalente de um tipo de HPV não parece influenciar na eficácia da vacina contra outros tipos de HPV.

É importante relatar que estudos de segurança e imunogenicidade com ambas as vacinas foram conduzidos em crianças e adolescentes entre 9 e 15 anos de idade, em ambos os sexos, os quais mostraram claramente que a resposta imune foi melhor nesse grupo em relação aos níveis de anticorpos neutralizantes em grupos de mais idade.

As vacinas profiláticas são bem toleradas e apresentam poucos efeitos adversos. Os mais comuns são dor de leve a moderada intensidade e eritema local no sítio da injeção.

De forma inadvertida, cerca de 2.266 mulheres engravidaram durante o período de estudo da vacina. Não houve diferenças entre as mulheres dos grupos que receberam a vacina e as que receberam placebo quanto à ocorrência de eventos adversos sérios e anormalidades no desenvolvimento fetal, sendo classificada como categoria B pela Food and Drug Administration Control (FDA). No entanto, por ser uma medicação nova, não deve ser administrada durante a gravidez.

A duração da proteção oferecida pelas vacinas profiláticas não é totalmente conhecida, até que a vacina tenha sido usada por muitos anos. Não se sabe qual o nível de anticorpos indicados na habilidade individual de defesa contra a infecção do HPV, mas dados disponíveis sugerem que a vacina poderia fornecer um longo período de proteção.

Vacina bivalente para HPV (16 e 18)

A vacina bivalente para HPV (16 e 18) é produzida por meio de tecnologia recombinante para obtenção das VPL 16 e 18, e utiliza o sistema de expressão com bacilovírus em células de insetos *Trichoplusia ni*. O adjuvante utilizado é o ASO4 com 500 mcg de hidróxido de alumínio e 50 mcg de monofosforil lipídio-A 3-desacilado.

Atualmente, a infecção por HPV tem apresentado um pico de incidência bimodal, com o primeiro pico em adolescentes e o segundo em mulheres de 45 a 50 anos de idade. As lesões pré-cancerosas também regridem menos frequentemente nas mulheres mais velhas (50 a 80%) comparadas com as mulheres mais jovens (> 90%).

Vacina quadrivalente HPV (6, 11, 16 e 18)

A vacina quadrivalente para HPV é composta por uma mistura de quatro tipos diferentes de VLP derivadas das proteínas L1 do capsídeo dos HPV 6, 11, 16 e 18. Essas VLP L1 tipo-específicas são geradas em cultura usando tecnologia recombinante em leveduras do tipo *Saccharomyces cerevisiae* e, após purificação, são adsorvidas ao adjuvante sulfato de hidroxifosfato amorfo de alumínio.

Análise combinada de três estudos clínicos randomizados envolvendo cerca de 18 mil mulheres na mesma faixa etária observou eficácia de 100% para as lesões intraepiteliais de vulva (NIV 2/3) e vagina (NIVA 2/3), e 99% para o condiloma acuminado. Quando foram avaliadas todas as mulheres randomizadas, incluindo as infectadas e que fizeram uso de pelo menos uma dose da vacina, a eficácia para essas lesões foi de 71%.

A vacina quadrivalente foi aprovada em mais de 109 países, com mais de 40 milhões de doses administradas, sendo mais de 100 mil doses no Brasil. A eficácia em longo prazo e a necessidade de reforço ainda não estão definidas. O curto seguimento dos estudos da vacina limita avaliação do impacto na redução do câncer de colo uterino.

A administração da vacina contra HPV pode ser feita simultaneamente com o tratamento da doença ativa ou após o tratamento, mas a mulher deve ser orientada que a vacinação não interfere no curso da doença atual, atuando apenas no futuro, por meio da prevenção de novas infecções por outros tipos de HPV e na prevenção da reinfecção/reativação pelo mesmo tipo viral. A mulher vacinada deve receber orientação quanto à necessidade de continuar a realizar rastreamento de câncer do colo uterino e seguimento de rotina.

TABELA 1 CARACTERÍSTICAS DAS VACINAS PROFILÁTICAS

Características	Quadrivalente	Bivalente
Tipo	VLP L1 HPV 6, 11, 16, 18	VLP L1 HPV 16, 18
Nome comercial	Vacina quadrivalente recombinante contra papilomavírus humano (Brasil)	Vacina contra HPV oncogênico (16 e 18) recombinante com AS04 (Brasil)
Adjuvante	225 mcg de sulfato de hidroxifosfato amorfo alumínio (AAHS)	500 mcg de hidróxido de alumínio + 50 mcg de monofosforil lipídio-a (AS04)
Tecnologia recombinante	Expressão em levedura (*Saccharomyces cerevisiae*)	Expressão com baculovírus em células de inseto (*Trichoplusia ni*)
Posologia	0,5 mL, IM (0, 2 e 6 meses)	0,5 mL (0, 1 e 6 meses)
Indicação	Mulheres de 9 a 26 anos	Mulheres de 10 a 25 anos
Imunogenicidade: • Soroconversão • Resposta amnéstica	 • 100% para os 4 tipos de HPV • Evidente e robusta	 • 100% para os 2 tipos de HPV • Evidente e robusta

(continua)

TABELA 1 CARACTERÍSTICAS DAS VACINAS PROFILÁTICAS (*CONTINUAÇÃO*)

Características	Quadrivalente	Bivalente
Segurança: • Geral • Gestação • Lactação	 • Geralmente segura e bem tolerada • Categoria B • Segura e bem tolerada	 • Geralmente segura e bem tolerada • Não há dados • Segura e bem tolerada
Proteção cruzada: • HPV 31/45 • HPV 31/33/45/52/58 • HPV 31/33/35/39/45/51/52/56/58/59	Eficácia (NIC2/3 ou AIS) • 62% (95% IC 10 a 85) • 43% (95% IC 7 a 66) • 38% (95% IC 6 a 60)	Eficácia (infecção persistente) • 60% (97,9% IC 28 a 79) • 41% (97,9% IC 20 a 53)

VACINAS TERAPÊUTICAS

As vacinas terapêuticas visam a erradicar ou reduzir as células infectadas pelo HPV. A vacina terapêutica estimula o desenvolvimento da resposta imune celular ao sensibilizar células imunocompetentes para atuar no combate à infecção viral. São produzidas a partir de peptídeos, proteínas recombinantes, DNA de plasmídeos ou células dendríticas. Os ensaios clínicos das vacinas terapêuticas para HPV encontram-se em fases 1 e 2 de investigação, sendo os resultados de sua eficácia ainda duvidosos para uso como terapêutica primária e com dados que diferem bastante em função das características da população estudada.

As estratégias para vacina terapêutica estão mudando rapidamente com o entendimento do mecanismo necessário para estimular a imunidade inata e adaptativa.

CONSIDERAÇÕES FINAIS

Harald Zur Hausen, ao relacionar o papilomavírus humano (HPV) como causa de câncer cervical, mudou a história. Hoje, além de se conhecer o ciclo da doença, é possível realizar a prevenção primária por meio de vacinação e secundária por meio de rastreamento com exame citológico e/ou reconhecimento da presença do DNA do vírus.

As vacinas profiláticas contra os tipos 16 e 18, e 6, 11, 16 e 18 têm eficácia comprovada na prevenção de lesões precursoras e estão disponíveis no Brasil.

As mulheres vacinadas devem manter o acompanhamento ginecológico de rotina e a realização habitual de rastreamento periódico do câncer cervical.

LEITURAS RECOMENDADAS

1. Brown D, The FUTURE Study Group. HPV type 6/11/16/18 vaccine: first analysis of cross-protection against persistent infection, cervical intraepithelial neoplasia (CIN), and adenocarcinoma in situ (AIS) caused by oncogenic HPV types in addition to 16/18. Abstract G-172b. EUROGIN, Nice-França 2008.
2. Bubenik J. Genetically modified cellular vaccines for therapy of human papillomavirus type 16 (HPV 16)-associated tumours. Curr Cancer Drug Targets 2008; 8(3):180-6.
3. Evans TG, Bonnez W, Rose RC, Koenig S, Demeter L, Suzich JA et al. A phase I study of a recombinant virus-like particle vaccine against human papillomavirus type 11 in healthy adult volunteers. J Infect Dis 2001; 183:1485-93.
4. Franco EL, Harper DM. Vaccination against human papillomavirus infection: a new paradigm in cervical control. Vaccine 2005; 23:2388-94.
5. Gillison ML, Chaturvedi AK, Lowy DR. HPV prophylactic and the potential prevention of noncervical cancers in both men and women. Cancer 2008; 113(10):3036-46.
6. Giraldo PC, Silva MJ, Fedrizzi EN, Gonçalves AK, Amaral RL, Junior JE et al. IV. DST. J Bras Doenças Sex Transm 2008; 20(2):132-40.
7. Harper DM. Prophylactic human papillomavirus vaccines to prevent cervical cancer: review of the phase II and III trials. Therapy 2008; 5(3):313-24.
8. Harper DM, Franco EL, Wheeler C, Ferris DG, Jenkins D, Schuind A et al. Efficacy of a bivalent L1 virus-like particle vaccine in prevention of infection with human papillomavirus types 16 and 18 in young women: a randomized controlled trial. Lancet 2004; 364:1757-65.
9. Harper DM, Franco EL, Wheeler CM, Moscicki AB, Romanoswski B, Roteli-Martins CM et al. Sustained efficacy up to 4-5 years of a bivalent L1 virus-like particle vaccine against human papillomavirus types 16 and 18: follow-up from a randomized control trial. Lancet 2006; 367:1247-55.
10. Hildesheim A, Herrero R, Wacholder S, Rodriguez AC, Solomon D, Bratti MC et al. Effect of human papillomavirus 16/18 L1 virus-like particle vaccine among young women with preexisting infection: a randomized trial. JAMA 2007; 298:743-53.
11. Kahn JA, Bernstein DI. Human papillomavirus vaccines and adolescents. Curr Opin Obstet Gynecol 2005; 17(5):478-82.
12. Lepique AP, Rabachini T, Villa LL. HPV vaccination: the beginning of the end of cervical cancer? – A Review. Mem Inst Oswaldo Cruz 2009; 104:1-10.
13. Lowy DR, Fraser IH. Prophylactic human papillomavirus vaccines. J Natl Cancer Inst Monogr 2003; 71:111-6.
14. Mao C, Koutsky LA, Ault K, Wheeler CM, Brown DR, Wiley DJ et al. Efficacy of human papillomavirus-16 vaccine to prevent cervical intraepithelial neoplasia: a randomized controlled trial. Obstet Gynecol 2006; 107(1):18-27.

15. Olsson S-E, Villa LL, Costa RLR, Petta CA, Andrade RP, Malm C et al. Induction of immune memory following administration of a prophylactic quadrivalent human papillomavirus types 6/11/16/18 L1 virus-like particle (VLP) vaccine. Vaccine 2007; 25:4931-9.
16. Parkin DM, Almont M, Bruni L, Clifford G, Curado MP, Pineros M. Burden and trends of type-specific human papillomavirus infections and related-diseases in the Latin America and Caribbean region. Vaccine 2008; 26(11):1-15.
17. Rambout L, Hopkins L, Hutton B, Fergusson D. Prophylactic vaccination against human papillomavirus infection and disease in women: a systematic review of randomized controlled trials. CMAJ 2007; 177(5):469-79.
18. Schiller JT, Castellsagué X, Villa LL, Hildesheim A. An update of prophylactic human papillomavirus L1 virus-like particle vaccine clinical trial results. Vaccine 2008; 26(10):53-61.
19. The Future II Study Group. Quadrivalent vaccine against human papillomavirus to prevent high-grade cervical lesions. N Engl J Med 2007; 356(19):15-1927.
20. Villa LL. HPV prophylactic vaccination: the first years and what to expect from now. Cancer Lett 2011; 305(2):106-12.
21. Villa LL. Prophylactic HPV vaccines: reducing the burden of HPV-related diseases. Vaccine 2006; 24 Suppl 1:S23-8.
22. Villa LL, Costa RL, Petta CA, Andrade RP, Ault KA, Guiliano AR et al. An 18) L1 virus-like particle vaccine in women: a randomised double-blind placebo-controlled multicentre phase II efficacy trial. Lancet Oncol 2005; 6:271-8.

27
Herpes genital

Cristiane Lima Roa
Lana Maria de Aguiar

INTRODUÇÃO

O herpes genital é a principal causa de úlcera genital em países desenvolvidos. Trata-se de uma enfermidade infectocontagiosa, transmitida por via sexual, vertical ou indefinida. É ocasionada pelo herpes vírus tipo 2, porém, em alguns casos, detectou-se também o herpes vírus tipo 1 em infecções genitais.

DIAGNÓSTICO CLÍNICO

Ocorre aparecimento de placas eritematosas, com ardor local, seguidas de vesículas agrupadas que evoluem para úlceras rasas (exulcerações) dolorosas. Em 75% dos casos, há linfadenomegalia inguinal ou femoral concomitante.

Nas primoinfecções, o quadro clínico é intenso, incluindo febre, mialgia, mal-estar e cefaleia.

A doença pode ser assintomática ou subclínica, dificultando seu diagnóstico e favorecendo sua transmissão.

Nas recorrências, há parestesias e as lesões evoluem rapidamente. O quadro tem menor duração.

DIAGNÓSTICO LABORATORIAL

Pode ser feito por reação em cadeia da polimerase (PCR), captura híbrida (CH), cultura em meio celular, citologia e testes sorológicos.

O isolamento do vírus herpes simples (HSV) para cultura tem pouca sensibilidade, e um resultado negativo pode não excluir a doença. O material deve ser coletado no fundo da lesão vesicular e encaminhado para análise.

O PCR para detecção do HSV-DNA é sensível e específico, porém, além do alto custo e da pouca disponibilidade, não é aprovada pela Food and Drug Administration (FDA).

Nas infecções primárias, os testes sorológicos podem demorar, em média, 10 semanas para detectar o aparecimento de anticorpos.

O teste de Tzank (citológico) é pouco sensível e específico, não diferenciando, por exemplo, o HSV 2 do vírus da varicela-zóster.

OPÇÕES DE TRATAMENTO

O tratamento para a primoinfecção e para a recorrência é o mesmo, variando apenas a duração da terapêutica.

A experiência clínica observada na Clínica Ginecológica e condizente com os relatos da literatura sugere que o tratamento tópico é desaconselhado em razão de sua baixa eficácia (Tabela 1).

TABELA 1 TRATAMENTO DO HERPES GENITAL

Aciclovir (Aciclor®, Aciclovir®)	400 mg a cada 8 horas, por 7 a 10 dias nas primoinfecções
	400 mg a cada 8 horas, por 5 dias nas recorrências
	400 mg a cada 12 horas na terapia supressora*
Famciclovir (Famvir®, Famciclovir Sandoz®)	250 mg a cada 8 horas, por 7 a 10 dias nas primoinfecções
	250 mg a cada 8 horas, por 5 dias nas recidivas
	250 mg a cada 12 horas na supressão*
Valaciclovir (Valaciclovir Sandoz®)	1 g, VO, a cada 12 horas, por 7 a 10 dias nas primoinfecções
	500 mg, VO, a cada 12 horas, por 5 dias
	500 mg, VO, a cada 12 horas na supressão*

*Esquema para supressão: indicado para indivíduos com 6 ou mais crises anuais.
VO: via oral.

Esquema para infecção herpética grave (imunossupressão e pacientes internados)

Aciclovir 5 a 10 mg/kg, endovenoso, a cada 8 horas, por 2 a 7 dias ou até a melhora. O esquema deve ser complementado pela via oral até que se atinjam os 10 dias.

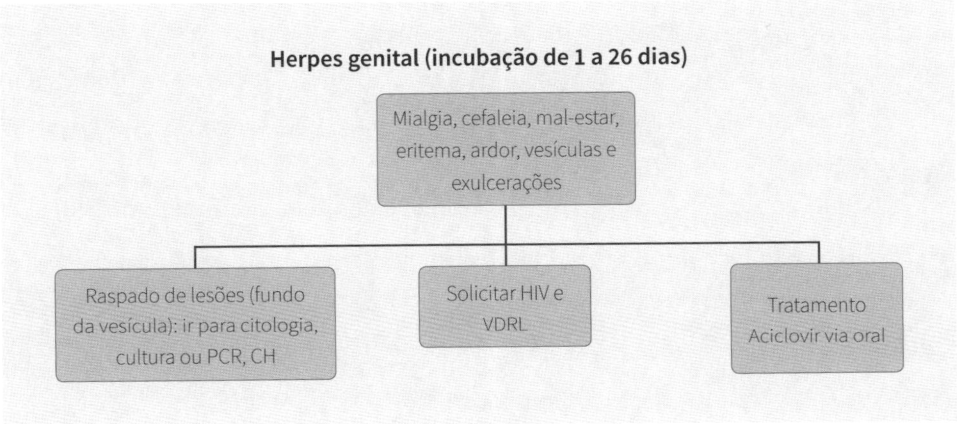

FIGURA 1 Fluxograma de tratamento do herpes genital.
HIV: vírus da imunodeficiência humana; VDRL: *veneral disease research laboratory*.

LEITURAS RECOMENDADAS

1. Brwinstein J. Genital ulcers in women. Curr Women's Health Rep 2003; 3:288-98.
2. Center for Diseases Control and Prevention (CDC). Sexually transmitted diseases treatment guidelines. MMWR 2002; 51(RR-6).
3. Center for Diseases Control and Prevention (CDC). Sexually transmitted diseases treatment guidelines. MMWR Recomm Rep 2006; 55(RR-11):1-94.
4. Costa JB, Domingues D, Castro R, Exposto F. Úlceras genitais causadas por infecções sexualmente transmissíveis: atualização do diagnóstico e terapêutica e a sua importância na pandemia do VIH. Acta Med Port 2006; 19:335-42.
5. Farrel N. Increasing prevalence of genital herpes in developing countries: implications for heterossexual HIV transmission and ST control programes. Sex Transm Infect 1999; 75:377-84.
6. Herrero LAS, Bou LFS, Cervelo P, Guitart NF et al. Úlceras genitales. Guias Clínicas. Centro de salud Vall d´Vox I. Castellón 2007; 7(30).
7. Holmes KK, Sparling PF, Lemon SM et al. Sexually transmitted diseases. 3.ed. New York: McGraw-Hill, 1999.
8. Melo N, Giribela C, Giribela A. Infecções genitais: diagnóstico e tratamento. Cond Ginecol 2008; 33-42.
9. Radclife K, Goh B, Roest R et al. Europeans STD Guidelines. Int J STD AIDS 2001; 12(3):14-27,34-40,78-84.

28
Sífilis

Cristiane Lima Roa
Lana Maria de Aguiar

INTRODUÇÃO

A sífilis é doença sistêmica crônica infectocontagiosa ocasionada pelo *Treponema pallidum* sp. O início do quadro ocorre com lesões em mucosas que, quando não tratadas, evoluem para infecção sistêmica.

A atenção a pacientes com sífilis é da maior relevância, pois, como citado, a falta de diagnóstico correto e precoce conduz à disseminação da infecção com sérios comprometimentos da saúde, também podendo ser transmitidos para o concepto durante a gravidez.

DIAGNÓSTICO CLÍNICO

O quadro clínico varia conforme o estágio da doença. Classifica-se em primária, secundária e terciária.

A sífilis primária (21 a 30 dias) é caracterizada pela presença de úlcera genital ou oral, geralmente única, indolor, com bordas delimitadas, fundo limpo e consistência endurecida, também conhecida como cancro duro. Essa lesão primária é acompanhada de adenopatias inguinais e indolores na mulher. O cancro pode passar despercebido. No homem, a lesão pode ser vista na glande, no sulco balanoprepucial e na cavidade oral.

A sífilis secundária (50 a 180 dias) se manifesta por roséolas ricas em treponemas em pele e mucosas genitais. Posteriormente, observam-se máculas e pápulas sifilides.

A sífilis terciária pode se estender por vários anos e atingir vários sistemas. Manisfesta-se por lesões na pele (goma, sifilides tuberosas e eritema), lesões cardíacas e neurológicas.

DIAGNÓSTICO SOROLÓGICO

O padrão-ouro para doença sifilítica é a identificação do *Treponema pallidum* pela microscopia de campo escuro, cuja sensibilidade está em torno de 73 a 78%. Outra técnica com boa sensibilidade (73 a 100%), porém de alto custo, é a imunofluorescência direta. Os testes sorológicos podem permanecer negativos por até 30 dias após a contaminação, o que dificulta o diagnóstico.

Os testes sorológicos dividem-se em não treponêmicos (ou não específicos) e treponêmicos (ou específicos). Os testes não treponêmicos são *veneral disease research laboratory* (VDRL) e o *rapid plasm reagin* (RPR), que se tornam positivos 1 a 4 semanas após a contaminação (sensibilidade de 78 a 87%). Esses exames, cujos títulos decrescem após terapia eficaz, são usados como parâmetro de controle da doença. A desvantagem são as reações cruzadas com outras patologias, como lúpus e hanseníase, gerando testes falso-positivos.

Os testes específicos ou treponêmicos detectam anticorpos contra componentes celulares treponêmicos e não devem ser utilizados como exames de seguimento, pois sempre serão positivos. Entre eles, estão o teste de hemaglutinação, TPH e imunofluorescência indireta (FTA Abs, ELISA e Western-blot).

O FTA Abs é um teste confirmatório que deve ser feito após um teste não treponêmico positivo.

OPÇÕES DE TRATAMENTO

1. Sífilis primária/secundária, chamada também de recente:
   - penicilina benzantina (Benzetacyl®) 2.400.000 UI, dose única, intramuscular (IM).
2. Em casos de alergia:
   - eritromicina (Eritrex®, Eripan®, Eritax®) 1 g/dia, por 7 dias;
   - doxiciclina (Vibramicina®) 100 mg 2 vezes/dia, por 14 dias;
   - azitromicina (Azitrax®, Azitron®) 1 g/semana, por 3 semanas.

3. Sífilis terciária ou tardia, gestantes e imunossuprimidas:
   - penicilina benzantina (Benzetacyl®) 2.400.000 UI, IM, 1 vez/semana, por 3 semanas.

SEGUIMENTO

O acompanhamento para critério de cura é feito clinicamente por meio da ausência completa de lesões, e laboratorialmente pela negativação dos testes não treponêmicos VDRL e RPR, ou manutenção apenas de cicatrizes sorológicas. É fundamental caracterizar os critérios de cura, e nunca deve ser negligenciado o seguimento.

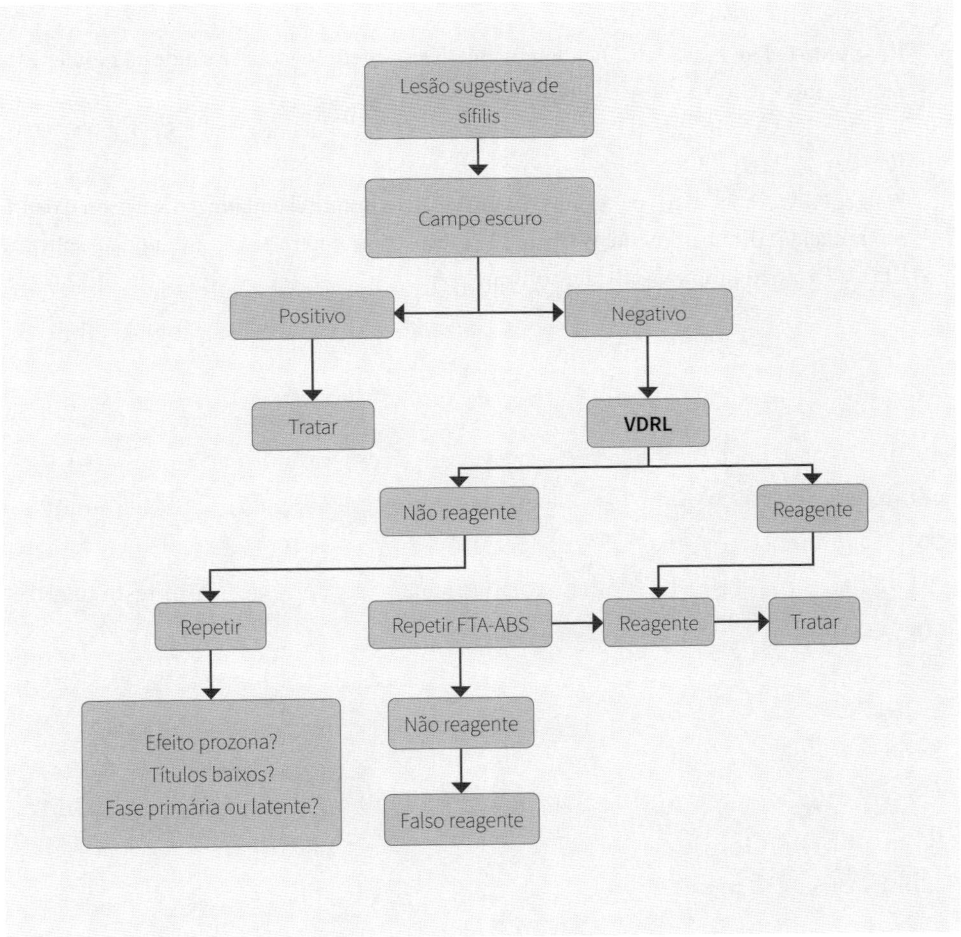

FIGURA 1 Fluxograma para acompanhamento da lesão sugestiva de sífilis.
Efeito prozona: excesso de anticorpos com relação ao antígeno no VDRL; aconselha-se diluir com soro; normalmente trata-se de sífilis secundária.

LEITURAS RECOMENDADAS

1. Center for Diseases Control and Prevention (CDC). Sexually transmitted diseases treatment guidelines 2002. MMWR 51(RR-6).
2. Center for Diseases Control and Prevention (CDC). Sexually transmitted diseases treatment guidelines. MMWR Recomm Rep 2006; 55(RR-11):1-94.
3. Costa JB, Domingues D, Castro R, Exposto F. Úlceras genitais causadas por infecções sexualmente transmissíveis: atualização do diagnóstico e terapêutica e a sua importância na pandemia do VIH. Acta Med Port 2006; 19:335-42.
4. Herrero LAS, Bou LFS, Cervelo P, Guitart NF et al. Úlceras genitales. Guias Clínicas. Centro de salud Vall d´Vox I. Castellón 2007; 7(30).
5. Holmes KK, Sparling PF, Lemon SM et al. Sexually transmitted diseases. 3.ed. New York: McGraw-Hill, 1999.
6. Passos MRL. Doenças sexualmente transmissíveis – atenção global à saúde da mulher e da família. PROAGRO 2004; 105-209.
7. Radclife K, Goh B, Roest R et al. Europeans STD Guidelines. Int J STD AIDS 2001; 12(3):14-27,34-40,78-84.
8. Walker GJA. Antibioticos para sifilis diagnósticada durante el embarazo (Revision Cochrane traducida). En: La Biblioteca Cochrane Plus, 2005 numero 1. Oxford: update software LTDA. Disponible a: www.update-software.com.

29

Doença de Behçet

Maria Dulce Caoro Horie Wojitani

Lana Maria de Aguiar

INTRODUÇÃO

A doença de Behçet foi descrita pela primeira vez em 1937 pelo professor de dermatologia da Universidade de Istambul Huluci Behçet, que observou a tríade clássica sintomática de processo inflamatório ocular, envolvendo principalmente a íris, e lesões aftosas em região genital e oral. Entretanto, há evidências de que tal patologia já havia sido mencionada por Hipócrates em 2.500 a.C. em seu livro *Epidemion*, no qual há relato de uma doença ocorrida na Ásia Menor descrita como "ulcerações aftosas em partes genitais, como grandes lesões herpéticas e inflamação oftálmica de caráter crônico".

Inicialmente, a doença de Behçet foi considerada uma das manifestações tardias da sífilis, mas, em 1937, Behçet a propôs como uma patologia isolada, que foi reconhecida pela Sociedade Internacional em 1947.

A etiologia ainda é obscura, embora várias teorias já tenham sido aventadas, entre elas virótica, bacteriana e autoimune.

Como não há diagnóstico laboratorial dessa entidade, Behçet determinou a tríade complexa sintomática, que foi aceita pelo Internacional Study Group em 1990 e é aceita até hoje.

CRITÉRIOS DIAGNÓSTICOS

Os critérios diagnósticos para doença de Behçet, aceitos pelo Internacional Study Group, para ulceração oral recorrente, são:

1. Menor ou maior lesão aftosa observada pelo paciente ou médico, com três recorrências no período de 12 meses.
2. Mais a presença de pelo menos dois dos seguintes sinais:
   - ulcerações genitais recorrentes;
   - uveíte anterior ou posterior, células no vítreo, vasculite na retina ou edema macular;
   - lesões em pele: eritema nodoso, pseudofoliculites, lesões papulopustulosas ou nódulos acneiformes em pacientes não adolescentes e sem uso de corticoterapia;
   - teste de patergia positivo em 24 a 48 horas (constatação de hipersensibilidade da pele quando, ao puncioná-la com agulha estéril, se forma uma pápula ou pústula).

A síndrome seria forma "completa" quando diagnosticado envolvimento cutâneo oral e genital além das lesões oculares, e forma "incompleta" quando uma ou duas destas estiverem ausentes. Hoje, citam-se também tromboflebite migratória, trombose profunda de vasos maiores ou aneurismas, acometimento do sistema nervoso central (5 a 10%) associado a alta morbidade e mortalidade, e acometimento gastrointestinal, como pequenas ulcerações ou comprometimento da região ileocecal.

Em geral, o início do quadro ocorre após a puberdade e raramente após os 40 anos de idade, sendo o prognóstico pior no homem jovem que apresenta risco aumentado para complicações oculares.

A doença de Behçet é uma importante perivasculite sistêmica, com infiltração de neutrófilos no endotélio e marcante necrose fibrinoide. Em resposta, são observados altos níveis de citocinas, como fator de necrose tumoral (TNF), *heat shock protein* (HSP), interleucinas IL-1-beta e IL-8, demonstrando o importante envolvimento da imunidade celular inata em um processo inflamatório sistêmico. Mais recentemente, foram descritos 10 *toll like receptors* (TLR) supostamente atuando com avidez como receptores do sistema imune inato a determinadas estruturas de bactérias, vírus e fungos. A distribuição dessa entidade em países do Mediterrâneo e Oriente e a ausência de descrição entre índios da América e populações abaixo do Equador é, no mínimo, intrigante. Além disso, a sua associação com o complexo de imuno-histocompatibilidade (MHC), alelo HLA-B51, talvez indique envolvimento genético nessa patologia.

TRATAMENTO

O tratamento deve prevenir danos irreparáveis aos órgãos nobres e prevenir e aliviar as exacerbações sintomáticas da patologia.

Lesões mucocutâneas articulares

1. Colchicina (Colchis®, Colcitrat®) 1 a 3 mg/dia em uma única tomada (comprimido de 0,5 mg).
2. Prednisona (Meticorten®) 0,5 a 1 mg/kg/dia conforme evolução do quadro e redução gradual da dose até sua retirada.
3. Permanganato de potássio 1:40.000 uso externo.
4. Acetonida de triancinolona (Omcilon A®) em pasta oral base.
5. Lidocaína a 2%.
6. Talidomida 100 a 300 mg/dia observadas as restrições.
7. Falha terapêutica: azatioprina (Imunen®) 1 a 3 mg/kg/dia em dose única diária ou metotrexato (Metrexato®) 5 a 15 mg/semana.

Forma neurológica

São indicados corticosteroides ou imunossupressores orais em pulsos endovenosos.

1. Ciclofosfamida (Genuxal®) pulsos mensais 0,5 a 1 g/m^2 até 6 meses; após esse período, continua-se a imunossupressão com azatioprina (Imuran®) ou clorambucil (Leukeran®).
2. Prednisona (Meticorten®) na dose de 0,5 a 1 mg/kg/dia por via oral ou pulsoterapia com metilprednisolona (Alergolon®) 10 a 30 mg/kg/sessão, sendo administrada em 3 dias consecutivos por via endovenosa, a seguir oral, com retirada gradual por 3 a 6 meses.

Forma ocular

1. Clorambucil (Leukeran®) ou ciclosfosfamida (Genuxal®) 500 a 1.500 mg/sessão, por via endovenosa.
2. Azatioprina (Imuran®) 2 a 5 mg/kg/dia.
3. Ciclosporina (Ciclosporina®, Sandimmun®) 2 a 5 mg/kg/dia.
4. Ciclosporina A 10 mg/kg/dia (para casos severos).
5. Tacrolimo - (Prograf® - análogo da ciclosporina e inibidor da interleucina 2) 0,05 a 0,2 mg/kg/dia.
6. Antagonistas do fator-alfa de necrose tumoral (TNF-alfa).
   - interferon alfa;
   - infliximabe (Remicade®) 5 mg/kg endovenoso. Segundo estudos, tem bons resultados, com diminuição nas remissões das úlceras genitais em pacientes com doença de Behçet.

LEITURAS RECOMENDADAS

1. Cossermelli W, Gonçalves C. Síndrome de Behçet. In: Cossermelli W. Terapêutica em reumatologia. São Paulo: Lemos Editorial. 2000. p.655-60.
2. Ellouali F, Tamdy A, Soufiani A, Oukerraj L, Omari D, Bounjoum F et al. Cardiac thrombosis as a manifestation of Behçet's syndrome. Tex Heart Inst J 2010; 37(5):568-71.
3. Haugeberg G, Velken M, Johnsen V. Successful treatment of genital ulcers with infliximab in Behçet's disease. Ann Rheum Dis 2004; 63:744-5.
4. International Study Group for Behçet's Disease. Criteria for the diagnosis of Behçet's disease. Lancet 1990; 335:1078-80.
5. Kaneko F, Togashi A, Saito S, Sakuma H, Oyama N, Nakamura K et al. Behçet's disease. Clin Develop Immunol 2011; article ID 681956-,1-7.
6. Keogan MT. Clinical immunology review series: an approach to the patient with recurrent orogenital ulceration, including Behçet's syndrome. Clin Experim Immunol 2009; 156:1-11.
7. Manson RM, Barnes CG. Behçet's syndrome with arthritis. Ann Rheum Dis 1969; 28:95-103.
8. Verity DH. Behçet's disease: from Hippocrates to the third millennium. Br J Ophthalmol 2003; 87:1175-83.

30
Cancroide

Fatima Moreno Pires
Lana Maria de Aguiar

INTRODUÇÃO

Cancroide é uma doença de transmissão sexual que ocorre principalmente nas regiões tropicais e em comunidades com hábitos precários de higiene. Apresenta como sinonímias cancro mole e cancro venéreo simples. É uma doença degenerativa aguda anogenital causada por infecção pelo *Haemophilus ducreyi,* bacilo Gram-negativo facultativo, que promove ulceração anogenital e linfadenite com progressão para linfadenopatia regional supurada.

O período de incubação é curto, em torno de 3 a 5 dias, podendo chegar até 14 dias. A lesão inicial é uma pápula que progride para formação de pústula e úlcera. Os grupos de risco são homens que fazem sexo com homens e mulheres profissionais do sexo. A contaminação é exclusivamente sexual e é mais comum em homens. Representa um cofator para transmissão do vírus da imunodeficiência humana (HIV).

QUADRO CLÍNICO

Caracteriza-se por apresentar lesões múltiplas, mas, às vezes, pode ser única, e muito dolorosas. O cancro desenvolve-se no sítio de entrada, iniciando como pequena pápula ou pústula que, em cerca de 1 a 2 dias, se transforma em erosão e forma uma ulceração de borda irregular, com contornos eritematoedematosos e fundo coberto por exsudato purulento e/ou necrótico, de coloração amarelada e odor fétido. Quando o exsudato é removido, revela tecido de granulação com sangramento fácil.

No homem, as localizações mais frequentes são no frênulo e no sulco balanoprepucial; na mulher, na fúrcula e na face interna dos grandes lábios. No colo uterino e na parede vaginal, podem aparecer lesões que produzem sintomas discretos. Nas mulheres, a infecção pode ser assintomática. Lesões extragenitais têm sido assinaladas. Em 30 a 50% dos pacientes, os linfonodos são atingidos, geralmente, inguinocrurais (bubão), sendo unilaterais em 2/3 dos casos. Os bubões são observados quase que exclusivamente no sexo masculino pelas características anatômicas da drenagem linfática.

No início, ocorre tumefação sólida e dolorosa, evoluindo para liquefação e fistulização em 50% dos casos, tipicamente por orifício único, diferente do linfogranuloma venéreo, em "bico de regador".

PERÍODO DE TRANSMISSIBILIDADE

Sem tratamento, pode ser de semanas ou meses (enquanto durarem as lesões). Com antibioticoterapia, o período pode ser de 1 a 2 semanas.

DIAGNÓSTICO

O diagnóstico é clínico, epidemiológico e laboratorial. É realizado exame direto com pesquisa do bacilo pelo método de Gram em esfregaços da secreção da base da úlcera ou do material obtido por aspiração do bubão. Observam-se, mais intensamente, bacilos Gram-negativos intracelulares, em geral aparecendo em cadeias paralelas, acompanhados de cocos Gram-positivos (fenômeno de satelismo). A cultura é o método diagnóstico mais sensível com 80% de sensibilidade, porém é de difícil realização em virtude das características do bacilo.

DIAGNÓSTICO DIFERENCIAL

Cancro duro, herpes simples, linfogranuloma venéreo, donovanose e erosões traumáticas infectadas. Não é rara a ocorrência do cancro misto de Rollet (multietiologia com o cancro duro da sífilis).

TRATAMENTO

É recomendado o tratamento do parceiro sexual, mesmo que este esteja assintomático. A abstinência sexual é recomendada até a remissão completa das lesões. O tratamento sistêmico deve ser acompanhado de medidas de higiene local.

O Ministério da Saúde do Brasil recomenda:

- azitromicina (Azi®, Azimix®, Azitrax®) 1 g, via oral (VO), dose única;
- sulfametoxazol 800 mg + trimetoprim 160 mg (Bactrim®), VO, a cada 12 horas, por 10 dias ou até a cura clínica;
- tianfenicol (Glitisol®) 5 g, VO, em dose única ou 500 mg a cada 8 horas;
- estearato de eritromicina (Eritromicina®) 500 mg, VO, a cada 6 horas, por, no mínimo, 10 dias ou até a cura clínica;
- tetraciclina (Tetrex®) 500 mg, VO, a cada 6 horas, por, no mínimo, 10 dias.

Pelo Center for Disease Control and Prevention (CDC) recomenda-se:

- azitromicina (Azi®, Azimix®, Azitrax®) 1 g, VO, dose única; ou
- ceftriaxona (Rocefin®) 250 mg, IM, dose única; ou
- ciprofloxacino (Cipro®, Ciprobiot®) 500 mg, VO, 2 vezes/dia, por 3 dias (é contraindicado na gravidez e na lactação);
- eritromicina (Eritromicina® base) 500 mg, VO, a cada 8 horas, por 7 dias.

RECOMENDAÇÕES

O acompanhamento do paciente deve ser feito até a involução total das lesões. Indica-se a abstinência sexual até a resolução completa da doença. O tratamento dos parceiros sexuais está recomendado mesmo que a doença clínica não seja demonstrada, pela existência de portadores assintomáticos, principalmente entre mulheres.

É muito importante excluir a possibilidade da existência de sífilis associada, pela pesquisa de *Treponema pallidum* na lesão genital e/ou por reação sorológica para sífilis, no momento e 30 dias após o aparecimento da lesão. A aspiração, com agulhas de grosso calibre, dos linfonodos regionais comprometidos pode ser indicada para alívio de linfonodos tensos e com flutuação; é contraindicada a incisão com drenagem ou excisão dos linfonodos acometidos.

Esses pacientes devem ser reavaliados em cerca de 3 a 7 dias após o início do tratamento, que é o período em que a úlcera deverá regredir. Se não houver melhora clínica, é preciso considerar se:

- o diagnóstico foi correto;
- existe coinfecção com outra doença sexualmente transmissível (DST);
- o paciente está infectado pelo HIV;
- o uso do antibiótico foi feito de forma adequada pelo paciente;
- existe resistência ao antibiótico prescrito.

OBJETIVOS DA VIGILÂNCIA EPIDEMIOLÓGICA

1. Interromper a cadeia de transmissão por meio da detecção e do tratamento precoce dos casos e dos seus parceiros (fontes de infecção).
2. Prevenir novas ocorrências por meio de ações de educação em saúde.

NOTIFICAÇÃO

Não é doença de notificação compulsória nacional no Brasil. Os profissionais de saúde devem observar as normas e os procedimentos de notificação e investigação de estados e municípios. A Coordenação Nacional de DST e Aids do Ministério da Saúde está implantando um sistema de fontes de informações específicas para as doenças sexualmente transmissíveis, visando ao aprimoramento de seu controle.

MEDIDAS DE CONTROLE

1. Interrupção da cadeia de transmissão pela triagem e referência dos pacientes com DST e seus parceiros para diagnóstico e terapia adequados.
2. Aconselhamento (confidencial): orientações ao paciente, levando-o a discriminar as possíveis situações de risco presentes em suas práticas sexuais, desenvolver a percepção quanto à importância do seu tratamento e de seus parceiros sexuais e promover comportamentos preventivos.
3. Promoção do uso de preservativos: método mais eficaz para a redução do risco de transmissão do HIV e outras DST.
4. Convite aos parceiros para aconselhamento e promoção do uso de preservativos (deve-se obedecer aos princípios de confiabilidade, ausência de coerção e proteção contra a discriminação).
5. Educação em saúde, de modo geral.

Observação: As associações entre diferentes DST são frequentes, destacando-se, atualmente, a relação entre a presença de DST e o aumento do risco de infecção pelo HIV, principalmente na vigência de úlceras genitais. Desse modo, o profissional de saúde deve orientar o paciente e solicitar sorologia para detecção de anticorpos anti-HIV, quando houver diagnóstico de uma ou mais DST. Portanto, toda DST constitui-se em evento sentinela para busca de outra DST e possibilidade de associação com o HIV. É necessário, ainda, registrar que o Ministério da Saúde vem implementando a "abordagem sindrômica" aos pacientes de DST, visando a aumentar a sensibilidade no diagnóstico e tratamento dessas doenças, para alcançar maior impacto no seu controle.

LEITURAS RECOMENDADAS

1. Brasil. Ministério da Saúde. Secretaria de Políticas de Saúde. Departamento de Atenção Básica. Dermatologia na Atenção Básica/Ministério da Saúde, Secretaria de Políticas de Saúde. Brasília: Ministério da Saúde, 2002.
2. Lewis DA, Ison CA. Chancroid. Sex Transm Infect 2006; 82(Suppl IV):iv19-iv20. doi: 10.1136/sti.2006.023127.
3. Ruocco RMSA, Rezzaghi A. Doenças sexualmente transmissíveis e gestação. Tratado de Ginecologia - Condutas e Rotinas da Disciplina de Ginecologia da Faculdade de Medicina da Universidade de São Paulo - USP. São Paulo: Revinter, 2005. p.645-6.
4. Steen R. Eradicating chancroid. Bulletin of the World Health Organization 2001; 79:818-26.
5. Workowski KA, Berman S. Department of health and human services; Centers for Disease Control and Prevention. Sexually Transmitted Diseases Treatment Guidelines MMWR 2010; 59:19.

31

Linfogranuloma venéreo

Fatima Moreno Pires
Lana Maria de Aguiar

INTRODUÇÃO

O linfogranuloma venéreo (LGV), também conhecido como doença de Nicolas-Favre e popularmente chamado de "mula", é uma doença sexualmente transmissível (DST) causada pelos sorotipos L1, L2 ou L3 da bactéria intracelular *Chlamydia trachomatis*. Possui caráter endêmico em partes da África, Ásia, América do Sul e Caribe, e é rara em países desenvolvidos. No entanto, vários casos foram diagnosticados em homens que fazem sexo com homens na Holanda e, desde 2004, essa doença vem sendo notificada por outros países da Europa, da América do Norte e Austrália. Esse aumento da incidência tem características de surto e tem acometido homens brancos com menos de 35 anos de idade que mantêm relações sexuais com outros homens e apresentam infecções anorretais com diversos sintomas, que incluem dor retal, tenesmo e constipação. A maior parte dos pacientes (70%) também está coinfectada pelo HIV.

AGENTE ETIOLÓGICO E TRANSMISSÃO

O agente causal do LGV é a *Chlamydia trachomatis* sorotipos L1, L2 e L3, sendo sua transmissão exclusivamente pela via sexual. A distribuição da doença é mundial, com altas taxas de prevalência e predomínio em zonas tropicais e subtropicais, sendo 70 a 80% dos casos assintomáticos e frequentemente não detectados. No Brasil, é uma doença mais observada nas regiões Norte e Nordeste. Classicamente, apresenta maior incidência na população sexualmente ativa, com predomínio entre 20 e 40 anos de idade.

EPIDEMIOLOGIA

O aumento do número de casos na Europa, na Austrália e na América do Norte tem características de surto. A maioria dos doentes era infectada pelo HIV e relatava intercursos anais com diferentes parceiros no último ano. Somente um deles apresentou a úlcera e a linfadenopatia clássicas da úlcera do LGV.

Por sua raridade, o LGV não vinha sendo pesquisado como diagnóstico diferencial das retites hemorrágicas.

ASPECTOS CLÍNICOS

Após um período de incubação de 3 a 30 dias, a doença segue seu curso evolutivo próprio, que pode ser dividido em três fases: lesão de inoculação, disseminação linfática regional e sequelas.

A primeira fase inicia-se por pápula, pústula, vesícula, exulceração ou simples edema violáceo, não doloroso, principalmente no sulco balanoprepucial e na face interna dos pequenos lábios, que desaparece espontaneamente e, muitas vezes, não é percebida ou pode nem ocorrer.

A segunda fase, que ocorre de 1 a 6 semanas após a lesão inicial, corresponde a linfadenopatia inguinal no homem, sendo unilateral em 70% dos casos. Na mulher, a localização da adenopatia está relacionada ao local da lesão de inoculação, em razão da própria anatomia feminina, pois a drenagem linfática da mucosa vaginal e do colo uterino se faz para os gânglios ilíacos profundos ou pararretais. O comprometimento ganglionar pode evoluir com pontos de flutuação, correspondendo a focos de necrose, que fistulizam e causam eliminação de material purulento espesso por meio de múltiplos orifícios ("bico de regador").

As sequelas tendem a ocorrer mais frequentemente nas mulheres e nos praticantes de sexo anal, pelo acometimento vaginal e/ou retal, que pode levar a obstrução linfática crônica (denominada estiomene na mulher), fístulas retais, vesicais e anais e estenose retal.

A linfadenopatia inguinal é a manifestação clínica mais comum, surgindo semanas após a lesão primária. Trata-se de gânglios dolorosos e unilaterais que podem formar abscessos e perfurar (bubões). A biópsia dos linfonodos revela área de necrose rodeada por proliferação epitelioide e endotelial.

As proctites hemorrágicas ocorrem por inoculação direta e são mais comuns em praticantes de sexo anal. As lesões simulam aquelas das doenças inflamatórias do intestino.

O envolvimento anorretal no LGV é raro, porém os recentes surtos da doença dos países desenvolvidos possuem tal característica. Além disso, o acometimento retal pode levar a formação de fístulas, abscessos e causar estenose do reto e do canal anal.

O LGV pode se tornar crônico quando não tratado e provocar obstrução linfática por fibrose, causando elefantíase genital em ambos os sexos.

DIAGNÓSTICO

O reconhecimento dos casos de LGV é prejudicado, pois a doença não é comum e os profissionais de saúde não estão familiarizados com seus sinais e sintomas. O diagnóstico deve ser feito com base nas manifestações clínicas dos doentes, associado à identificação da *C. trachomatis* no local da infecção, por sorologia ou preferencialmente pela reação em cadeia da polimerase (PCR) no material colhido com *swab*, que pode detectar o agente e seus sorotipos L1, L2 e L3. Na prática clínica habitual, a detecção pelo DNA não pode ser feita, pois está vinculada somente a grandes centros de pesquisas mundiais. Por isso, o método mais usado, apesar da baixa especificidade, é a sorologia associada ao quadro clínico.

A cultura tecidual visa a identificar os corpúsculos de inclusão nas monocamadas das células de McCoy ou HeLa-229, embora essa técnica não esteja amplamente disponível. A imunofluorescência direta pode detectar antígenos bacterianos por meio de anticorpos monoclonais fluorescentes. O teste de fixação do complemento, ELISA (*enzyme-linked immunosorbent assay*) e testes sorológicos tornam-se positivos após a 4ª semana da infecção. Titulações maiores que 1:64 sugerem, embora não confirmem, infecção atual, sendo necessário, muitas vezes, o pareamento após 2 semanas, em vista do tempo necessário para positivação. A elevação de 4 vezes a titulação inicial indica infecção ativa. As provas sorológicas, contudo, apresentam-se positivas também em casos de uretrite, cervicite, conjuntivite e psitacose (causadas por outros subtipos de clamídia). Além desses, o teste de microimunofluorescência (MIF) detecta a presença de anticorpos específicos contra a *Chlamydia trachomatis* no soro e em outras secreções. Nele, a presença de IgM é indicativa de infecção recente. O exame histopatológico não define o diagnóstico isoladamente, sendo recomendado exame sorológico adicional. Embora seja de alto custo operacional, a técnica mais precisa para o diagnóstico é a PCR.

DIAGNÓSTICO DIFERENCIAL

Cancro mole, sífilis, escrofuloderma, doença da arranhadura do gato e doença de Hodgkin.

TRATAMENTO

O tratamento cura a infecção e previne danos aos tecidos. O antimicrobiano de escolha é a doxiciclina.

1. Doxiciclina (Vibramicina®) 100 mg, usada por via oral (VO), 2 vezes/dia, durante 3 semanas.
2. Azitromicina (Azi®, Azimix®, Azitrax®) 1 g, dose única, 1 vez/semana, durante 3 semanas.
3. Eritromicina (Eritromicina® estearato ou etilsuccinato) 500 mg VO, 4 vezes/dia, durante 3 semanas. Tratamento alternativo, indicado para gestantes.
4. Tianfenicol (Glitisol®) 1,5 g,VO, 1 vez/dia por 21 dias; em gestantes, somente nos trimestres finais da gestação.

Os pacientes devem ser acompanhados até que os sinais e sintomas desapareçam. Os gânglios inflamados devem ser drenados ou aspirados através da pele íntegra, para evitar a ocorrência de fístulas e ulcerações.

A drenagem dos bubões é contraindicada, exceto em casos de intensa compressão com fins de alívio, sendo feita com agulha de bisel grosso. Lesões tardias, com fibrose e estenose que comprometem o canal do parto, podem indicar realização de parto cesariano.

Os parceiros sexuais devem receber tratamento em caso de contato sexual nos 30 dias anteriores ao surgimento do quadro.

NOTIFICAÇÃO

Depois das primeiras notificações, muitos países passaram a fazer buscas ativas em suas populações. O LGV não é doença de notificação compulsória na maioria dos países, dificultando as ações de saúde pública.

Com os diversos dados atuais mostrando surtos em países desenvolvidos, as autoridades de saúde devem estar atentas para a ocorrência de novos casos da doença e rastreamento dos parceiros sexuais. Tão importante quanto a cura é a pesquisa da infecção nos parceiros sexuais dos últimos 30 dias antes do aparecimento dos primeiros sintomas. Essas pessoas devem ser examinadas e testadas para infecção pela *Chlamydia*, além de receber medicação em caráter profilático.

RECOMENDAÇÕES

Pela falta de um teste diagnóstico rápido e de uso difundido, os doentes com quadros sugestivos devem receber terapia antimicrobiana durante pelo menos 3 semanas. Há autores fazendo a mesma recomendação nas retites observadas durante a retoscopia, na presença de mais de 10 leucócitos por campo nas amostras colhidas com *swab* e nos doentes infectados pelo HIV.

LEITURAS RECOMENDADAS

1. Centers for Disease Control and Prevention (CDC). Sexually Transmitted Diseases Treatment Guidelines. MMWR 2010; 59:RR-12.
2. Costa MC, Bornhausen-Demarch E, Azulay DR, Périssé ARS, Dias MFRG, Nery JAC. Doenças sexualmente transmissíveis na gestação: uma síntese de particularidades. An Bras Dermatol 2010; 85(6):767-85.
3. Hernani BL, Nadal SR. Lymphogranuloma venereum: increased incidence suggests diseases world outbreak. Rev Bras Colo-proctol 2007; 27(2):224-7.
4. McLean CA, Stoner BP, Workowski KA. Treatment of lymphogranuloma venereum. Clin Infect Dis 2007; 44:S147-52.
5. Rönn MM, Ward H. The association between Lymphogranuloma venereum and HIV among men who have sex with men: systematic review and meta-analysis. BMC Infect Dis 2011; 11:70. www.biomedcentral.com/1471-2334/11/70.
6. Vargas-Leguas H, Garcia de Olalla P, Arando M, Armengol P, Barbera M, Vall M et al. Lymphogranuloma venereum: a hidden emerging problem, Barcelona, 2011. Euro Surveill 2012; 17(2):pii=20057. Available online: www.eurosurveillance.org.

32
Donovanose

Fatima Moreno Pires
Lana Maria de Aguiar

INTRODUÇÃO

Donovanose é uma enfermidade benigna, de evolução crônica, provocada por uma bactéria Gram-negativa e intracitoplasmática denominada *Calymmatobacterium granulomatis*, também denominada *Klebsiella granulomatis* e *Donovania granulomatis*. Donovanose possui as seguintes sinonímias: granuloma inguinal, granuloma venéreo, granuloma tropical, úlcera venérea crônica e úlcera serpinginosa.

Acomete sobretudo a região anogenital e pode assumir caráter progressivo e destrutivo. Foi descrita inicialmente por Aragão e Vianna em 1913, em estudos filogenéticos bacterianos das secreções de úlceras genitais. Endêmica em Nova Guiné, Índia, África do Sul, Austrália e Brasil, há algumas décadas está em franco declínio. Sua incidência é de cerca de 5% entre as doenças sexualmente transmissíveis (DST). O período de incubação é de 3 dias a 6 meses.

QUADRO CLÍNICO

Inicia-se como nódulo ou pápula no local da inoculação, que forma uma erosão. Em seguida, evolui para úlcera de crescimento lento, é indolor, friável e sangra com facilidade ao toque. As manifestações estão diretamente associadas às respostas tissulares do hospedeiro, originando formas localizadas ou extensas e, até mesmo, lesões viscerais por disseminação hematogênica. Não há adenopatia inguinal em qualquer variante clínica.

A maioria dos casos de donovanose com lesões isoladas ou extensas, e até mesmo lesões viscerais por disseminação hematogênica, registrados na literatura, é restrita às zonas cutâneas e mucosas da genitália e regiões anais, perianais e inguinais. Por autoinoculação, surgem lesões satélites que se juntam, alcançando grandes áreas. O fundo da lesão é amolecido e "cor de carne". As bordas são irregulares, elevadas, bem delimitadas e induradas. Em lesões recentes, o fundo é preenchido por secreção serossanguinolenta, ao passo que, nas lesões antigas, a superfície da lesão se torna granulosa, e a secreção, seropurulenta e de odor fétido. É rara a ocorrência de sintomas gerais ou de adenopatias. A lesão pode apresentar-se como massas vegetantes ou tender a formar tecido fibroso, ou mesmo queloidiano, levando, às vezes, a deformidade da genitália, parafimose ou elefantíase. As lesões de longa evolução podem sofrer contaminação secundária por outros microrganismos, podendo ocorrer ulceração e necrose extensas e profundas dos tecidos moles, com consequentes mutilações e fístulas.

A localização inguinal (pseudobubão) pode levar à confusão com as adenites que ocorrem no linfogranuloma venéreo, na sífilis recente (primária) ou no cancro mole. A donovanose extragenital representa eventualidade de 3 a 6% dos casos, quase todos procedentes de áreas endêmicas. A localização da doença fora da área anogenital pode ser explicada pelas seguintes hipóteses: disseminação hematogênica a órgãos, como fígado, pulmões, ossos e baço; continuidade ou contiguidade a órgãos pélvicos adjacentes; disseminação linfática; autoinoculação. Existe caso relatado de donovanose com lesões ósseas secundárias da tíbia à extremidade distal do segundo metatarsal, cuja lesão primária, semelhante à neoplasia, localizava-se na vagina, no colo uterino e na bexiga.

A localização da donovanose na cavidade oral não é comum, havendo poucos casos relatados na literatura.

O granuloma inguinal, como qualquer outra doença infecciosa, em pacientes imunodeprimidos, pode assumir evolução clínica completamente anormal, dificultando tanto o diagnóstico como o tratamento.

DIAGNÓSTICO

O diagnóstico está baseado no aspecto clínico da lesão e é confirmado pelo exame de esfregaço obtido por trituração do tecido extraído da lesão ou pelo material de biópsia por *punch*. A confirmação diagnóstica no esfregaço é feita pela visualização dos corpúsculos de Donovan – microrganismos corados bem escuros no interior de inclusões citoplasmáticas de macrófagos infectados. O esfregaço pode ser corado pelos métodos de Wrigth, Leishman ou Giemsa. As culturas e os testes sorológicos não são utilizados.

CLASSIFICAÇÃO CLÍNICA

Em 1987, Jardim propôs uma classificação clínica e dividiu as lesões de acordo com a localização e o tipo de lesão em:

1. Genitais e perigenitais.
2. Extragenitais.
3. Sistêmicas.

As lesões genitais e perigenitais, por sua vez, são divididas em:

1. Ulceradas.
2. Vegetantes.
3. Ulcerovegetantes.
4. Elefantiásicas.

TRATAMENTO

O tratamento deve ser mantido até a completa cicatrização das lesões para prevenir recorrência. O período mínimo do tratamento é de 21 dias.

A Tabela 1 mostra o programa terapêutico proposto pela Organização Mundial da Saúde (OMS), Centers for Disease Control and Prevention (CDC) e pelo Ministério de Saúde (MS) do Brasil.

TABELA 1 Tratamentos propostos pela OMS, CDC e Ministério da Saúde

	OMS (2003)	CDC (2006)	MS (2006)
Recomendações	Azitromicina (Azi®, Azimix®, Azitrax®) 1 g no 1° dia + 500 mg, 1 vez/dia ou Doxiciclina 100 mg, a cada 12 horas	Doxiciclina (Vibramicina®) 100 mg, a cada 12 horas	Doxiciclina 100 mg, a cada 12 horas
Alternativa	Eritromicina (Eritromicina®) 500 mg, a cada 6 horas ou Tetraciclina (Tetraclin®) 500 mg, a cada 6 horas ou SMZ+TMP 2cp, a cada 12 horas, por 14 dias	Azitromicina 1 g/semana ou Ciprofloxacina (Cipro®) 750 mg, a cada 12 horas ou Eritromicina 500 mg, a cada 6 horas ou SMZ+TMP 2 cp, a cada 12 horas, por 14 dias	Eritromicina 500 mg, a cada 6 horas ou SMZ+TMP (Bactrin®, Bacteracin®) 2 cp, a cada 12 horas, por 14 dias ou Tetraciclina 500 mg, a cada 6 horas ou Azitromicina 1g no 1° dia + 500 mg, 1 vez/dia
Gestante		Eritromicina 500 mg, a cada 6 horas	Eritromicina 500 mg, a cada 6 horas

cp: comprimido

LEITURAS RECOMENDADAS

1. Bezerra SMFMC, Jardim MML, Silva VB. Donovanose. An Bras Dermatol 2011; 86(3):585-6.
2. Carter JS, Bowden FJ, Bastian I, Myers GM, Sriprakash KS, Kemp DJ. Phylogenetic evidence for reclassification of Calymmatobacterium granulomatis as Klebsiella granulomatis comb. Int J System Bacteriol 1999; 49:1695-700.
3. Focaccia R, Veronesi R (eds.). Tratado de infectologia. 3.ed. São Paulo: Atheneu, 2005.
4. Jardim ML. Donovanose: proposta de classificação clínica. An Bras Dermatol 1987; 62:169-72.
5. O'Farrell N. Donovanosis. Tropical Medicine Series. Sex Transm Infect 2002; 78:452-7.
6. O'Farrell N, Moi H. European guideline for the management of donovanosis 2010. Int J STD AIDS 2010; 21(9):609-10.
7. Sousa ESS et al. Donovanose/Granuloma inguinale. J Bras Med 1999; 76(5):30-5.
8. Ruocco RMSA, Rezzaghi. Doenças sexualmente transmissíveis e gestação. Tratado de Ginecologia – Condutas e rotina da Disciplina de Ginecologia da Faculdade de Medicina da Universidade de São Paulo. São Paulo: Revinter, 2005; p.646-7.
9. Velho PENF et al. Donovanosis. Braz J Infect Dis 2008; 12(6):521-5.

33

Molusco contagioso

Maria Dulce Caoro Horie Wojitani

Lana Maria de Aguiar

INTRODUÇÃO

O molusco contagioso é uma dermatose causada por um parapoxvírus do gênero *Molluscipox* vírus 1 que atinge a pele e, excepcionalmente, as mucosas, podendo acometer qualquer região do corpo, sendo os locais mais frequentes a porção superior do tronco, axilas, fossas cubitais e poplíteas e pregas crurais.

A distribuição é universal, porém, acomete com maior frequência as crianças em idade pré-escolar e escolar, principalmente em países em desenvolvimento. Acomete também adultos sexualmente ativos e imunodeprimidos.

A transmissão ocorre por contato direto, fômites ou, na maioria das vezes, por autoinoculação.

DIAGNÓSTICO

Clinicamente, apresenta-se como lesão clássica papular centralmente umbilicada, em geral, múltiplas em lesões isoladas, porém, em casos eventuais, pode aparecer em aglomerados.

Após leve pressão sobre as bordas externas da pápula, observa-se extravasamento do núcleo central. Os esfregaços citológicos do conteúdo do molusco contagioso que sofreu extrusão demonstram células epiteliais com inclusões intracitoplasmáticas. As inclusões ricas em vírus são liberadas com a morte da célula epitelial.

TRATAMENTO

Algumas vezes antes do início do tratamento, são necessárias adequada limpeza com agentes antissépticos e anestesia prévia, a qual muitas vezes é realizada com anestésicos tópicos. Há no mercado a associação de benzocaína, mentol e triclosam, eficiente no alívio do prurido e da dor, com início de ação rápido, em torno de 15 a 20 minutos.

As lesões devem ser curetadas em região da base da pápula, com auxílio de pequenas curetas. Eventualmente, se ocorrer sangramento, este é escasso e pode ser controlado com solução férrica ou de Monsel, ou ainda com nitrato de prata.

As lesões podem ainda ser retiradas por meio de cauterização química, utilizando-se:

- ATA (ácido tricloroacético na concentração de 70 a 90%) nitrogênio líquido;
- podofilina (solução alcoólica);
- hidróxido de potássio (KOH solução aquosa a 10%);
- ácido lático + ácido salicílico (solução);
- imiquimode (Aldara 5%®) aplicado nas áreas afetadas, 3 vezes/semana, por 12 semanas, parece ter o mesmo efeito terapêutico e cosmético que o KOH a 10%

A crioterapia é pouco utilizada na literatura. Eventualmente, a terapia com *laser* é recomendada, porém pode resultar em cicatriz extensa da área afetada com resultado cosmético indesejável, bem como ser método de acesso limitado.

Todas essas opções mostram resultados satisfatórios, em esquemas individualizados a cada caso, embora com eficácia e tempo de cura variados de acordo com o produto e a resposta individual.

LEITURAS RECOMENDADAS

1. Carretyero MM, Zalvez MEV, Ferrer AV. Molluscum contagiosum. Rev Clin Med Fam 2009; 2(6):312-4.
2. Machado RB, Leal TF, Bonfá R, Welang M, Webwe MB. Molusco contagioso em crianças: tratamentos comparativos. Surg Cosmet Dermatol 2010; 2(4).
3. Metkar A, Pande S, Khopkar U. Na open nonrandomized, comparative study of imiquimod 5% cream versus 10% potassium hydroxide solution in the treatment of molluscum contagiosum. Indian J Dermatol Venereol and Leprol 2008; 74-6:614-8.

34
Líquen escleroso vulvar

Lana Maria de Aguiar

INTRODUÇÃO

Líquen escleroso é uma doença inflamatória complexa da pele, com envolvimentos genéticos, psicológicos, fatores ambientais e de etiologia desconhecida, mas provavelmente autoimune. Pode comprometer a pele de outras regiões do corpo, porém, é sintomático na região genital. Doenças autoimunes podem estar associadas, como anemia perniciosa, tireoidite, vitiligo e alopecia *areata*. Em razão dos dois picos de incidência – em fases de baixa estrogênica na infância e depois da menopausa –, há debates sobre o papel do hormônio na doença. Atinge mulheres entre 50 e 60 anos de idade, crianças e, em menor proporção, homens.

Os sintomas no adulto pioram durante a noite, com sua progressão causando escoriações e esclerose que levam a erosão e fissuras. O constante arranhar leva à adesão do tecido, resultando em estreitamento do introito e diminuindo a elasticidade da fúrcula vulvar, dificultando ou impossibilitando o ato sexual. Meninas apresentam irritação e dor local, obstipação e sintomas urinários.

Clinicamente, são placas brancas, atróficas ou espessadas, com equimose e petéquias resultantes do ato de coçar ou raspar. O ato de coçar leva à hiperceratose, que dificulta o diagnóstico diferencial com neoplasia intraepitelial. Por conta das fissuras, fungos e bactérias podem se alojar no local. A progressão da doença leva a reabsorção dos pequenos lábios, ocultamento do clitóris, formação de cisto nesta região e estreitamento do introito.

DIAGNÓSTICO

O diagnóstico é basicamente clínico. Nos estágios iniciais, pode ser difícil e, se houver dúvidas, deve-se fazer a biópsia. No diagnóstico diferencial, é importante pensar em psoríase, líquen plano, líquen simples crônico e penfigoide de membranas mucosas. Em crianças, o início do tratamento com corticosteroides de máxima potência é indicado, mas a biópsia não é recomendada. A histopatologia ajuda no diagnóstico diferencial. Há atrofia da epiderme, com perda de cristas e degeneração hidrópica da camada basal, com edema e homogeneização do colágeno na derme superior, subjacente com infiltrado inflamatório. Lesões antigas podem não apresentar tal infiltrado.

O sintoma clínico mais frequente é o prurido; disúria, dispareunia e sensação de queimação podem estar presentes, mas, às vezes, são assintomáticos. A intensidade dos sintomas não está relacionada ao grau de severidade da doença. Muitas pacientes têm vulvodínia (dor neuropática) mesmo depois do controle clínico da doença. Lesões extragenitais são comuns na raiz das coxas, área submamária, pescoço, ombros e punho, mas são assintomáticas. O líquen escleroso da vulva não atinge a mucosa vaginal.

TRATAMENTO

Não há cura para o líquen escleroso. Todo o tratamento é direcionado a minimizar e controlar os sintomas, devendo ser explicado para a paciente sobre essas limitações já no primeiro diagnóstico. Há três razões para tratar:

- alívio dos sintomas e do desconforto;
- prevenção de alguma ou eventual futura alteração anatômica;
- teórica prevenção da transformação maligna.

O tratamento é recomendado com potente ou ultrapotente corticosteroide, como o clobetasol (Clobesal® 0,05%; Clob-X® 0,05%; Psorex® 0,05%) em esquemas individualizados.

Na clínica ginecológica, indicam-se aplicações 3 vezes/dia na 1ª semana, 2 vezes/dia na 2ª semana, 1 vez/dia na 3ª semana e 3 vezes/semana até completar 3 meses (90 g no total), quando, então, a paciente é reavaliada. Se a resposta ao tratamento for boa, o controle será em 6 meses. Se não houver prurido ou raspagem, as placas e a palidez podem melhorar. Depois do início do tratamento, algumas mulheres podem usar o corticosteroide apenas quando necessário, enquanto outras se mantêm usando o medicamento de 2 a 3 vezes/semana. Alguns médicos pensam que se deva manter a medicação sem interrupção para o melhor controle clínico. As pacientes devem ser controladas 1 vez/ano por causa do risco do carcinoma escamocelular (CEC), recorrência dos sintomas e lesões na ausência de sintomas.

As biópsias serão realizadas para confirmação diagnóstica, caso seja necessário usar corticosteroide de máxima potência por mais de 3 vezes/semana, sempre que o patologista demonstrar dúvidas no diagnóstico e sempre que a paciente já tiver sido tratada de neoplasia intraepitelial vulvar (NIV) ou CEC.

Nas crianças, o tratamento é idêntico e a paciente deve ser reavaliada precocemente. Para evitar efeito colateral do uso dos corticosteroides ultrapotentes, são orientadas para uso pontual, de pequena quantidade, evitando área de pelos dos grandes lábios e a região perianal, a não ser que haja lesão nessas áreas. O líquen escleroso pode recorrer, mas complicações podem ser decorrentes de dermatite de contato por irritantes ou alérgenos "induzida pelo esteroide", candidíase, NIV ou associação com outras doenças dermatológicas, como a psoríase.

Aplicações de corticosteroide intralesional em placas resistentes de líquen escleroso, a cada mês, por 3 meses, também são indicadas.

Testosterona tópica não é mais opção terapêutica, e o efeito colateral do hirsutismo e aumento do clitóris tornam seu uso totalmente abolido nas crianças.

Recentemente, estudos com tacrolimo (Prograf® e Protopic® 0,1%) e pimecrolimo (Elidel® 1% creme), usados 2 vezes/dia, têm demonstrado eficácia no tratamento do líquen escleroso, principalmente em crianças, podendo ser usados em adultos.

A cirurgia só está indicada para alargamento do introito que se encontra estreitado ou na fimose do capuz do clitóris, onde podem ser formados pseudocistos de esmegma. Sempre antes da cirurgia, o líquen escleroso deve estar controlado.

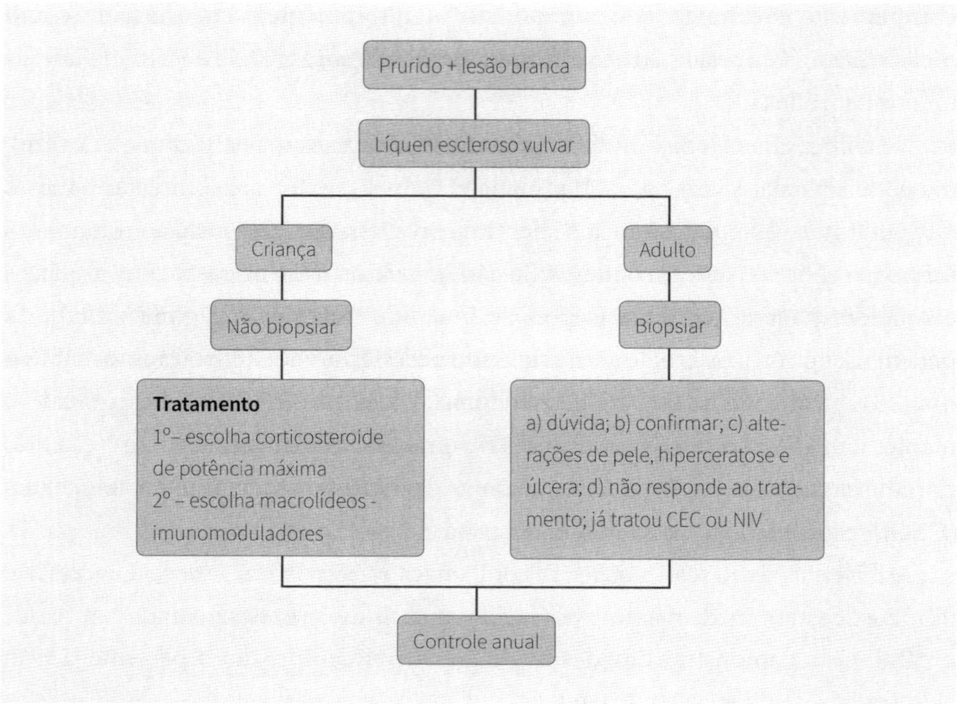

FIGURA 1 Algoritmo para líquen escleroso vulvar.

LEITURAS RECOMENDADAS

1. Boufelli G, Almeida JAM, Aguiar LM. Líquen escleroso vulvar na infância e adolescência. Artigo de atualização. Rev SOGIA-BR 2009; 10(4):9-14.
2. Funaro D. Lichen sclerosus: a review and practical approach. Dermat Therapy 2004; 17:28-37.
3. Grunuald MH, Amitai DB, Amichai B. Macrolacton immunomodulators (tracolimus and pimicrolimus); new horizons in the topical treatment of inflammatory skin diseases. J Dermatol 2004; 31:592-602.
4. Jones RW, Scurry J, Neil S, MacLean AB. Guidelines for the follow-up of women with vulvar lichen sclerosus in specialist clinics. Am J Obst Gynecol 2008; 496:2.
5. Marronn ML, Esterly NB. Constipation a feature of anogenital lichen sclerosus in children. Pediatrics 2005; 115(2):230-2.
6. Neil SM, Tatnall FM, Cox NH. Guidelines for the management of lichen sclerosus. Br J Dermatol 2002; 147:640-9.

35
Vulvodínia

Lana Maria de Aguiar

INTRODUÇÃO

Vulvodínia é definida pela Sociedade Internacional para o Estudo das Doenças Vulvovaginais (ISSVD) como um desconforto vulvar ou sensação de queimação que ocorre na ausência de achados visíveis relevantes na vulva ou de doença clinicamente identificada. Essa enigmática condição pode causar dor no introito da vagina e impossibilidade de ter relações sexuais, introduzir tampões vaginais e realizar exame especular e toque vaginal.

Alguns autores referem que pacientes com vulvodínia têm sensação de dor em áreas específicas ao toque do *swab* de algodão, na ausência de infecções ou doenças da pele. Mesmo sendo a dor ao simples toque o principal e obrigatório sintoma das pacientes com vulvodínia, sua exata localização e características podem ser individuais.

CLASSIFICAÇÃO

A ISSVD classificou a vulvodínia em generalizada e localizada, sendo que ambas podem ser provocadas ou não pelo contato sexual; também podem ser espontâneas ou mistas. No entanto, é a vulvodínia localizada no vestíbulo, anteriormente conhecida como vestibulite vulvar, a mais comum das apresentações da vulvodínia.

ETIOLOGIA

São várias as explicações para a etiologia da vulvodínia, desde anomalias embrionárias, fatores genéticos e autoimunes, hormonais, infecções, infestações e calciúria, induzindo a hipótese neuropática. Neste caso, a paciente teria apresentado um processo inflamatório ou nervoso local e haveria uma lesão nervosa, mantendo a "memória" da dor.

A vulvodínia pode atingir qualquer idade, porém a vestibulodínia, ou vulvodínia focal no vestíbulo, é mais comum entre 18 e 50 anos de idade.

DIAGNÓSTICO

A mulher com vulvodínia em geral já foi atendida e examinada por vários médicos, submeteu-se a exames clínicos e laboratoriais, inclusive biópsias para exame histopatológico, e foi tratada empiricamente com antifúngicos, antivirais (para papilomavírus humano ou herpes vírus simples), o que, na maioria das vezes, piora sua dor. Algumas vezes, a paciente já pode ter sido submetida inclusive à perineoplastia.

No exame físico vulvar e vaginal, não se observam alterações. O teste com *swab* de algodão (*Q tip test*) pode ser feito no vestíbulo para tentar identificar as áreas mais sensíveis. Não se deve fazer o teste do ácido acético na vulva. Exame a fresco para fungos, cultura para fungos e Gram podem ser solicitados na secreção vaginal, pois, se houver alguma infecção, esta deverá ser tratada conjuntamente com a vulvodínia.

Friendrich relata que, na vestibulodínia focal, pode haver pontos eritematosos no vestíbulo, correspondentes aos orifícios de abertura das glândulas vestibulares maiores (de Bartholin) e Skene, porém isso nem sempre é relatado por outros autores.

TRATAMENTO

Vários são os tratamentos relatados na literatura, mas a maior influência sobre eles se deve ao conhecimento da doença pelo médico. Explicar para a paciente que ela tem uma doença e que esta tem nome ajuda muito no tratamento. Algumas condutas são preconizadas para todas as doenças da pele:

- cuidados com roupas e produtos de higiene;
- lubrificantes (óleos vegetais, amêndoa) às relações sexuais, que podem ser precedidas pelo uso de anestésico tópico (como pomadas de lidocaína 5%, 30 minutos antes das relações sexuais) ou mesmo todas as noites em chumaço de algodão colocado no vestíbulo;
- além da lidocaína 5%, na vulvodínia localizada, a formulação de amitriptilina 2% e baclofeno 2% em gel aquoso pode ser benéfica;
- antidepressivos tricíclicos são os agentes de primeira linha para essa dor; amitriptilina (Amytril®, Tryptanol® e Protanol®) 10 a 75 mg/dia ou mais, sem exceder 150 mg. Explicar sempre para a paciente que, embora esse medicamento tenha função antidepressiva, ele será usado para a dor e não trará melhora da vulvodínia antes de 4 semanas;
- anticonvulsivantes como gabapentina (Neurontin®) 300 a 600 mg/dia, com início da melhora após 3 semanas;
- medicações locais injetáveis, como:
  - triancinolona 0,1% com bupivacaína 0,25% na área específica da dor, ou com bloqueio do nervo pudendo;
  - toxina botulínica A (Botox®) para bloquear a inervação colinérgica, nas doses de 20 a 40 U injetadas no vestíbulo, elevador do ânus e corpo perineal, podendo ser repetida em 2 semanas se não houver desaparecimento da dor;
- exercícios perineais e massagens (*biofeedback*/fisioterapia) podem ser associados ao tratamento medicamentoso;
- acupuntura com a inserção de agulhas produz melhora significativa da dor vulvar;
- cirurgias do vestíbulo são as últimas opções do tratamento;
- dietas e suplementação de citrato de cálcio são controversas na literatura.

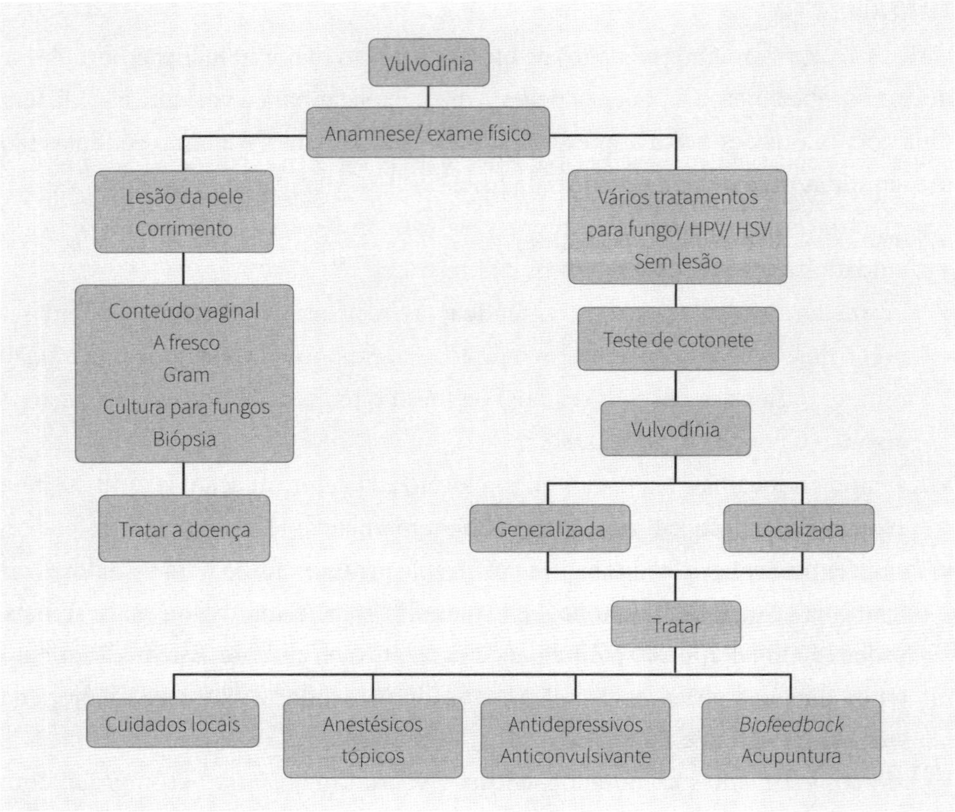

FIGURA 1 Algoritmo para vulvodínia.
HPV: papilomavírus humano; HSV: vírus herpes simples

LEITURAS RECOMENDADAS

1. Aguiar LM. Vulvodínia – Síndrome da vestibulite vulvar. In: Patologia do trato genital inferior. Diagnóstico e tratamento. São Paulo: Roca, 2005. p.863-8.
2. Donders G, Bellen G. Characteristics of the pain observed in the focal vulvodynia syndrome (VVS). Med Hypotheses 2012; 78(1):11-4.
3. Foster DC, Kotok MB, Huang LS, Watts A, Oakes D, Howard FM et al. Oral desipramina and topical lidocaine for vulvodínia: a randomized controlled trial. Obst Gynecol 2010; 116(3):583-93.
4. Friedrich EG. Vulvar vestibulitis syndrome. J Reprod Med 1987; 32:110-4.
5. Haefner HK et al. The vulvodynia guideline. J Lower Genital Tract Dis 2005; 9(1):40-51.
6. Mandal D et al. guidelines for management of vulvodínia. BJD 2010; 162:1180-5.
7. Moyal-Barraco A, Label JJ. Vulvodynis et douleus pelviperiniales chroniques. Progris Urolodie 2010; 20:1019-26.
8. Pelletier F, Parratte B, Penz S, Moreno JP, Aubin F, Humbert P. Efficacy of high doses of botulinum toxin A for treating provoked vestibulodynia. BJD 2011; 164:617-22.

36

Prurido vulvar

Lana Maria de Aguiar

INTRODUÇÃO

Prurido ou coceira é a sensação desagradável que desencadeia o desejo imediato de coçar. O prurido pode ser agudo (infecções, infestações, dermatites) ou crônico (dermatoses, vulvovaginite atrófica, pré-maligno, doenças sistêmicas).

Pode ser causado por calor, suor, fricção de roupas, produtos de higiene, etc. O Fórum Internacional para o Estudo do Prurido o classifica, com base em sua origem neurofisiológica ou no aspecto clínico e sintomas, em quatro categorias:

- pruritoceptivo (originado na pele);
- neuropático (lesão do nervo);
- neurogênico (não há lesão do nervo, porém o mediador central gera o prurido);
- psicogênico (emocional, psicossomático).

Este último é sugerido após exclusão de outras causas. Fatores psicológicos podem influenciar na percepção do prurido ou complicá-lo na ausência de doença psiquiátrica verdadeira.

A vulva é uma área única da anatomia feminina derivada dos três folhetos embrionários (ectoderma, mesoderma e endoderma), com implicações hormonais, sendo um local propício para ser acometida por dermatoses, como líquen escleroso e dermatites de contato, além de ser sensível a traumas físicos.

ETIOLOGIA

O prurido vulvar é um sintoma comum que pode ocorrer em qualquer época do ciclo feminino, levando-se em conta estado hormonal, idade, higiene, além das mudanças psicológicas, sociais e comportamentais. Segundo a Sociedade Internacional para o Estudo das Doenças da Vulva, a dermatose mais comum da vulva é o líquen simples crônico (LSC), seguido pelo líquen escleroso (LE) e pelas dermatites alérgicas (DA).

Da infância ao menacme, os níveis baixos de estrogênio tornam raras as causas de prurido como a candidíase vulvovaginal; por outro lado, a pele vulvar é delicada e suscetível a traumas, infecções, infestações e agentes irritantes, como fezes, urina e produtos tópicos que levam a dermatite por irritantes.

Líquen escleroso vulvar é outra dermatose que pode ser encontrada nesse grupo etário. Com a menacme e as mudanças hormonais, além do início da atividade sexual e o uso de anticoncepcionais, novas causas de prurido podem ser introduzidas, como as infecções e as infestações sexualmente transmitidas.

Outra causa de prurido é o líquen simples crônico, observado na menacme, sendo essa doença nada mais do que a liquenificação da pele, com escoriações e fissuras ocasionadas pelo ato contínuo de coçar, que pode ser primário, ou seja, sem qualquer lesão ou doença prévia da pele, ou secundário, quando se sobrepõe à doença previamente existente. Psoríase anogenital pode comprometer somente a vulva, caracterizada por placas rosadas, simétricas e descamativas. Doenças de glândulas sudoríparas apócrinas, como a doença de Fox Fordyce, e de glândulas sudoríparas écrinas, como o siringoma, também são pruriginosas e de tratamento difícil.

Neoplasia intraepitelial vulvar (NIV) dificilmente coça, porém a doença de Paget é uma neoplasia intraepitelial glandular extremamente pruriginosa. Finalmente, a candidíase vulvovaginal é a causa mais comum de prurido genital na menacme. Depois da menopausa, quando os níveis estrogênicos baixam, a vagina se torna atrofiada e podem ocorrer traumas, fissuras, infecções e maior sensibilidade a irritantes externos. Dermatites de contato e vulvovaginite atrófica estão presentes nesse grupo. Este é também o período da vida da mulher com maior incidência de líquen escleroso. Pacientes imunossuprimidas e diabéticas descontroladas podem apresentar prurido vulvar por candidíase vulvovaginal nessa faixa da vida.

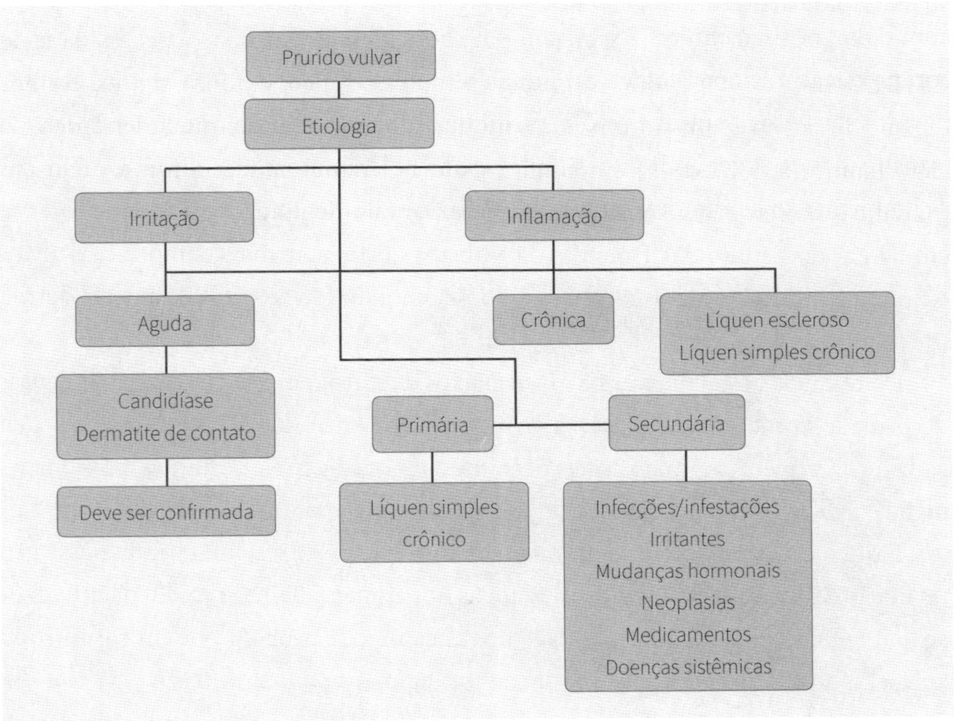

FIGURA 1 Algoritmo para prurido vulvar.

DIAGNÓSTICO

A anamnese informa sobre traumas, duração das queixas, uso de medicamentos, outras doenças sistêmicas, alergias, asma e história familiar, sempre levando em consideração a idade da mulher, pois dificilmente será dignosticada doença de Paget na infância, por exemplo. Se o prurido for agudo, em geral se trata de infecção, infestação ou dermatite de contato. Quando o prurido é crônico, isto é, presente há mais de 4 semanas, deve-se pensar nas dermatoses (líquen escleroso).

No exame físico do líquen escleroso vulvar, há placas e pápulas brancas e brilhantes comprometendo o capuz do clitóris, os pequenos e os grandes lábios, mas não se estende para além da borda externa destes últimos, embora possa se propagar para o períneo e região perianal. Nas suas fases iniciais, pode-se não encontrar a lesão branca, somente edema e leve infiltrado do capuz do clitóris, dificultando o diagnóstico que, na maioria das vezes, é clínico, sendo a biópsia somente realizada para a confirmação diagnóstica.

Não se deve fazer a biópsia na criança; o tratamento deve ser iniciado logo após o diagnóstico clínico. Assim como no líquen escleroso, não há necessidade de comprovação histopatológica do líquen simples crônico, embora alguns exames possam ser feitos para que se diagnostique a doença de base que desencadeou o prurido, dando lugar ao líquen simples crônico. Verminose e candidíase precisam de confirmação laboratorial antes do início do tratamento.

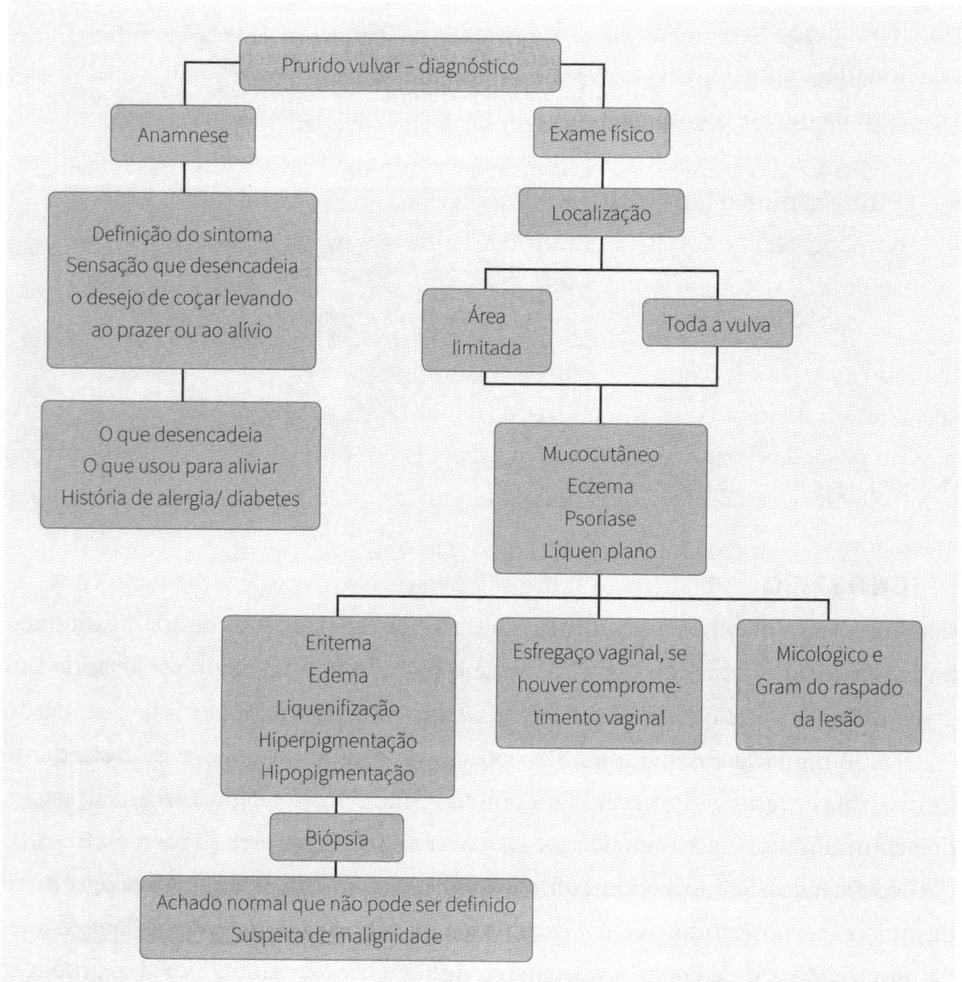

FIGURA 2 Algoritmo para diagnóstico de prurido vulvar.

Neoplasia intraepitelial, doenças de glândulas sudoríparas e doença de Paget têm sua suspeita clínica confirmada pelo exame histopatológico. Portanto, exames microbiológicos para fungos, bactérias e parasitológicos para *Enterobius vermicularis* fazem parte do arsenal laboratorial, além de hemograma, provas de função hepática e renal e das sorologias, principalmente nos casos de prurido sem causa aparente. A biópsia da lesão vulvar será feita sempre que necessária, porém de maneira pontual.

TRATAMENTO

Uma vez identificada a causa do prurido, seu tratamento torna-se fácil. Assim, no prurido agudo, deve-se tratar a infecção ou a infestação. Caso o prurido esteja relacionado a agentes de contatos irritantes ou alérgenos, a conduta é retirá-los e, em seguida, iniciar tratamento sintomático e etiológico:

- anti-histamínico hidroxizina (Hidroxine®) 25 mg, via oral (VO), à noite;
- hidrocortisona (Acetato de hidrocortisona®) pomada, 3 vezes/dia na região atingida.

Quando se trata de criança, a principal causa de prurido é a falta de higiene, assim como o contato com urina, fezes e fraldas. A conduta é higienizar e usar cremes ou pomadas para refazer a barreira da pele (vaselina, óxido de zinco, amido). Contudo, deve-se fazer o diagnóstico diferencial com líquen escleroso e infecções associadas.

Tanto na criança como no adulto, o líquen escleroso pode ser tratado com corticosteroide de máxima potência, como o clobetasol 0,05% (Psorex®), uso tópico, 2 vezes/dia, durante 30 dias com desmame progressivo, podendo ser retornada a dose inicial se necessária.

Como segunda escolha, pode-se optar pelos imunomoduladores, como tacrolimo 0,1% (Prograf® e Protopic®) ou pimecrolimo 1% (Elidel®), com as vantagens de não inibirem o eixo hipotalâmico nem afinarem a pele, efeitos indesejáveis dos corticosteroides. Se houver dificuldade de resposta a esses tratamentos, devem-se pesquisar infecções (candidíase) associadas.

Quando o ato de coçar desenvolve o líquen simples crônico, deve-se explicar que a doença será controlada e que, para tal, é preciso tratar as causas e remover os agentes desencadeantes, além de reparar a barreira da pele, o que pode ser feito com pasta de Lassar (ATL Pasta de Lassar®) para uso local diário. É preciso ainda reduzir a inflamação (corticosteroides tópicos, intralesionais ou imunomoduladores) e quebrar o ciclo coçar × coceira, que será feito com anti-histamínico sedativo, como a hidroxizina 25 mg (Hidroxine®).

Outros medicamentos têm sido empregados para prurido resistente:

- doxepina 10 a 30 mg (Sinequan®), VO, à noite, ou na forma de creme a 2%;
- amitriptilina (Tryptanol®) 10 a 25 mg/dia;
- gabapentina (Neurontin®) 300 a 600 mg, VO, durante o dia. Para que a paciente não se coce durante a noite, estão indicados indutores do sono como o zolpidem 10 mg (Stilnox®, Zolpidem®), VO, à noite, para induzir o sono e evitar que todo o tratamento realizado durante o dia seja destruído durante a noite.

CONSIDERAÇÕES FINAIS

O prurido é uma condição comum e estressante que afeta mulheres em qualquer época de sua vida. Elas costumam procurar dermatologistas, ginecologistas e clínicos gerais para resolver esse aflitivo problema. A anamnese é muito importante e espera-se que a paciente defina corretamente os sintomas (prurido, ardor, queimação ou dor). Prurido é uma sensação que causa desejo de coçar e que, ao fazê-lo, se tem a sensação de prazer ou alívio. O sucesso do tratamento está no diagnóstico. Uma vez afastadas as causas de alergias, infecções e infestações, chega-se ao líquen simples crônico, que é tratado com corticosteroides tópicos, sedação noturna, quando necessária, e antipruriginosos.

LEITURAS RECOMENDADAS

1. Aguiar LM. Prurido. In: Patologia do trato genital inferior – diagnóstico e tratamento. São Paulo: Roca, 2005. p.860-2.
2. Bohl TG. Overview of vulvar pruritus throught the lifecycle. Clin Obstet Gynecol 2005; 48(4):786-807.
3. Cassano N, Tessari G, Vena GA, Girolomoni G. Chronic pruritus in the absence of specific skin disease: an update on pathophysiology, diagnosis and therapy. Am J Dermatol 2010; 11(6):399-411.
4. Keleskci KH, Adamhasan F, Gencdal S, Sayar H, Kelekci S. The impact of the latest classification system of benign vulvar diseases on the management of women with chronic vulvar pruritus. Indian J Dermatol Venerol Deprol 2011: 77:294-9.

5. Kristen MA, Stewart MD. Clinical care of vulvar prutitus with emphasis on one common cause, lichen simplex chronicus. Dermatol Cl 2010; 28:669-80.
6. Lynch PJ. Lichen simplex chronicus (atopic/neurodermatitis) of the anogenital region. Dermatol Therapy 2004; 17:8-19.
7. Lynch PJ, Kroff JN, Lynche CW. Novel agents for intractable itch. Skin Therapy Letter, 2008.
8. Sländer S, Weisshaar E, Mettang T, Szepietowski JC, Carstens E et al. Clinical classification of itch: a position paper of the International Forum for the Study of Itch. Acta Derm Venerol 2007; 87:291-94.

Seção 5
Infertilidade

Coordenador

Paulo Cesar Serafini

37
Tratamentos de baixa complexidade em reprodução humana

Paulo Homem de Mello Bianchi
Lucas Yugo Shiguehara Yamakami
Paulo Cesar Serafini

INTRODUÇÃO

Os tratamentos de baixa complexidade em reprodução humana podem ser definidos como aqueles que não envolvem a manipulação *in vitro* de ambos os gametas, feminino e masculino, no intuito de obter gravidez. São representados, portanto, pelo coito programado (CP) ou relação sexual programada, e pela inseminação intrauterina (IIU), também conhecida como inseminação artificial. As indicações são bastante pontuais e os resultados, muito variáveis.

INDICAÇÕES

O CP está indicado fundamentalmente na infertilidade conjugal por fator ovulatório. Em casos de infertilidade sem causa aparente, mostra-se menos eficiente do que a IIU. O tratamento consiste na indução da ovulação e na monitoração com ultrassonografia (US), associadas ou não a exames de sangue e urina com o intuito de predizer a ovulação e, portanto, o período das relações sexuais.

A IIU está indicada na infertilidade por fator masculino leve a moderado, endometriose leve e na infertilidade sem causa aparente, sempre considerando a idade da paciente, sua reserva ovariana e o tempo de infertilidade conjugal. Atualmente, tende-se a indicar tratamentos mais complexos (fertilização *in vitro*) para mulheres com 38 anos de idade ou mais, pois sua reserva ovariana está reduzida e/ou o tempo de infertilidade conjugal é maior do que 2 a 3 anos. A IIU consiste na introdução de preparado seminal na cavidade uterina com o auxílio de cateter específico, em período próximo à ovulação.

Os resultados são diversos e, apesar de variar amplamente na literatura, o CP tem taxa de gravidez por ciclo em torno de 15%. A taxa cumulativa após 6 a 9 ciclos pode chegar a 70 a 75% em casos bem indicados. A IIU apresenta taxa de gestação entre 12 e 15%, em média. A taxa cumulativa, após 6 ciclos, é de 50 a 63%.

Apesar dos resultados terem sido apresentados de forma cumulativa após 6 ciclos, os três primeiros são os que apresentam maior chance de gravidez. Após esses ciclos, tratamentos com melhores resultados podem ser indicados.

COITO PROGRAMADO

As drogas comumente utilizadas para estimulação ovariana no coito programado são o citrato de clomifeno, os inibidores de aromatase e as gonadotrofinas.

O citrato de clomifeno (Serophene® 50 mg, via oral – VO) é apontado como droga de primeira escolha em pacientes com distúrbios ovulatórios associados a disfunção hipotálamo-hipofisária, principalmente em pacientes portadoras da síndrome dos ovários policísticos (SOP). É um inibidor seletivo dos receptores de estrogênio que, no hipotálamo e na hipófise, reduz o *feedback* negativo do estradiol, promovendo a produção e a secreção de FSH. As doses comumente utilizadas variam de 50 a 200 mg/dia, VO, iniciando-se entre o 2º e o 5º dia do ciclo menstrual e mantendo-se por 5 dias consecutivos.

Um risco associado ao tratamento é o de gestação múltipla. Portanto, recomenda-se utilizar a menor dose possível que produza ovulação, isto é, no primeiro ciclo de tratamento, utilizam-se 50 mg/dia; se a ovulação não ocorrer, aumenta-se a dose em 50 mg a cada ciclo seguinte até que se atinja a ovulação ou a dose máxima de 200 mg/dia. Outra medida importante de controle do tratamento é a utilização da US transvaginal seriada, iniciando-se ao término da administração da droga e a cada 2 dias a partir de então, até que o(s) folículo(s) atinja(m) 18 a 23 mm, quando o casal deve ser orientado a manter relações sexuais no mínimo a cada 2 dias. Para reduzir o risco de gestação múltipla, recomenda-se que, em tratamentos de baixa complexidade, o número de folículos maiores de 14 mm ao final do tratamento não seja superior a três. O citrato de clomifeno tem alta eficácia em promover a ovulação em pacientes com SOP, porém as taxas de gestação não são igualmente elevadas. Essa discrepância pode ser explicada, em parte, pelo seu efeito antiestrogênico no endométrio e no muco cervical.

O uso concomitante de metformina (Glifage XR®), no mínimo 1.000 mg/dia, aumenta as taxas de ovulação com citrato de clomifeno em pacientes com resistência à insulina, porém as taxas de gestação são semelhantes e esse efeito positivo não é observado em pacientes não obesas.

Letrozol (Femara®) é um inibidor da aromatase que diminui a produção ovariana de estradiol, reduzindo o *feedback* negativo sobre o hipotálamo e a hipófise e promovendo a síntese e a secreção de FSH. Aparentemente têm a mesma eficácia do citrato de clomifeno em promover a ovulação, porém o número de folículos ao final do tratamento é menor. Outra vantagem é que não possuem os efeitos antiestrogênicos endometriais do clomifeno. A dose recomendada de letrozol é de 5 mg/dia, VO, durante 5 dias consecutivos, iniciando-se entre o 2º e o 5º dia do ciclo menstrual. Como também há o risco de gestação múltipla, o acompanhamento ultrassonográfico é fundamental.

As gonadotrofinas hormônio folículo-estimulante (FSH) e hormônio luteinizante (LH) agem diretamente sobre os ovários promovendo o crescimento folicular. Como são drogas injetáveis, de custo mais elevado e de manejo mais complexo, são reservadas como alternativa em casos de resistência ao citrato de clomifeno, devem ser prescritas e seu tratamento deve ser controlado apenas por especialistas em reprodução humana, pois exigem cuidados específicos para prevenção e controle de complicações.

A gonadotrofina coriônica humana é comumente utilizada para determinar a ovulação quando são visualizados folículos entre 18 e 23 mm à US transvaginal. Isso permite orientar o casal a ter relações sexuais no período periovulatório. Entretanto, tal medicação não conferiu aumento nas taxas de ovulação e de gestação comparada a ciclos em que não foi utilizada, isto é, quando a ovulação não foi induzida, mas ocorreu naturalmente.

INSEMINAÇÃO INTRAUTERINA

Apesar de poder ser realizada em ciclos menstruais naturais, o desenvolvimento folicular múltiplo está associado a maiores taxas de gestação em tratamentos de IIU. Quando 2 a 4 folículos atingem o estágio final de maturidade, as taxas de gravidez são respectivamente 5 e 8% mais altas do que quando apenas um folículo se desenvolve. Dessa forma, recomenda-se o uso da estimulação ovariana controlada previamente a IIU. Essa estimulação pode ser feita com citrato de clomifeno, inibidores da aromatase (ambas via oral) ou gonadotrofinas injetáveis. As taxas de gestação são semelhantes quando se empregam as medicações por via oral, entretanto, parecem ser discretamente superiores com o uso das gonadotrofinas.

Considerando que tanto os espermatozoides quanto os óvulos têm tempo limitado de vida, é importante que a IIU seja realizada em momento próximo à ovulação. A US transvaginal seriada é de grande valia para controle da dinâmica folicular e escolha do melhor momento para a IIU. Uma dose subcutânea única de gonadotrofina coriônica humana – Profasi® HP, Pregnyl® (hCG – urinária 10.000 UI ou recombinante 250 mcg) pode ser administrada para desencadear a ovulação quando os folículos dominantes atingem 18 a 23 mm de diâmetro. A IIU deve ser programada para 32 a 36 horas depois da aplicação do hCG, isto é, próximo do momento da ovulação. Alternativamente, quando os folículos dominantes atingirem 18 a 23 mm, é possível realizar a monitoração diária com *kits* urinários de detecção de LH (*kits* de ovulação) e programar a IIU para 18 a 24 horas depois de detectado o pico do LH. Apesar de apresentar taxas de gestação semelhantes às encontradas com o uso do hCG em estudos clínicos, tal abordagem parece menos prática.

O sêmen não deve ser aplicado diretamente no interior do útero, e sim processado antes de sua utilização, isto é, devem-se separar os espermatozoides móveis dos imóveis, dos leucócitos e do plasma seminal, que podem causar infecções e contratilidade uterina por causa das prostaglandinas. Tal processamento pode ser realizado por centrifugação em meio de cultura ou em gradientes de concentração seguida da ressuspensão do material, com resultados semelhantes. Maiores taxas de gestação são encontradas quando, após o processamento, a quantidade de espermatozoides móveis é superior a 5 milhões. A IIU de duas amostras seminais não mostrou benefícios em relação à IIU de apenas uma amostra.

Um dos maiores riscos associados à estimulação ovariana, principalmente com gonadotrofinas, é o de gestação múltipla, com consequências maternas e fetais. O ideal é que, ao final da estimulação ovariana para IIU, haja apenas dois folículos, pois tal número combina maiores taxas de gravidez com menores riscos de gestação gemelar. Na prática, o controle preciso da resposta ovariana é complexo, sendo aceitável o desenvolvimento de, no máximo, quatro folículos com mais de 14 mm ao final do processo. Dessa forma, é fundamental que o tratamento seja controlado com US transvaginal seriada.

LEITURAS RECOMENDADAS

1. Aubuchon M, Legro RS. Polycystic ovary syndrome: current infertility management. Clin Obstet Gynecol 2011; 54(4):675-84.
2. Boomsma CM, Heineman MJ, Cohlen BJ, Farquhar C. Semen preparation techniques for intrauterine insemination. Cochrane Database Syst Rev 2007; (4):CD004507.
3. Cantineau AE, Cohlen BJ, Heineman MJ. Ovarian stimulation protocols (anti-oestrogens, gonadotrophins with and without GnRH agonists/antagonists) for intrauterine insemination (IUI) in women with subfertility. Cochrane Database Syst Rev 2007; (2):CD005356.
4. Cantineau AE, Heineman MJ, Cohlen BJ. Single versus double intrauterine insemination (IUI) in stimulated cycles for subfertile couples. Cochrane Database Syst Rev 2003; (1):CD003854.
5. Cantineau AE, Janssen MJ, Cohlen BJ. Synchronised approach for intrauterine insemination in subfertile couples. Cochrane Database Syst Rev 2010; (4):CD006942.
6. Casper RF, Mitwally MF. Use of the aromatase inhibitor letrozole for ovulation induction in women with polycystic ovarian syndrome. Clin Obstet Gynecol 2011; 54(4):685-95.
7. Costello MF, Chapman M, Conway U. A systematic review and meta-analysis of randomized controlled trials on metformin co-administration during gonadotrophin ovulation induction or IVF in women with polycystic ovary syndrome. Hum Reprod 2006; 21(6):1387-99.
8. Excellence NIfC. Fertility. Assessment and treatment for people with fertility problems, 2004.
9. George K, Nair R, Tharyan P. Ovulation triggers in anovulatory women undergoing ovulation induction. Cochrane Database Syst Rev 2008; (3):CD006900.
10. Group ECW. Intrauterine insemination. Hum Reprod Update 2009; 15(3):265-77.
11. Group TEA-SPCW. Consensus on infertility treatment related to polycystic ovary syndrome. Hum Reprod 2008; 23(3):462-77.
12. He D, Jiang F. Meta-analysis of letrozole versus clomiphene citrate in polycystic ovary syndrome. Reprod Biomed Online 2011; 23(1):91-6.
13. Hughes E, Brown J, Collins JJ, Vanderkerchove P. Clomiphene citrate for unexplained subfertility in women. Cochrane Database Syst Rev 2010; (1):CD000057.
14. Khalil MR, Rasmussen PE, Erb K, Laursen SB, Rex S, Westergaard LG. Homologous intrauterine insemination. An evaluation of prognostic factors based on a review of 2473 cycles. Acta Obstet Gynecol Scand 2001; 80(1):74-81.

15. van Rumste MM, Custers IM, van der Veen F, van Wely M, Evers JL, Mol BW. The influence of the number of follicles on pregnancy rates in intrauterine insemination with ovarian stimulation: a meta-analysis. Hum Reprod Update 2008; 14(6):563-70.
16. Veltman-Verhulst SM, Cohlen BJ, Hughes E, Heineman MJ. Intra-uterine insemination for unexplained subfertility. Cochrane Database Syst Rev 2012; 9:CD001838.

38

Técnica de reprodução assistida (TRA) de alta complexidade

Pedro Augusto Araújo Monteleone
Carlos Roberto Izzo
Paulo Cesar Serafini

INTRODUÇÃO

Muitos fatores podem dificultar a união entre o espermatozoide e o oócito. Dessa maneira, a técnica de reprodução assistida (TRA) de alta complexidade, como a fertilização *in vitro* (FIV), pode ter papel fundamental, promovendo o encontro entre o gameta masculino e o feminino fora do corpo humano, em laboratório. Um ou mais pré-embriões podem ser transferidos para o útero da mulher, podendo implantar-se no endométrio e se desenvolver. Pré-embriões excedentes podem ser criopreservados para utilização futura.

Inicialmente, a FIV foi empregada no tratamento de mulheres com trompas obstruídas, danificadas ou ausentes. Atualmente, a FIV é utilizada no tratamento de várias causas de infertilidade, como endometriose, fator masculino ou infertilidade sem causa aparente. O ciclo de tratamento da FIV se caracteriza por etapas básicas, como estimulação ovariana, coleta de oócitos, micromanipulação dos gametas, cultivo e transferência embrionária.

ESTIMULAÇÃO OVARIANA

Os medicamentos empregados na estimulação ovariana promovem o desenvolvimento concomitante de vários oócitos nos ovários, diferentemente da produção de oócito único que ocorre fisiologicamente no ciclo menstrual natural. A estimulação de vários oócitos é necessária, pois alguns não irão fertilizar e outros não apresentarão desenvolvimento normal. Alguns medicamentos empregados na estimulação ovariana são: gonadotrofina de mulher menopausada (hMG), hormônio folículo-estimulante (FSH), hormônio luteinizante (LH), gonadotrofina coriônica humana (hCG) e citrato de clomifeno (CC). Outras medicações são utilizadas no bloqueio hipofisário, como agonistas e antagonistas do GnRH, e fazem parte dos protocolos de estimulação ovariana na alta complexidade em TRA.

O CC é administrado por via oral, enquanto os outros medicamentos listados anteriormente são injetáveis. As drogas por administração oral têm potência menor do que as injetáveis, sendo menos empregadas nos protocolos de indução ovulatória para TRA de alta complexidade. Ainda faltam evidências mais consistentes para afirmar diferença de eficácia entre as medicações injetáveis.

O agendamento dos procedimentos é fundamental no ciclo de FIV. Os ovários são avaliados durante o tratamento por ultrassonografia (US) transvaginal com o objetivo de monitorar o desenvolvimento dos folículos ovarianos. Dosagens hormonais séricas também podem ser realizadas para avaliar a resposta ovariana aos medicamentos. Os níveis de estradiol aumentam com o desenvolvimento folicular e os níveis de progesterona se mantêm baixos até o momento da ovulação.

Com esse acompanhamento, o médico pode determinar quando os folículos em desenvolvimento estão adequados para o procedimento de aspiração folicular. A duração da estimulação ovariana pode variar de 8 a 14 dias com média entre 9 e 11 dias. O hCG ou os análogos do GnRH podem ser utilizados para deflagrar o pico ovulatório (semelhante ao pico endógeno natural do LH), gerando o estágio final de maturação dos oócitos, que terão capacidade de fertilização. A aspiração folicular é realizada antes do fenômeno da ovulação, geralmente entre 34 e 36 horas após a administração do hCG.

Até 20% dos ciclos de FIV podem ser cancelados antes da aspiração folicular por causas diversas, sendo a mais comum a falta de resposta ovariana satisfatória diante da indução da ovulação. A baixa resposta ovulatória é mais incidente com o aumento da faixa etária da mulher, quando protocolos e drogas alternativas podem ser empregadas objetivando melhor resposta em ciclos de tratamento subsequentes. Um ciclo de FIV também pode ser cancelado para diminuir o risco da síndrome de hiperestímulo ovariano (SHO).

Protocolos de estimulação ovariana com análogos ou antagonistas do GnRH diminuem a ocorrência de picos precoces do LH secretado pela hipófise, reduzindo, portanto, o risco de ovulação prematura. Em uma pequena porcentagem de ciclos de tratamento em alta complexidade, este fenômeno pode ocorrer mesmo após a utilização desses medicamentos. Nessa situação, geralmente o ciclo de tratamento é cancelado, já que não se sabe quando o pico de LH se iniciou e quando os oócitos estarão completamente maduros e adequados para a manipulação *in vitro*. A coleta de oócitos da cavidade peritoneal após o fenômeno da ovulação costuma não ser eficiente.

COLETA DE OÓCITOS

A captura ou aspiração dos oócitos é realizada ambulatorialmente com monitoração por US transvaginal, sendo classificada como procedimento cirúrgico de baixa complexidade. Medicamentos analgésicos são utilizados rotineiramente ao término do procedimento. O probe do ultrassom é introduzido na vagina para identificar os folículos ovarianos e a agulha acoplada ao sistema é guiada através do fundo vaginal até o interior dos folículos. Os oócitos são aspirados (removidos) dos folículos pela agulha conectada a um sistema de sucção. Em geral, o procedimento não dura mais de 30 minutos. A sensação de peso em baixo ventre e/ou pressão abdominal podem perdurar por alguns dias após o procedimento, principalmente pelo aumento do volume dos ovários. A via laparoscópica não é mais utilizada para esse tipo de procedimento.

FERTILIZAÇÃO E CULTURA EMBRIONÁRIA

Os oócitos são avaliados no laboratório após coleta quanto à maturidade e à qualidade. Oócitos maduros são colocados em meio de cultivo e transferidos para a incubadora para posterior manipulação com o gameta masculino. O espermatozoide é separado do sêmen bruto ejaculado, geralmente obtido por masturbação. Alternativamente, espermatozoides podem ser obtidos do testículo ou epidídimo de homens azoospérmicos, decorrente de obstrução ou falta de produção.

A fertilização do oócito pode acontecer pela inseminação de espermatozoides móveis. Nesta técnica, denominada de FIV "clássica", os gametas selecionados são incubados concomitantemente, aguardando o processo natural de fertilização. A outra técnica de manipulação de gametas em laboratório é a injeção intracitoplasmática de espermatozoides (ICSI), técnica cada vez mais difundida nos serviços de reprodução humana nas diferentes regiões do mundo. Nessa situação, um único espermatozoide é injetado diretamente no óocito maduro. A ICSI é geralmente empregada em situações como baixa taxa de sucesso ou falha de fertilização na FIV "clássica" e/ou baixa qualidade seminal. No geral, as taxas de gestação e de nascidos vivos são similares quando as duas técnicas são comparadas. Aconselhamento genético é recomendado antes da ICSI nos casos em que anormalidades genéticas são detectadas e possam ser transmitidas de pai para filho.

INJEÇÃO ESPERMÁTICA

A visualização de dois pró-núcleos no dia seguinte (dia +1) confirma a fertilização do oócito. Um pró-núcleo é derivado do oócito e um do espermatozoide. Geralmente entre 65 e 75% dos oócitos maduros fertilizam após a inseminação ou a ICSI. Taxas menores ocorrem quando o espermatozoide e/ou oócito apresentam baixa qualidade. Ocasionalmente, mesmo com a realização da ICSI, pode ocorrer falha total no processo de fertilização.

Dois dias após a aspiração (dia +2), o oócito fertilizado apresenta divisão celular, tornando-se um pré-embrião de 2 a 4 células. No terceiro dia de cultivo (dia +3), um pré-embrião com desenvolvimento adequado apresenta aproximadamente de 6 a 10 células. No quinto dia (dia +5), o pré-embrião desenvolve uma cavidade com fluido (blastocele), e a placenta e os tecidos fetais iniciam uma separação. O pré-embrião que alcança esse estágio é denominado de blastocisto. Em média, a taxa de formação de blastocistos *in vitro* é de cerca de 45%. A transferência embrionária para o útero materno pode ser realizada geralmente entre o segundo (dia+2) e o sexto dia (dia +6) após a aspiração dos oócitos. No caso do desenvolvimento embrionário intrauterino bem-sucedido, o pré-embrião realiza o *hatching*, desprendendo-se da zona pelúcida e implantando-se no endométrio, epitélio que reveste a cavidade uterina, aproximadamente 6 a 10 dias após a aspiração oocitária.

TRANSFERÊNCIA EMBRIONÁRIA

A próxima etapa nos ciclos de FIV é a transferência embrionária. Este procedimento geralmente não requer anestesia, embora algumas mulheres manifestem o desejo de aplicação de alguma técnica de sedação ou relaxamento para a sua realização. O médico realiza o posicionamento do espéculo vaginal e a identificação do colo uterino. Um ou mais pré-embriões suspensos em uma gota de meio de cultivo são alocados dentro de um cateter de transferência embrionária acoplado a uma seringa. O médico guia o cateter delicadamente através da cérvice uterina.

LEITURAS RECOMENDADAS

1. Duran HE, Bradley J, Van Voorhis BJ. The role of ultrasound in embryo transfer. How to improve your ART success rates: an evidence-based review of adjuncts to IVF 2011: 161.
2. ESHRE Task Force on Ethics and Law The moral status of the pre-implantation embryo. Hum Reprod 2001; 16(5):1046-8.
3. Falcone T. The Cleveland Clinic Guide to Infertility. Kaplan Publishing, 2009.
4. Gianpiero DP. Intracytoplasmic sperm injection. Practical manual of in vitro fertilization. New York: Springer, 2012. p.307-20.
5. Howles CM, Ezcurra D, Roy Homburg R. Ovarian stimulation protocols in assisted reproductive technology: an update. Exp Rev Endocrinol Metabol 2012; 7(3):319-30.
6. Kahn J, Thomas E, Zsolt PN. Morphometric analyses of embryos. Human assisted reproductive technology: future trends in laboratory and clinical practice 2011: 248.
7. Kara E, Manuela S. Genetic screening for infertility: when should it be done? Middle East Fertil Society J 2010; 15(3):139-45.
8. Paulson RJ. Human in vitro fertilization and related assisted reproductive techniques. In: Goodwin TM, Montoro MN, Muderspach L, Paulson RJ, Roy S (eds.). Management of common problems in obstetrics and gynecology. 5.ed. Willey-Blackwell, 2010. p.458-63.
9. Shah R. Female reproduction. Newsletter 2011; 6:12.
10. Steptoe PC, Edwards RG. Successful birth after IVF. Lancet 1978; 312-66.
11. Yaakov B. Can cycle day 7 FSH concentration during controlled ovarian stimulation be used to guide FSH dosing for in vitro fertilization? Reprod Biol Endocrinol 2012; 11(1):12.

Seção 6
Emergências em Ginecologia

Coordenador

Eduardo Vieira da Motta

39

Doença inflamatória pélvica

Eduardo Vieira da Motta

INTRODUÇÃO

A doença inflamatória pélvica (DIP) aguda consiste na infecção polimicrobiana do trato genital superior (acima do orifício interno do colo uterino), com apresentações clínicas variáveis dependendo da extensão do comprometimento infeccioso, como endometrite, salpingite, salpingo-ooforite, peritonite e formação de abscessos pélvicos. Acomete sobretudo mulheres jovens, em idade reprodutiva e com atividade sexual regular, porém a prevalência é de difícil determinação, por causa dos diferentes critérios diagnósticos e das apresentações clínicas.

As principais complicações incluem infertilidade por fator tuboperitoneal, gravidez ectópica, dor pélvica crônica, hospitalização e necessidade de intervenções cirúrgicas por formação de abscessos e septicemia.

MICROBIOLOGIA

Esse processo infeccioso decorre da ascensão microbiana ao trato genital superior, por contiguidade, disseminação sanguínea ou linfática, com envolvimento progressivo de endométrio, tubas e cavidade peritoneal. Os principais agentes microbiológicos apresentam transmissão sexual ou pertencem à flora vaginal.

Chlamydia trachomatis e *Neisseria gonorrhoeae* são os principais agentes associados a esse processo. Enquanto a frequência de infecções por *C. trachomatis* vem aumentando, especialmente em adolescentes, a incidência de *N. gonorrhoeae* tem reduzido em países desenvolvidos. A identificação de *C. trachomatis* ocorre em cerca de 14% dos casos e de *N. gonorrhoeae* em 15%, com 5% de infecção mista. A identificação de agente etiológico específico não ocorre em cerca de 70% dos casos.

Outros agentes identificados incluem *Mycoplasma genitalium* e aqueles associados à vaginose bacteriana, como bacilos Gram-negativos, *Gardnerella vaginalis* e anaeróbios (*Peptostreptococcus*, *Prevotella* spp., estreptococos, bacteroides, clostrídeos). A presença de infecções mistas com diferentes agentes determina os princípios terapêuticos na escolha de antimicrobianos.

DIAGNÓSTICO

Dor abdominal em hipogástrio, uni ou bilateral, com piora progressiva ao esforço físico ou atividade sexual, com dispareunia de profundidade. Frequentemente se inicia após o período menstrual com evolução de 2 a 3 dias, pois, nesta época, a perda dos mecanismos cervicais de proteção infecciosa favorece a ascensão de agentes microbianos ao trato genital superior. Mudança da flora vaginal, como nas vaginoses (corrimento branco-acinzentado, bolhoso) ou em cervicites, pode favorecer o aparecimento de agentes relacionados à DIP.

A progressão do processo infeccioso intraperitoneal pode se disseminar para o hipocôndrio e envolver a cápsula hepática, com dor à palpação e piora com a inspiração profunda (síndrome de Fitz-Hughes-Curtis). Essa associação ocorre em cerca de 12 a 25% dos casos.

Além da dor à palpação em hipogástrio, o toque vaginal pode identificar aumento da temperatura, dor ao contato e à mobilização do colo uterino, do corpo uterino e das regiões anexiais – uni ou bilateral. O edema das estruturas pélvicas e anexiais pode ser percebido pelo seu espessamento ao toque. Coleções e abscessos na pelve determinam dor intensa ao toque e abaulamentos dos fórnices vaginais.

Habitualmente, o estado geral da paciente é conservado, exceto em quadros com abscesso pélvico e peritonite, que podem evoluir para septicemia. O desenvolvimento de febre, taquicardia, taquipneia e hipotensão arterial deve ser avaliado diante de outros diagnósticos diferenciais infecciosos, como apendicite ou pielonefrite.

A variedade de apresentações clínicas, incluindo quadros leves e oligossintomáticos, com amplo espectro de sintomas e sinais associados, dificulta o diagnóstico, pois não existe dado de anamnese, exame físico ou laboratorial com sensibilidade ou especificidade adequadas para o diagnóstico, mesmo com examinadores experientes. Dessa forma, os achados clínicos e propedêuticos permitem melhor definição diagnóstica quando analisados em conjunto. O valor preditivo positivo para o diagnóstico clínico de DIP, em pacientes sintomáticas, varia entre 65 e 90%, conforme o perfil epidemiológico da população. Naturalmente, conforme o perfil demográfico da paciente, os dados clínicos podem apresentar maior valor preditivo diagnóstico, como em mulheres jovens sob risco de doenças sexualmente transmissíveis.

Os critérios clínicos classicamente associados ao diagnóstico de DIP são:

- dor abdominal;
- dor à mobilização do colo e do corpo uterino;
- dor à palpação anexial.

Outros sinais de processo inflamatório pélvico podem corroborar o diagnóstico, como:

- leucócitos abundantes à microscopia no conteúdo vaginal;
- temperatura oral acima de 38,3°C;
- secreção mucopurulenta cervical ou vaginal;
- velocidade de hemossedimentação elevada;
- proteína C reativa elevada;
- identificação de infecção cervical por *N. gonorrhoeae* ou *C. trachomatis*.

Destes achados complementares, a identificação de exsudato mucopurulento cervical e/ou alta contagem de leucócitos no conteúdo vaginal apresentam elevada correlação com diagnóstico de DIP, inclusive com elevado valor preditivo negativo, caso não estejam presentes.

Os critérios mais específicos para a confirmação diagnóstica são:

- biópsia endometrial com evidência histopatológica de endometrite;
- identificação de imagem compatível com infecção pélvica por meio de ultrassonografia (US) transvaginal, ressonância magnética (RM) ou Doppler, como tubas de paredes espessadas com conteúdo líquido, presença de líquido livre pélvico, coleção heterogênea anexial, hipervascularização dos tecidos;
- laparoscopia consistente com DIP.

O principal diagnóstico diferencial é o de apendicite aguda, especialmente em mulheres jovens. Pacientes sem antecedente de dor migratória, que apresentem dor abdominal bilateral e sem náusea ou vômito podem ser consideradas de baixo risco para apendicite, com sensibilidade de 99% para o diagnóstico de DIP (IC 95% 94-100%). Outras informações clínicas associadas a DIP, comparativamente a apendicite aguda, incluem maior tempo de evolução clínica da dor até a procura por atendimento, maior frequência de corrimento vaginal e sangramento genital irregular.

Outro diagnóstico diferencial importante é o de gravidez ectópica. Neste sentido, as pacientes devem ser sempre interrogadas quanto à data da última menstruação e ao uso de método contraceptivo. Classicamente, a gravidez ectópica deve ser considerada em mulheres com dor abdominal aguda associada a atraso menstrual e sangramento genital.

A formação de abscessos deve ser sempre considerada nas pacientes que apresentem quadro clínico exuberante, com dor intensa, febre e leucocitose. O exame clínico pode ser limitado pela intensidade da dor, mas pode ser sugestivo na presença de abaulamentos em fórnices vaginais. Os exames de imagem descritos permitem a confirmação diagnóstica.

Diagnóstico laboratorial

Hemograma e leucograma devem ser interpretados na hipótese clínica de DIP, pois, embora o leucograma auxilie na identificação de processos infecciosos, a elevação no número de leucócitos e neutrofilia é achado em apenas 40% dessas pacientes, raramente definindo o diagnóstico. Contudo, nos casos de leucocitose, há associação com a gravidade da infecção. É interessante observar que infecções por agente Gram-negativo podem, inicialmente, cursar com leucopenia. Marcadores sorológicos do processo inflamatório, como velocidade de hemossedimentação (VHS) e proteína C reativa (PCR), apresentam graus variáveis de sensibilidade (74 a 93%) e especificidade (25 a 90%) para o diagnóstico de DIP.

A dosagem da fração beta da gonadotrofina (beta-hCG) deve ser sempre considerada pela possibilidade de gravidez em mulheres na idade reprodutiva, pois pode estar associada ao quadro emergencial (p.ex., gravidez ectópica) ou representar evento a ser considerado nas escolhas de propedêutica complementar ou terapêuticas.

A dosagem de sódio, potássio, ureia e creatinina não apresenta indicação diagnóstica em DIP, e deve ser dirigida para os casos com condições associadas, como desidratação ou para diagnóstico diferencial. Disúria e polaciúria podem estar presentes nos casos de DIP, necessitando o diferencial com infecções do trato urinário, por meio da avaliação do sedimento urinário e de cultura urinária. No entanto, pode haver leucocitúria decorrente de processos inflamatórios pélvicos, como apendicite e a própria DIP.

A realização de hemocultura é necessária nos casos com comprometimento infeccioso sistêmico, especialmente em pico febril e antes da introdução antimicrobiana, para auxiliar na identificação do agente.

Quando disponível, a citologia de conteúdo cervicovaginal pode auxiliar no diagnóstico. A identificação de três ou mais leucócitos por campo de grande aumento apresenta sensibilidade elevada (87 a 91%) para a confirmação diagnóstica, enquanto a ausência de leucócitos apresenta elevado valor preditivo negativo (94,5%) para infecção do trato genital superior.

Apesar da elevada especificidade para o diagnóstico de DIP, a biópsia endometrial está restrita a condições de protocolos ou como diagnóstico diferencial diante de outros achados propedêuticos, não sendo indicada rotineiramente. A sensibilidade diagnóstica varia de 70 a 90% e a especificidade, de 67 a 90%.

A laparoscopia permite visualizar os órgãos genitais superiores com achado de eritema e edema tubário, presença de exsudato purulento, aderências inflamatórias e coleções inflamatórias pélvicas. Não é possível seu emprego sistematizado para confirmação diagnóstica, mas deve ser considerado em diagnósticos diferenciais ou como terapêutica para drenagem de coleções pélvicas.

Diagnóstico por imagem

Os achados de imagem correspondem ao grau de acometimento das estruturas envolvidas, desde ausência de imagem específica de infecção até a identificação de abscessos e coleções pélvicas.

Os métodos mais empregados para diagnóstico de DIP são US e RM, com sensibilidade de 81% e 95%, especificidade de 78% e 89% e acurácia de 80% e 93%, respectivamente.

A US por via abdominal e transvaginal apresenta maior disponibilidade e facilidade operacional, sendo o exame inicial para avaliação dessas pacientes, pois identifica estruturas pélvicas, órgãos genitais, trato urinário e parte do trato gastrointestinal, com possibilidade de diagnosticar coleções, líquido livre em cavidades endometrial, tubária e pélvica, além de identificar condições funcionais ovarianas.

A RM apresenta boa indicação para definição de diagnósticos diferenciais e, nos casos de abscessos, pode avaliar a topografia e a relação anatômica com outros órgãos peritoneais, mas tem menor disponibilidade com maior custo para realização.

A tomografia computadorizada (TC) apresenta boa indicação para diagnósticos diferenciais do trato gastrointestinal, especialmente em apendicite aguda. As técnicas atuais têm permitido melhor caracterização anatômica dos órgãos genitais, especialmente para avaliação de coleções e abscessos, com boa resolução e resultados semelhantes aos da RM.

A endometrite é observada como espessamento endometrial, eventualmente heterogêneo, com lâmina líquida no interior, bem observado pela US transvaginal ou à RM. A RM e a TC podem identificar edema inflamatório pélvico pelo espessamento dos ligamentos uterossacrais e perda dos planos entre as fáscias e a gordura abdominopélvica.

O diâmetro normal da tuba não deve exceder 4 mm, dificultando sua identificação nos diferentes métodos de imagem. No entanto, com a progressão da infecção, a presença de coleções inflamatórias no seu interior pode ser observada na US, inclusive a perda do pregueado mucoso à medida que se distende. Outro achado é a presença de líquido peritubário na fase aguda que, associado às fímbrias edemaciadas, também favorece o diagnóstico de salpingite pela formação de septos pélvicos incompletos. Esses achados também podem ser observados à RM. A inflamação ovariana é suspeitada quando há perda da diferenciação corticomedular, aumento do volume e deslocamento dos folículos para a periferia.

A presença de material purulento no interior da tuba é suspeitada pela maior ecogenicidade, espessamento da parede tubária e reforço da sombra acústica posterior à imagem. Nível hidroaéreo no interior da tuba ou em coleções associadas reforça o diagnóstico de abscesso.

Quando ocorre demasiada distorção das estruturas pélvicas em decorrência do processo inflamatório, RM ou TC pode ser exame complementar útil à avaliação.

O exame de imagem mais adequado em DIP é a US pélvica por via abdominal e transvaginal. A realização de RM ou TC pode ser necessária para avaliação de diagnósticos diferenciais em decorrência da história clínica, da evolução terapêutica ou complementar à própria US. A TC apresenta especial papel no diagnóstico de apendicite aguda.

TRATAMENTO ANTIMICROBIANO

O tratamento deve ser instituído na presunção diagnóstica, pois a confirmação diagnóstica pelos métodos propedêuticos complementares pode não ser conclusiva. Aceita-se a instituição empírica do tratamento clínico em mulheres com suspeita clínica, especialmente nas jovens com atividade sexual e com fatores de risco para doenças sexualmente transmissíveis (DST) e quando outros diagnósticos diferenciais foram excluídos ou não confirmados. O tratamento empírico para DIP não apresenta risco aparente que comprometa o diagnóstico diferencial e o tratamento de condições associadas à dor abdominal aguda, como gravidez ectópica, apendicite e torção anexial.

Não há tratamento antimicrobiano ideal para mulheres com DIP. Os estudos de diferentes protocolos antimicrobianos devem ser vistos com cuidado, pois seus resultados se baseiam em melhora clínica e, raramente, microbiológica.

A preferência é pelo tratamento antimicrobiano por via oral, pois apresenta resposta clínica semelhante aos tratamentos por via parenteral. No entanto, a hospitalização e o tratamento parenteral devem ser considerados nas seguintes situações:

- diagnóstico ainda não definido, não se podendo descartar outras emergências cirúrgicas, como apendicite;
- falta de condições para tolerar medicação oral (náuseas e vômitos);
- falta de condições para aderir ao tratamento;
- falha em terapêutica oral prévia;
- abscesso pélvico;
- comorbidades associadas (imunossupressão e diabetes);
- gravidez.

Dos tratamentos referendados para a terapia ambulatorial de casos leves e moderados, utilizam-se:

1. Combinação de quinolona (Ofloxacino®) 400 mg, 2 vezes/dia, com ou sem metronidazol (Flagyl®) 400 mg, 2 a 3 vezes/dia, por 14 dias.
2. Doxiciclina (Vibramicina®) 100 mg, 2 vezes/dia, com ou sem metronidazol (Flagyl®) 400 mg, 2 a 3 vezes/dia, e dose única de ceftriaxona (Ceftriax®; Rocefin®) 250 mg, intramuscular (IM).
3. Cefoxitina (Cefton®) 2 g, IM, dose única, e probenicida (Probecilin®) 1 g, via oral (VO), seguida de doxiciclina (Vibramicina®) 100 mg, VO, 2 vezes/dia, por 14 dias.
4. Moxifloxacino (Avalox®) 400 mg, VO, 1 vez/dia, por 14 dias, e metronidazol (Flagyl®) 500 mg, 2 vezes/dia, por 14 dias.

Na presença de abscessos pélvicos, o tratamento deve ser parenteral, assim como nos casos em que não for possível a administração oral antimicrobiana ou houver comprometimento clínico que limite a ingestão desses medicamentos (náuseas, vômitos). Os principais esquemas são:

1. Cefoxitina (Cefton®) 2 g, intravenosa (IV), a cada 6 horas, associadamente a doxiciclina (Vibramicina®) 100 mg, VO, a cada 12 horas, até a melhora clínica. A terapia parenteral pode ser substituída pela oral com doxiciclina (Vibramicina®) 100 mg a cada 12 horas por 14 dias, após 24 horas da melhora clínica. Nos casos de abscesso tubo-ovariano, associa-se:
2. Clindamicina (Dalacin®) 450 mg, VO, a cada 6 horas, ou metronidazol (Flagyl®) 400 mg, VO, a cada 8 horas e doxiciclina (Vibramicina®) na mesma dose.
3. Clindamicina (Dalacin®) 900 mg, IV, a cada 8 horas, associada a gentamicina (Garamicina®), IV ou IM, na dose de 2 mg/kg como dose inicial, seguida de dose de manutenção com 1,5 mg/kg a cada 8 horas. Após 24 horas da melhora clínica, deve-se substituir pela terapêutica oral conforme descrito antes. Ambos os esquemas apresentam eficácia semelhante.

Outros esquemas parenterais incluem o uso de Ofloxacino® (400 mg a cada 12 horas) associado a metronidazol (500 mg a cada 8 horas); ou ampicilina/sulbactam (Unasyn® 3 g, IV, a cada 6 horas) associado a doxiciclina 100 mg, VO, a cada 12 horas.

Nos abscessos pélvicos de origem genital, é possível o tratamento clínico conservador inicial, desde que a paciente apresente condições clínicas estáveis, outros diagnósticos diferenciais tenham sido inicialmente descartados e ela possa ser mantida sob estrita vigilância. Caso haja piora dos sintomas e sinais clínicos, como dor, febre e parâmetros hemodinâmicos, o diagnóstico deve ser reavaliado e considera-se o tratamento cirúrgico ou por drenagem radioguiada.

TRATAMENTO CIRÚRGICO

A drenagem dos abscessos pélvicos pode ser realizada por meio de cirurgia convencional, laparoscopia ou guiada por US ou TC. Está indicada nos casos que não apresentam melhora com administração de antimicrobianos ou de imediato nos casos infecciosos graves, nos quais a drenagem cirúrgica permite reduzir o foco infeccioso e coletar material para identificação do agente.

Para manter a integridade dos órgãos genitais e evitar cirurgias que comprometam o futuro reprodutivo dessas mulheres, como histerectomia e ooforectomias, a drenagem desses abscessos guiada por métodos de imagem tem sido mais utilizada, com manutenção da capacidade mênstruo-reprodutiva, com índices de cura semelhantes aos da cirurgia convencional.

Abscesso em contato com a escavação retouterina (fundo de saco de Douglas) pode ser drenado por culdotomia do fórnice vaginal posterior e colocação de dreno.

Considerando a cirurgia convencional para drenagem dessas coleções, a preferência é pela laparoscopia, com eficácia superior a 95% e menor índice de complicações, como lesões iatrogênicas dos órgãos genitais e deiscências com infecção de parede abdominal.

Infelizmente, nos casos de infecção grave com comprometimento sistêmico, pode ser necessária a excisão de todo o tecido comprometido, o que pode representar a retirada de tubas, ovários ou mesmo o útero, comprometendo o futuro reprodutivo.

MEDIDAS COMPLEMENTARES

Recomenda-se a remoção de dispositivo intrauterino (DIU) e a paciente deve ser orientada para outros métodos contraceptivos.

Os parceiros sexuais devem ser tratados, especialmente quando identificados agentes de DST, como *N. gonorrhoeae*, *C. trachomatis* e *M. genitalium*, com preferência para ceftriaxona (Ceftriax®; Rocefin®) nos casos de *N. gonorrhoeae* e azitromicina (Azi®; Azimix®; Azitrax®) para *C. trachomatis* ou *M. genitalium*.

As pacientes devem ser seguidas em ambulatório, inicialmente após 72 horas, sobretudo nos casos moderados e severos, e após 4 a 6 semanas para assegurar-se da adesão ao tratamento e para avaliação da resposta terapêutica.

Pacientes HIV positivas apresentam formas mais severas da infecção, mas respondem à terapêutica de maneira semelhante a mulheres não infectadas.

LEITURAS RECOMENDADAS

1. Aimakhu CO, Olayemi O, Odukogbe AA. Surgical management of pelvic abscess: laparotomy versus colpotomy. J Obstet Gynaecol 2003; 23(1):71-2.
2. Altunyurt S, Denir N, Posaci C. A randomised controlled trial of coil removal prior to treatment of pelvic inflammatory disease. Eur J Gynecol Obstet Reprod Biol 2003; 107:81-4.
3. Bukusi EA, Cohen CR, Stevens CE, Sinei S, Reilly M, Grieco V et al. Effects of human immunodeficiency virus 1 on microbial origins of pelvic inflammatory disease and on efficacy of ambulatory oral therapy. Am J Obstet Gynecol 1999; 181:1374-81.
4. Centers for Disease Control and Prevention (CDC). Pelvic inflammatory disease. MMWR 2010; 59:63-6.
5. Gjelland K, Ekerhovd E, Granberg S. Transvaginal ultrasound-guided aspiration for treatment of tubo-ovarian abscess: a study of 302 cases. Am J Obstet Gynecol 2005; 193:1323.
6. Granberg S, Gjelland K, Ekerhovd E. The management of pelvic abscess. Best Pract Res Clin Obstet Gynaecol 2009; 23(5):667-78.
7. Horrow MM. Ultrasound of pelvic inflammatory disease. Ultrasound Q 2004; 20(4):171-9.
8. Judlin P, Thiebaugeorges O. Levofloxacin plus metronidazole in uncomplicated pelvic inflammatory disease: a preliminary study. Eur J Obstet Gynecol Reprod Biol 2009; 145:177.
9. Krajewski S, Brown J, Phang PT, Raval M, Brown CJ. Impact of computed tomography of the abdomen on clinical outcomes in patients with acute right lower quadrant pain: a meta-analysis. Can J Surg 2011; 54(1):43-53.
10. Lareau SM, Beigi RH. Pelvic inflammatory disease and tubo-ovarian abscess. Infect Dis Clin North Am 2008; 22(4):693-708.
11. Lehtinen M, Laine S, Heinonen PK, Teisala K, Miettinen A, Aine R et al. Serum C-reactive protein determination in acute pelvic inflammatory disease. Am J Obstet Gynecol 1986; 154(1):158-9.
12. Lemoyne S, Van Leemput J, Smet D, Desmedt E, Devos H, Van Schaeren J et al. Pelvic inflammatory disease due to Streptococcus pneumoniae: a usual pathogen at an unusual place. Acta Clin Belg 2008; 63(6):398-401.
13. McGregor JA, Crombleholme WR, Newton E, Sweet RL, Tuomala R, Gibbs RS. Randomized comparison of ampicillin-sulbactam to cefoxitin and doxycycline or clindamycin and gentamicin in the treatment of pelvic inflammatory disease or endometritis. Obstet Gynecol 1994; 83:998-1004.

14. Morishita K, Gushimiyagi M, Hashiguchi M, Stein GH, Tokuda Y. Clinical prediction rule to distinguish pelvic inflammatory disease from acute appendicitis in women of childbearing age. Am J Emerg Med 2007; 25(2):152-7.
15. Ness RB, Soper DE, Holey RL, Peipert J, Randall H, Sweet RL et al. Effectiveness of inpatient and outpatient treatment strategies for women with pelvic inflammatory disease: results from the Pelvic Inflammatory Disease Evaluation and Clinical Health (PEACH) Randomized Trial. Am J Obstet Gynecol 2002; 186:929-37.
16. Peter NG, Clark LR, Jaeger JR. Fitz-Hugh-Curtis syndrome: a diagnostic to consider in women with right upper quadrant pain. Cleve Clin J Med 2004; 71:233-9.
17. Rosen M, Breitkopf D, Waud K. Tubo-ovarian abscess management options for women who desire fertility. Obstet Gynecol Surv 2009; 64(10):681-9.
18. Ross JD, Cronje HS, Paszkowski T, Rakoczi I, Vildaite D, Kureishi A et al. Moxifloxacin versus ofloxacin plus metronidazole in uncomplicated pelvic inflammatory disease: results of a multicentre, double blind, randomised trial. Sex Transm Inf 2006; 82:446-51.
19. Royal College of Obstetricians and Gynaecologists. Management of acute pelvic inflammatory disease. Green-top Guideline No. 32, Nov 2008. www.rcog.org.uk/search/node/green-top+guideline.
20. Ruger JP, Lewis LM, Richter CJ. Identifying high-risk patients for triage and resource allocation in the ED. Am J Emerg Med 2007; 25(7):794-8.
21. Savaris RF, Teixeira LM, Torres TG, Edelweiss MI, Moncada J, Schachter J. Comparing ceftriaxone plus azithromycin or doxycycline for pelvic inflammatory disease: a randomized controlled trial. Obstet Gynecol 2007; 110:53-60.
22. Sellors J, Mahoney J, Goldsmith C, Rath D, Mander R, Hunter B et al. The diagnosis of pelvic inflammatory disease: the accuracy of clinical and laparoscopic findings. Am J Obstet Gynecol 1991; 164:113-20.
23. Short VL, Totten PA, Ness RB, Astete SG, Kelsey SF, Haggerty CL. Clinical presentation of Mycoplasma genitalium infection versus Neisseria gonorrhoeae infection among women with pelvic inflammatory disease. Clin Infect Dis 2009; 48:41-7.
24. Thomassin-Nagara I, Dubernard G, Lafont C, Chopier J, Daraï E, Bazot M. Imagerie de l'infection pelvienne. J Radiol 2008; 89(1 Pt 2):134-41.
25. Tukeva TA, Aronen HJ, Karjalainen PT, Molander P, Paavonen T, Paavonen J. MR imaging in pelvic inflammatory disease: comparison with laparoscopy and US. Radiology 1999; 210:209-16.
26. Wiesenfeld HC, Sweet RL, Ness RB, Krohn MA, Amortegui AJ, Hillier SL. Comparison of acute and subclinical pelvic inflammatory disease. Sex Transm Dis 2005; 32(7):400-5.
27. Yudin MH, Hillier SL, Wiesenfeld HC, Krohn MA, Amortegui AA, Sweet RL. Vaginal polymorphonuclear leukocytes and bacterial vaginosis as markers for histologic endometritis among women without symptoms of pelvic inflammatory disease. Am J Obstet Gynecol 2003; 188:318-23.

40

Tratamento do sangramento uterino anormal

Eduardo Vieira da Motta

INTRODUÇÃO

Sangramento genital excessivo é frequente na prática do ginecologista, pois cerca de 30% das mulheres em idade reprodutiva relatam sangramentos uterinos anormais, o que pode representar 5% dos atendimentos ginecológicos. O diagnóstico depende da avaliação sistemática dos diagnósticos diferenciais, desde doenças uterinas, sistêmicas, neoplasias e afecções do ciclo gravídico-puerperal (Tabela 1).

TABELA 1 DIAGNÓSTICO DIFERENCIAL EM SANGRAMENTO GENITAL

Adenomiose
Anovulação
Coagulopatias (von Willebrand, anormalidade plaquetária e púrpura trombocitopênica)
Doenças sistêmicas: tireoide, fígado e coagulopatias
Gravidez (aborto, moléstia trofoblástica e gravidez ectópica)
Hiperplasia ou carcinoma endometrial

(Continua)

TABELA 1 DIAGNÓSTICO DIFERENCIAL EM SANGRAMENTO GENITAL *(continuação)*

Iatrogenia: hormônios, anticoagulantes e dispositivo intrauterino (DIU)
Infecções: endométrio, colo uterino e vagina
Leiomioma uterino
Neoplasia cervical ou vaginal
Pólipos endometriais e cervicais
Puerpério (restos ovulares, pólipo placentário e involução uterina)
Trauma genital

Na ausência de etiologia orgânica, o sangramento pode ser analisado a partir de alterações ou disfunções dos hormônios do ciclo menstrual (hemorragia uterina disfuncional – HUD). Atualmente, há tendência pelo emprego da denominação sangramento uterino anormal (SUA), terminologia que englobaria perdas sanguíneas em variadas quantidades e intervalos, sem necessariamente a conotação de hemorragia. O SUA pode ocorrer na puberdade, no menacme ou no climatério, e pode ser observado tanto em ciclos ovulatórios como em anovulatórios (disfunção no eixo hipotálamo-hipófise-suprarrenal-ovários). Ciclos menstruais regulares sugerem ciclos ovulatórios, enquanto irregularidade sugere ciclos anovulatórios.

FASE PRÉ-PÚBERE

Nesta faixa etária, os sangramentos são mais comumente associados a traumas genitais, introdução de corpo estranho e processos infecciosos. Raramente podem ser associados a neoplasias. Associação com sinais de estimulação hormonal, como desenvolvimento de pelos e telarca, devem ser considerados em puberdade precoce, tumores produtores hormonais e consumo iatrogênico de esteroides.

ADOLESCÊNCIA

Neste período, a imaturidade do desenvolvimento hormonal pode proporcionar sangramentos importantes, porém o principal diagnóstico a ser considerado é a deficiência de fatores de coagulação ou de função plaquetária, como em quadros leucêmicos, doença de von Willebrand, deficiências de protrombina, púrpura trombocitopênica e hiperesplenismo. Cerca de 20% dos casos de sangramento uterino em adolescentes se relacionam com algum tipo de discrasia sanguínea, tornando obrigatória a avaliação laboratorial de coagulação nesse grupo.

MENACME

Neste período, aumenta a frequência de disfunção hipotalâmica secundária a estresse psicológico, exercícios e perda ou ganho de peso acentuados. Outras doenças hormonais, como hiperprolactinemia, hipo e hipertireoidismo e estados hiperandrogênicos, devem ser consideradas. Doenças uterinas, como pólipos, leiomiomas e neoplasias, aumentam em incidência.

CLIMATÉRIO E MENOPAUSA

A falência ovariana fisiológica proporciona sangramentos irregulares no período perimenopausa. Apesar da maior frequência de disfunções hormonais, causas orgânicas como neoplasias devem ser especialmente consideradas. Na menopausa, todos os sangramentos devem ser considerados diante de condições orgânicas e a neoplasia endometrial como a principal etiologia.

AVALIAÇÃO CLÍNICA

História clínica com idade, paridade, antecedentes sexuais, doenças ginecológicas prévias, uso de métodos contraceptivos ou outros medicamentos são antecedentes importantes, bem como sinais e sintomas relacionados à gravidez. Deve-se avaliar o sangramento quanto a início, quantidade, frequência (episódio cíclico ou isolado), duração, alterações prévias do padrão menstrual, além dos sintomas associados como dor, mudanças de hábito intestinal ou urinário. O exame clínico deve ser completo.

Sinais de violência podem ser observados à inspeção dos órgãos genitais. O exame especular avalia a integridade das paredes vaginais e do colo uterino, sinais de infecção ou de atrofia genital; identifica o conteúdo vaginal ou a existência de corpo estranho, pólipos, ectrópios, cervicites e lesões neoplásicas (benignas ou malignas). O toque vaginal caracteriza mobilidade, tamanho e forma do corpo uterino.

Infecções do trato genital superior com endometrite podem determinar sangramento irregular, dor pélvica ou hipogástrica, febre e calafrios. Nestes casos, ocorre dor à manipulação do colo e corpo uterinos, e conteúdo cervicovaginal anormal ou mesmo purulento pode ser observado.

Medicações com conteúdo hormonal ou com interferência no metabolismo hormonal devem ser investigadas (psicofármacos, anticoagulantes, digitálicos ou fentoína). Dispositivo intrauterino (DIU) pode se associar à endometrite.

Sangramentos em outros locais (gengiva, nariz e trato gastrointestinal), além do genital, ou presença de petéquias, equimoses, hematomas ou hemartroses sugerem coagulopatias. A função de coagulação (tempo de tromboplastina parcial ativada, tempo de protrombina, tempo de sangramento) é fundamental na investigação desses quadros.

Após a menarca e durante a menacme, gravidez e suas complicações devem ser sempre consideradas.

PROPEDÊUTICA COMPLEMENTAR

A avaliação do grau de perda sanguínea pode ser feita por meio dos valores hematimétricos (hematócrito e hemoglobina), e o leucograma auxilia na investigação de discrasias sanguíneas. O coagulograma com seus tempos (tempo de tromboplastina parcial ativada e tempo de protrombina) e a avaliação de plaquetas é especialmente útil em adolescentes. Teste de gravidez é obrigatório em mulheres na idade reprodutiva. Provas de função de outros órgãos ou sistemas devem ser consideradas frente à história e aos antecedentes (Tabela 2).

TABELA 2 PROPEDÊUTICA COMPLEMENTAR EM SANGRAMENTO UTERINO ANORMAL

Hemograma completo
Teste de gravidez (beta-hCG)
Função tireoidiana (T3, T4 e TSH)
Função hepática (TGO, TGP, gama-GT, fosfatase alcalina, bilirrubina total e frações)
Coagulação (tempos de sangramento, coagulação, protombina e tromboplastina ativado, adesividade e agregação plaquetária)
Pesquisa de agentes infecciosos (*Chlamydia* sp.; *Ureaplasma* sp.)
Ultrassonografia pélvica vaginal ou abdominal e histerossonografia
Aspirado endometrial
Curetagem uterina
Histeroscopia

gama-GT: gama glutamiltransferase; TGO: transaminase glutâmico-oxalacética; TGP: transaminase glutâmico-pirúvica; TSH: hormônio estimulante da tireoide

A ultrassonografia pélvica, por via abdominal e transvaginal, avalia os órgãos genitais internos, caracteriza o útero e regiões anexiais, além das relações com outras estruturas pélvicas e abdominais. A via endovaginal facilita o diagnóstico de pólipos e miomas submucosos. A histeroscopia é limitada pelo sangramento ativo. Caso seja necessário realizá-la, deve ser empregado meio de distensão líquida que permite retirar o conteúdo sanguíneo para melhor visualização. A curetagem uterina é pouco empregada atualmente, sendo restrita aos sangramentos profusos em que pode auxiliar no controle do sangramento e na obtenção de amostra endometrial para diagnóstico. A avaliação direta do endométrio está mais indicada nos casos com maior risco para neoplasia endometrial (pré e pós-menopausa, obesidade, antecedente de ciclos anovulatórios, utilização de estrogênios sem progestagênios e episódios de sangramento durante a fase estrogênica da terapia de reposição hormonal TRH). Os diferentes tipos de hiperplasia e câncer de endométrio serão abordados por terapêutica específica.

TRATAMENTO

Em hemorragias abundantes e profusas, com instabilidade hemodinâmica, o atendimento deve ser inicialmente voltado para as condições gerais da paciente. O comprometimento sistêmico causado pelas perdas sanguíneas deve ser avaliado por meio do nível de consciência e dos sinais vitais, como frequência cardíaca e pressão arterial, nas posições supina e ortostática. Além das medidas de ressuscitação, na hipovolemia ou no choque hemorrágico, a identificação do foco hemorrágico deve ser rápida para permitir seu controle. Os sangramentos genitais devem ser considerados diante da perspectiva de tratamento agudo e de manutenção.

Tratamento clínico

O tratamento clínico dos sangramentos uterinos anormais deve ser orientado apenas na ausência de doenças orgânicas, sendo indicado nos casos em que se associe a anemia ferropriva ou comprometimento da qualidade de vida.

Esses diferentes tratamentos medicamentosos podem ser, eventualmente, utilizados em algumas situações orgânicas, como miomatose uterina e adenomiose, como tentativa de controle do sangramento antes de se tratar a condição orgânica de base.

Antifibrinolíticos

1. Ácido tranexâmico (Transamin®) 250 mg, 2 a 4 vezes/dia. É derivado sintético da lisina e impede a fibrinólise, por interferir nos sítios de ligação da lisina na molécula de plasminogênio. Age como inibidor competitivo (reversível) da ativação do plasminogênio e impede a liquefação de coágulos formados nas ar-

teríolas espiraladas endometriais, sem comprometer a função de adesão e agregação plaquetária.

2. Ácido epsilon-aminocaproico (Ipsilon®) 50 a 100 mg/kg a cada 6 horas. Atua por inibição competitiva na ativação do plasminogênio e também por inibição da plasmina propriamente dita.

Esses medicamentos podem ser utilizados em pacientes com restrição à medicação hormonal ou mesmo em coagulopatias. Os principais efeitos colaterais são cãibras, náusea, vômitos e diarreia em cerca de 10% das pacientes. Não há aumento no risco de trombose venosa profunda comparativamente ao observado na população geral.

Anti-inflamatórios não hormonais (AINH)

Os AINH inibem a cicloxigenase (COX) endometrial e impedem a transformação de ácido araquidônico em prostaglandinas, com melhora no equilíbrio e na concentração local de prostaciclinas e tromboxano, o que favorece a redução do fluxo sanguíneo pelo efeito vasoconstritor aliado à maior agregação plaquetária.

Devem ser administrados durante o período de sangramento, a partir do 1ºdia do fluxo, e a posologia depende do tipo de AINH utilizado:

1. Ibuprofeno (Ibuprofan®) 400 mg a cada 4 horas; dose máxima diária de 3.200 mg.
2. Cetoprofeno (Profenid®) 50 mg a cada 8 horas; dose máxima diária de 300 mg.
3. Naproxeno (Naprosyn®) 250 a 275 mg a cada 6 a 8 horas; dose máxima diária de 1.250 mg.
4. Ácido mefenâmico (Ponstan®) 500 mg a cada 12 horas; dose máxima diária 1.000 mg.
5. Piroxicam (Feldene®) 40 mg a cada 12 ou 24 horas.

A utilização de AINH apresenta boa tolerabilidade e satisfação pelas usuárias. Além disso, são úteis no controle da dismenorreia e de sangramento associado a DIU de cobre.

Os principais efeitos colaterais são gastrointestinais e cardiovasculares, mas também podem interferir nos mecanismos de controle funcional de rins, fígado ou ainda comprometer o sistema de proteção das mucosas gástrica e duodenal, quando em uso prolongado.

Hormônios

Progestagênios

Os progestagênios promovem alterações secretórias endometriais a partir da ação estrogênica. Existem diferentes substâncias que podem ser administradas por via oral, parenteral, vaginal e intrauterina. Dentre os principais agentes utilizados por via oral, estão:

1. Acetato de medroxiprogesterona (AMP – Provera®) 10 mg a cada 4 horas por 3 dias, a cada 6 horas por 3 dias, a cada 8 horas por 3 dias e a cada 12 horas completando 21 dias.
2. Acetato de noretisterona (NET – Primolut-nor®) 10 mg por dose em esquema semelhante ao do AMP.

Havendo controle do sangramento, a paciente é mantida com dose de manutenção diária de 5 mg de AMP ou de noretisterona, para se manter em amenorreia.

Para prevenção de hipermenorreia, pode-se utilizar tanto AMP como NET em doses diárias de 5 a 10 mg por 12 dias em ciclos de 25 dias ou, ainda, por 21 dias em ciclos de 28 dias. Os principais efeitos secundários incluem ganho de peso, edema, mastodínia e cefaleia.

Estrogênios

A ação dos estrogênios no controle do sangramento endometrial agudo não é completamente compreendida. Aparentemente, relaciona-se a aumento da agregação plaquetária, elevação nos níveis dos fatores V, IX e fibrinogênio, e ação direta na formação de coágulos nos capilares endometriais.

1. Estrogênios equinos conjugados (Premarin®; Estrogênios conjugados®) 1,25 mg cada 6 ou 8 horas, via oral (VO), até cessar o sangramento.
2. Valerato de estradiol (Primogyna®) 1 a 2 mg, VO, a cada 8 horas, até cessar a hemorragia.

Associação estroprogestativa

A paciente pode ficar em manutenção com uso da associação de progestagênio (AMP ou NET) ao estrogênio inicialmente administrado, ou então permanecer com o contraceptivo hormonal combinado (CHC) utilizado até completar ciclos de 21 dias.

Os estudos comparativos das diferentes combinações terapêuticas são poucos e se referem principalmente à utilização dos CHC, os quais apresentam boa eficácia com redução do fluxo menstrual. Utilizam-se:

1. Etinilestradiol associado a progestagênio: 30 a 35 mcg, VO, até o controle do sangramento.
2. Valerato de estradiol 2 mg associado ao dienogestel (Qlaira®).

Essas doses apresentadas de estrogênio por VO são associadas a efeitos gastrointestinais como náusea e vômitos, que podem ser controlados com antieméticos. Outra preocupação é a associação com eventos tromboembólicos. Os riscos individuais de cada paciente devem ser adequadamente avaliados.

DIU progesterona

O endoceptivo (Mirena®) não é utilizado no tratamento do sangramento uterino ativo. O DIU com progestagênio libera 20 mcg de levonorgestrel para inibir a proliferação endometrial e a fibrinólise local. O levonorgestrel atua nas células endometriais reduzindo a expressão dos receptores de estrogênio, progesterona e androgênio, com elevação de mediadores inflamatórios, receptores de prolactina e IGF-1 (*insulin growth factor*), com redução do fluxo menstrual, em média de 95%, após 3 meses da inserção, com elevação nos níveis de hemoglobina e ferritina e melhora da dismenorreia, além de contracepção naquelas pacientes que assim o desejem. É especialmente adequado a pacientes com coagulopatias, como doença de von Willebrand ou déficit de fator XI, ou naquelas com falha nas outras abordagens.

Análogos do hormônio liberador de gonadotrofina (GnRH)

Os análogos sintéticos do GnRH (Lupron® ou Zoladex®) bloqueiam o eixo hipotálamo-hipófise com consequente inibição da estimulação ovariana por gonadotrofinas, acarretando estado de hipoestrogenismo e amenorreia reversível. Não apresenta indicação no controle do sangramento agudo, mas pode ser adjuvante eventual na prevenção de novos episódios de sangramento e estabilizar as condições clínicas de pacientes com contraindicação para hemotransfusões ou com coagulopatias, por exemplo. O principal papel dos análogos nos sangramentos endometriais é no preparo pré-operatório de ablação endometrial e miomectomia.

Danazol

Derivado sintético da testosterona com atividade androgênica, antiestrogênica e antiprogestagênica, com ação direta nos receptores endometriais de estrogênio e progesterona ocasionando a atrofia endometrial. Apresenta maior eficácia no controle dos sangramentos endometriais comparativamente a AINH, CHC e derivados progestagênicos.

A dose diária de 200 mg proporciona redução média de 50% do fluxo menstrual. A grande limitação está nos efeitos secundários, como ganho de peso e acne.

Suplementação de ferro

Em pacientes com anemia leve a moderada, recomenda-se sulfato ferroso (Noripurum®) via endovenosa ou oral em doses individualizadas. Os principais efeitos colaterais incluem obstipação, diarreia, náusea e vômitos.

Pacientes com grave expoliação

Transfusão sanguínea: considerada e individualizada frente às condições clínicas da paciente, e não apenas pelo valor absoluto de hemoglobina. Muitas vezes, os níveis de hemoglobina são baixos, mas há pouca repercussão hemodinâmica pelo caráter crônico desses quadros. A utilização de expansores volêmicos ou mesmo de eritropoietina podem representar boa alternativa – nem sempre definitiva – especialmente em pacientes com restrição ao emprego de hemoderivados.

TERAPÊUTICA CIRÚRGICA

Considerando as condições não neoplásicas malignas, o tratamento cirúrgico é opção quando há falha no tratamento clínico medicamentoso ou contraindicação aos tratamentos apresentados, além de ser direcionado para a causa identificada.

Lacerações vaginais devem ser adequadamente exploradas, com cauterização dos vasos sangrantes e sutura para reconstituição dos planos anatômicos. Ectrópios e pólipos cervicais também podem ser tratados com bom controle do sangramento. Leiomiomas exteriorizados pelo colo uterino devem ser explorados sob sedação, com ligadura e secção de sua base vascular.

Sangramentos endometriais disfuncionais que não respondam ao tratamento clínico ou associados a leiomiomas ou adenomiose podem se beneficiar de curetagem uterina ou histeroscopia com ablação endometrial, em particular nas mulheres no climatério.

A indicação de histerectomia, em situações de emergência, deve ser considerada após a completa avaliação das possibilidades etiológicas, tanto pelo seu aspecto definitivo, como pela possibilidade de tratamentos inadequados diante de neoplasias encontradas incidentalmente. Além disso, existem terapêuticas cirúrgicas mais conservadoras, como a ablação de endométrio por diferentes fontes de energia, como crioterapia, salina aquecida, *laser* intersticial, fototerapia, micro-ondas, hipertermia por radiofrequência e transferência térmica.

Essas técnicas ablativas têm pouca indicação no controle do sangramento agudo e apresentam boa indicação na prevenção de novos episódios, pois necessitam de preparo endometrial adequado para maior eficácia.

Em sangramento agudo, uma alternativa conservadora possível é a introdução de sonda de Foley através do canal cervical para que o balão seja insuflado no interior da cavidade endometrial e funcione como agente tamponador do sangramento. Trata-se de medida de exceção, mas pode ter sucesso.

Arteriografia

A arteriografia com embolização vascular pode ser utilizada no controle do sangramento, especialmente pela possibilidade de identificar os pontos sangrantes específicos. A embolização tem demonstrado resultados superiores aos observados com a ligadura da artéria hipogástrica (ilíaca interna), especialmente nos casos de sangramento associados a neoplasias malignas extensas sem condição de ressecção cirúrgica. A embolização arterial pode ser repetida, contrariamente à ligadura da artéria hipogástrica.

LEITURAS RECOMENDADAS

1. ACOG Practice Bulletin. Noncontraceptive uses of hormonal contraceptives. Obstet Gynecol 2010; 115(1):206-18.
2. Api M, Api O. Foley catheter balloon endometrial ablation: successful treatment of three cases. J Pak Med Assoc 2012; 62(3):284-6.
3. Beaumont H, Augood C, Duckitt K, Lethaby A. Danazol for heavy menstrual bleeding. Cochrane Database Syst Rev 2007: CD001017.
4. Bonnar J, Sheppard BL. Treatment of menorrhagia during menstruation: randomised controlled trial of ethamsylate, mefenamic acid, and tranexamic acid. BMJ 1996; 313:579-82.
5. Cecil A. Long evaluation of patients with abnormal uterine bleeding. Am J Obstet Gynecol 1996; 175:784-6.

6. Daniels JP, Middleton LJ, Champaneria R, Khan KS, Cooper K, Mol BW et al. International Heavy Menstrual Bleeding IPD Meta-analysis Collaborative Group. Second generation endometrial ablation techniques for heavy menstrual bleeding: network meta-analysis. BMJ 2012; 344:e2564.
7. Deitch HR, Hillard PJ. Menstrual disorders in the college age female. Pediatr Clin North Am 2005; 52:101-25.
8. Donnez J. Menometrorrhagia during the premenopause: an overview. Gynecol Endocrinol 2011; 27 Suppl 1:1114-9.
9. Fraser IS. Treatment of ovulatory and anovulatory dysfunctional uterine bleeding with oral progestogens. Aust N Z J Obstet Gynaecol 1990; 30:353-6.
10. Halimeh S. Menorrhagia and bleeding disorders in adolescent females. Hamostaseologie 2012; 32(1):45-50.
11. Kingman CE, Kadir RA, Lee CA, Economides DL. The use of levonorgestrel-releasing intrauterine system for treatment of menorrhagia in women with inherited bleeding disorders. Br J Obstet Gynaecol 2004; 111:1425-8.
12. Lethaby A, Augood C, Duckitt K, Farquhar C. Nonsteroidal anti-inflammatory drugs for heavy menstrual bleeding. Cochrane Database Syst Rev 2007: CD000400.
13. Lethaby A, Farquhar C, Cooke I. Antifibrinolytics for heavy menstrual bleeding. Cochrane Database Syst Rev 2000: CD000249.
14. Lethaby A, Irvine G, Cameron I. Cyclical progestogens for heavy menstrual bleeding. Cochrane Database Syst Rev 2008: CD001016.
15. Norris LA, Bonnar J. Haemostatic changes and the oral contraceptive pill. Baillieres Clin Obstet Gynaecol 1997; 11(3):545-64.
16. Pace JN, Miller JL, Rose LI. GnRH agonists: gonadorelin, leuprolide and nafarelin. Am Fam Physician 1991; 44(5):1777-82.
17. Roy SN, Bhattacharya S. Benefits and risks of pharmacological agents used for the treatment of menorrhagia. Drug Saf 2004; 27(2):75-90.
18. Salazar GM, Petrozza JC, Walker TG. Transcatheter endovascular techniques for management of obstetrical and gynecologic emergencies. Tech Vasc Interv Radiol 2009; 12(2):139-47.
19. Wellington K, Wagstaff AJ. Tranexamic acid: a review of its use in the management of menorrhagia. Drugs 2003; 63:1417-33.
20. Wildemeersch D, Andrade A. Review of clinical experience with the frameless LNG-IUS for contraception and treatment of heavy menstrual bleeding. Gynecol Endocrinol 2010; 26(5):383-9.

41

Atendimento à mulher vítima de abuso sexual

Eduardo Vieira da Motta
Edmund Chada Baracat

INTRODUÇÃO

O abuso sexual físico e moral, além da violência física, independem de classe social e está presente em todas as sociedades. A Organização Mundial da Saúde (OMS) define violência como o uso intencional da força física ou de poder contra si próprio, contra outra pessoa ou contra grupo ou comunidade, com possibilidade de resultar em ferimento, morte, dano psicológico, deficiência de desenvolvimento ou privação. A Convenção Interamericana para Prevenir, Punir e Erradicar a Violência contra a Mulher (ONU) considera a violência contra a mulher como "todo ato baseado no gênero, que cause morte, dano ou sofrimento físico, sexual ou psicológico, tanto na esfera pública como privada".

Apesar de casuísticas de difícil avaliação, estima-se que, no Brasil, haja uma incidência entre 8 e 18% (conforme o centro urbano de referência); nos Estados Unidos, de 200 casos por 100 mil habitantes e 9 casos por 100 mil na Dinamarca. Muitas estatísticas desconsideram grupos menos favorecidos, como mulheres desabrigadas e institucionalizadas, portadoras de necessidades especiais, usuárias de drogas e álcool, estudantes e crianças. O abuso de substâncias ilícitas e álcool está frequentemente associado.

No Brasil, a lei n. 11.340 (2006), conhecida como Lei Maria da Penha, criou Juizados de Violência Doméstica e obriga o Estado a desenvolver políticas de prevenção e proteção às mulheres em situação de violência. O Código Penal Brasileiro também foi alterado para facilitar ações judiciais e aplicação de punições.

Abuso sexual é toda e qualquer forma de crime contra a liberdade sexual, com atividade sexual não consentida, que inclua fraude, uso da força física ou intimidação. Estupro é o ato de constranger a mulher, de qualquer idade ou condição, para realizar conjunção carnal por meio de violência ou grave ameaça. Por sua vez, o atentado violento ao pudor consiste em constranger alguém, mediante violência ou grave ameaça, a praticar ou permitir que se pratique ato libidinoso diverso da conjunção carnal.

ASPECTOS ÉTICOS E LEGAIS

Os principais aspectos legais envolvidos no atendimento de violência sexual são:

1. Lei N. 10.778 (2003), que estabelece a notificação compulsória dos casos de violência contra a mulher, atendidos em serviços públicos e privados de saúde brasileiros.
2. Conselho Tutelar ou Vara da Infância e da Juventude, que devem ser obrigatoriamente comunicados de suspeita ou confirmação de abuso sexual em crianças (menor de 12 anos) e adolescentes (idade maior que 12 e menor que 18 anos), sem prejuízo de outras medidas legais, conforme Art. 13 do Estatuto da Criança e do Adolescente (ECA), lei n. 8.069 (1990).
3. O médico não apresenta impedimento ético ou legal para prestar a assistência necessária: exame ginecológico, tratamento, medidas profiláticas e de reabilitação. A recusa pode ser caracterizada como omissão ética e legal.
4. Os princípios de sigilo e segredo profissional regem o atendimento de pessoas em situação de violência sexual, incluindo o atendimento de crianças e adolescentes. Para jovens menores de 18 anos de idade, observa-se também o ECA.
5. Prestado o atendimento e havendo condições clínicas, a paciente adulta que assim o desejar poderá prestar depoimento à autoridade policial, de onde poderá ser encaminhada para avaliação pericial segundo os ritos jurídicos.

O Boletim de Ocorrência Policial registra o evento para conhecimento da autoridade policial, a quem compete instaurar inquérito e investigação, enquanto o Instituto Médico Legal (IML) elabora laudo para prova criminal. Quando não houver condições para realização de exames periciais conforme os ritos jurídicos, o prontuário médico poderá ser solicitado para avaliação. Portanto, esse tipo de atendimento deve ser adequadamente registrado com todas as informações pertinentes.

REGISTRO DE DADOS

As informações relacionadas à história clínica, aos exames físico e ginecológico, além dos resultados de exames complementares devem ser adequadamente descritas em prontuário médico, incluindo informações de acompanhantes com respectivos nomes e grau de relacionamento com a vítima.

Os principais dados a serem informados incluem:

1. Dados de identificação:
   - nome;
   - dados demográficos e sociais;
   - endereço e referências para localização;
   - cartão do Sistema Único de Saúde (SUS).
2. Dados sobre a ocorrência:
   - data da ocorrência;
   - violência de repetição;
   - Boletim de Ocorrência Policial;
   - Exame de Corpo de Delito e Conjunção Carnal (IML);
   - período da ocorrência;
   - local da ocorrência;
   - tipo da intimidação (força física, grave ameaça, violência presumida e outros);
   - tipo de ocorrência (estupro, atentado violento ao pudor, anal, oral e outro);
   - número de envolvidos;
   - relação com a mulher;
   - descrição da ocorrência.

3. Atendimento de urgência:
   - data do atendimento;
   - anticoncepção de emergência;
   - profilaxia de doenças sexualmente transmissíveis (DST) não virais;
   - imunoprofilaxia de hepatite B;
   - profilaxia de HIV;
   - traumatismos genitais;
   - traumatismos extragenitais;
   - profilaxia de tétano;
   - coleta de material de interesse pericial;
   - outras informações relevantes.
4. Antecedentes pessoais:
   - menarca;
   - data da última menstruação;
   - início da vida sexual;
   - método anticonceptivo no momento da violência sexual;
   - gestações, partos e abortamentos;
   - doenças preexistentes;
   - alergia a medicamentos;
   - medicamentos em uso.
5. Exame físico geral e ginecológico:
   - dados antropométricos;
   - exame físico geral;
   - exame das mamas;
   - exame dos órgãos genitais externos;
   - exame especular;
   - exame de toque bimanual;
   - outras informações relevantes.
6. Exames complementares:
   - exame colposcópico;
   - exame de imagem (radiografia, ultrassonografia – US e outros a critério médico);
   - exames laboratoriais (hemograma, enzimas hepáticas, sorologias, sedimento urinário e outros a critério médico).

7. Atendimento em caso de gravidez decorrente da violência sexual:
   - idade gestacional no ingresso (data da última menstruação);
   - idade gestacional no ingresso (US);
   - decisão da mulher ou representante legal;
   - solicitação de interrupção da gravidez.
8. Informações do atendimento da saúde mental.

ANAMNESE

Entrevista direta com a vítima ou obtida indiretamente de acompanhantes, que devem ser identificados com registro de seus nomes. Interrogar sobre local, hora e circunstâncias, com cuidado para não se adotar postura interrogativa. Outros aspectos da história clínica também são relevantes, como antecedentes ginecológicos e obstétricos (ciclo menstrual, atividade sexual, uso atual de métodos contraceptivos, gestação prévia ou atual e partos), antecedentes pessoais e familiares, interrogatório dos diversos aparelhos.

EXAME FÍSICO

Inicia-se pela descrição detalhada das roupas e seu estado no momento do atendimento. Exame detalhado de cada área do corpo, como tórax, abdome e mamas, pois podem apresentar sinais de trauma, como hematomas ou edemas. Achados de lesão corporal (p.ex., contusões, abrasões e lacerações) devem ser cuidadosamente descritos, com utilização de desenhos, se necessário. Face e cavidade oral também podem apresentar sinais de violência.

Exame cuidadoso dos órgãos genitais, períneo e região anal para sinais de trauma, ou mesmo a presença de corpo estranho ou secreções. Todo o aparelho genital deve ser avaliado e descrito quanto a achados (p.ex., hematomas, lacerações e equimoses) em grandes e pequenos lábios, vestíbulo, uretra, hímen e clitóris. Utiliza-se apenas água como lubrificante para exame especular, pois outras substâncias podem comprometer a análise de material para investigação forense. O conteúdo vaginal é coletado em papel filtro para posterior análise investigativa. As paredes e os fórnices vaginais podem ser locais de lacerações. O toque vaginal deve ser evitado.

Em lesões superficiais, sem perda de tecido ou sangramento ativo, o tratamento consiste em limpeza e assepsia local. Nas lesões com perda tecidual, complexas e sangramento ativo, a avaliação sob sedação pode ser necessária para cauterização de vasos e correção dos ferimentos.

Hematomas estáveis são tratados conservadoramente com assepsia local e aplicação de compressas frias ou bolsa de gelo. Quando houver progressão ou instabilidade hemodinâmica, esses hematomas podem ser explorados cirurgicamente, sobretudo se acometerem topografia de grandes vasos ou se estenderem para a pelve.

Esses achados devem ser descritos no prontuário médico, inclusive com emprego de diagramas ou documentação fotográfica.

PROFILAXIA DE DOENÇAS SEXUALMENTE TRANSMISSÍVEIS (DST)

Existe o risco de DST, variável conforme a população estudada, o tipo de violência sofrida, a área comprometida (vaginal, anal ou oral), a presença e a extensão de lacerações teciduais, o número de agressores, a idade da mulher e suas condições clínicas. Mulheres grávidas, idosas e crianças apresentam maior suscetibilidade.

A profilaxia das DST não virais, como tricomoníase, vaginose bacteriana, clamídia e gonorreia, está indicada independentemente da presença ou gravidade das lesões físicas e da idade. Recomenda-se que seja iniciada o mais breve possível, de preferência nas primeiras 72 horas após a violência. Caso haja condições, amostras de material vaginal e cervical podem ser avaliadas para identificação desses possíveis agentes, por meio de técnicas como exame a fresco, coloração de Gram, cultura e pesquisa por reação em cadeia da polimerase (PCR).

Os principais esquemas para quimioprofilaxia de DST não virais incluem as seguintes associações para adultos e adolescentes (acima de 45 kg de peso corpóreo):

1. Sífilis: penicilina benzatina (Benzetacil®) 2.400.000 UI, intramuscular (IM), dose única.
2. Clamídia, cancro mole: azitromicina (Zitromax®) 1 g, via oral (VO), dose única.
3. Gonorreia: ofloxacino (Ofloxacino®) 400 mg,VO, dose única.
4. Tricomonas: metronidazol (Flagyl®) 2 g, VO, dose única.

Para crianças e adolescentes com menos de 45 kg de peso corpóreo:

1. Penicilina benzatina (Benzetacil®) 50 mil UI/kg; dose máxima: 2,4 milhões UI, dose única.
2. Ceftriaxona (Amplospec®; Ceftriax®; Rocefin®) 125 a 250 mg, IM, dose única.
3. Azitromicina (Zitromax®) 20 mg/kg; dose máxima: 1 g, dose única.
4. Metronidazol (Flagyl®) 15 mg/kg/dia, por 7 dias.

Quinolonas devem ser evitadas em gestantes. O uso do metronidazol deve ser evitado durante o primeiro trimestre de gravidez e em pacientes que utilizarão o ritonavir como prevenção para HIV.

Hepatite B

A profilaxia para hepatite B com imunoglobulina é recomendada, independentemente de exames complementares sorológicos, se houver contato com sêmen, sangue ou outros fluidos corpóreos e não houver conhecimento do calendário vacinal, ou se este for duvidoso. Utiliza-se imunoglobulina humana anti-hepatite B (IGHAHB) na dose de 0,06 mL/kg, IM, em sítio de administração diverso ao da vacina. Quando o calendário vacinal for conhecido e completo, não há necessidade de reforço ou do uso de imunoglobulina. O perfil sorológico deve ser sempre solicitado, apesar de não ser necessário para indicar a profilaxia.

A vacina é administrada em três doses, sendo a primeira no atendimento inicial. Gravidez e lactação não são contraindicações para imunização.

Infecção pelo HIV

A possibilidade de infecção pelo HIV existe, porém é baixa em casos de violência sexual. As incidências relatadas variam com a população e o tipo de violência sofrida, com valores entre 0,8 e 2,7%. As condições do agressor, quando conhecidas, são relevantes, como carga viral e perfil do HIV. Não existem estudos definitivos quanto à melhor forma de realizar essa profilaxia e quais pacientes mais se beneficiariam.

Nos casos de penetração vaginal e/ou anal, associada ou não ao coito oral e quando não se conhece a condição sorológica do agressor, a profilaxia é indicada nas primeiras 72 horas após a agressão. A profilaxia não precisa ser realizada ou pode ser suspensa caso o agressor seja identificado e não seja portador do HIV. Por outro lado, quando o agressor for HIV positivo e estiver em tratamento com antirretrovirais, a profilaxia deve ser instituída o mais breve possível com esquemas que considerem o perfil dessas características virais.

Os esquemas propostos baseiam-se em drogas com baixo potencial de toxicidade e com esquema posológico para melhor adesão. Atualmente, preconiza-se a combinação de três drogas, com boa eficácia na redução da carga viral plasmática. Esses medicamentos são utilizados por 4 semanas consecutivas.

O esquema mais utilizado em mulheres adultas, incluindo gestantes, é:

- zidovudina (AZT, inibidor da transcriptase reversa) (Retrovir®; Zidovudina®; Apovir®; Apo-Zidovudina®) 300 mg, 1 comprimido a cada 12 horas;
- lamivudina (3TC, inibidor da transcriptase reversa) (Epivir®) 150 mg, 1 comprimido a cada 12 horas;
- nelfinavir (NFV, inibidor da protease) (Viracept®) 750 mg, 1 comprimido a cada 8 horas.

Em crianças, pode ser utilizado o seguinte esquema:

- AZT 90 a 180 mg/m^2 a cada 8 horas (máximo de 600 mg/dia);
- 3TC 4 mg/kg a cada 12 horas (máximo de 150 mg a cada 12 horas);
- NFV 30 mg/kg a cada 8 horas (dose máxima de 750 mg a cada 8 horas) ou RTV 350 a 400 mg/m^2 a cada 12 horas (dose máxima de 600 mg a cada 12 horas).

Anticoncepção de emergência

O teste de gravidez deve ser realizado em todas as pacientes em idade reprodutiva para se avaliar a possibilidade de gestação naquele momento.

O risco de gravidez pelo estupro deve ser sempre considerado e contracepção emergencial é indicada nas mulheres em idade reprodutiva. A eficácia é maior quanto mais precocemente são instituídos, de preferência nas primeiras 72 horas, mas com possibilidade de ação até 5 dias decorridos do evento.

As duas opções mais utilizadas são:

1. Levonorgestrel – Primeira escolha:
    - 1,50 mg de levonorgestrel/comprimido (Postinor Uno®; Pozato Uni®), 1 comprimido, VO, dose única;

- 0,75 mg de levonorgestrel, 2 comprimidos (Postinor Duo®), 1 comprimido, VO, a cada 12 horas.

2. Método de Yuzpe – segunda escolha:
   - contraceptivo hormonal combinado com 50 mcg de etinilestradiol e 250mcg de levonorgestrel/comprimido (Neovlar®), 2 comprimidos, VO, a cada 12 horas ou 4 comprimidos, VO, dose única;
   - contraceptivo hormonal combinado com 30 mcg de etinilestradiol e 150 mcg de levonorgestrel/comprimido (Microvlar®), 4 comprimidos, VO, a cada 12 horas ou 8 comprimidos, VO, dose única.

Esses medicamentos podem ser administrados pela via vaginal em pacientes com estados clínicos que não permitam sua administração por via oral. Tais métodos hormonais apresentam baixo índice de falha, próximo a 2% (índice de Pearl).

O levonorgestrel isoladamente apresenta boa eficácia e poucos efeitos colaterais. Os contraceptivos orais combinados, por conterem etinilestradiol, ocasionam maior frequência de náuseas e vômitos e podem interagir com alguns antirretrovirais, como o nelfinavir e o ritonavir; também apresentam contraindicação em pacientes com condições clínicas específicas (p.ex., trombofilias ou suspeita de gravidez incipiente). O dispositivo intrauterino (DIU) não está indicado como contracepção de emergência, pelo risco potencial de infecção e por implicar maior manipulação da paciente.

A contracepção emergencial é desnecessária quando a paciente estiver utilizando método contraceptivo de eficácia comprovada, como anticoncepcional oral, injetável, implante ou DIU.

SEGUIMENTO

Essas pacientes devem coletar sangue para avaliação de DST e seguimento, e amostra de conteúdo vaginal para estudos específicos. O teste de HIV deve ser feito após aconselhamento e consentimento. Nas pacientes que receberão quimioprofilaxia para HIV, é necessária a realização de hemograma e enzimas hepáticas.

Sugere-se que sejam realizadas sorologias para:

- sífilis (Veneral Disease Research Laboratory - VDRL ou reações sorológicas para sífilis - RSS): admissão, 6 semanas e 3 meses;

- anti-HIV: admissão, 6 semanas, 3 meses e 6 meses;
- hepatite B: admissão, 3 meses e 6 meses;
- hepatite C: admissão, 3 meses e 6 meses.

As pacientes devem ser orientadas e estimuladas para seguimento clínico e psicológico, quando será possível avaliar cicatrização adequada de ferimentos e complementar esquemas vacinais propostos e de profilaxias. Recomenda-se que as instituições apresentem equipes multiprofissionais com médicos, enfermeiros, psicólogos e assistentes sociais para o melhor apoio a essas pacientes.

LEITURAS RECOMENDADAS

1. Avegno J, Mills TJ, Mills LD. Sexual assault victims in emergency department: analysis by demographic and event characteristics. J Emerg Med 2009; 37:328-34.
2. Brasil. Ministério da Saúde. Coordenação Nacional de DST e Aids. Recomendações para a profilaxia da transmissão vertical do HIV e terapia anti-retroviral em gestantes. Brasília: Ministério da Saúde, 2004. (Série Manuais, nº 46).
3. Brasil. Ministério da Saúde. Prevenção e tratamento dos agravos resultantes da violência sexual contra mulheres e adolescentes: norma técnica. 2.ed. Atualizada e ampliada. Brasília: Ministério da Saúde, 2005.
4. Delmanto C et al. Código Penal Comentado. Rio de Janeiro: Renovar, 2002.
5. Estatuto da Criança e do Adolescente (ECA). São Paulo: Imprensa Oficial do Estado S.A., 1993.
6. Linden JA. Care of the adult patient after sexual assault. N Engl J Med 2011; 365:834-41.
7. Oshikata CT, Bedone AJ, Papa M de S, Santos GB, Pinheiro CD, Kalies AH. Características das mulheres violentadas sexualmente e da adesão ao seguimento ambulatorial: tendências observadas ao longo dos anos em um serviço de referência em Campinas, São Paulo, Brasil. Cad Saúde Pública 2011; 27(4):701-13.
8. Resnick H, Acierno R, Holmes M, Dammeyer M, Kilpatrick D. Emergency evaluation and intervention with female victims of rape and other violence. J Clin Psychol 2000; 56:1317-33.
9. Schwarcz SK, Whittington WL. Sexual assault and sexually transmitted diseases: detection and management in adults and children. Rev Infect Dis 1990; 12(Suppl 6):S682.
10. Silva IV. Violência contra as mulheres: a experiência de usuárias de um serviço de urgência e emergência de Salvador, Bahia, Brasil. Cad Saúde Pública 2003; 19 Suppl 2:S263-72.
11. Workowski KA, Berman S, Centers for Disease Control and Prevention (CDC). Sexually transmitted diseases treatment guidelines, 2010. MMWR Recomm Rep 2010; 59(RR-12):1-110.
12. World Health Organization (WHO). Guidelines for medico-legal care for victims of sexual violence. Geneva: World Health Organization, 2003.

Seção 7
Uroginecologia

Coordenador

Jorge Milhem Haddad

42

Infecção do trato urinário

Aparecida Maria Pacetta
Suzane M. Hwang
Jorge Milhem Haddad

INTRODUÇÃO

Infecção do trato urinário (ITU) é um termo geral que indica invasão do sistema urinário, previamente estéril, por bactérias, fungos ou vírus. Quando a cultura de urina demonstra crescimento de 105 colônias/mL ou mais, há bacteriúria significativa e trata-se de uma verdadeira infecção urinária; quando há crescimento de número inferior de bactérias, trata-se de bacteriúria não significativa, com alta possibilidade de essas bactérias serem apenas contaminantes.

As ITU estão entre as doenças infecciosas bacterianas mais comumente encontradas na prática clínica e são causadas por agentes de morbidade significativa, gerando altos gastos em seu tratamento.

CONCEITOS

1. Infecção do trato urinário inferior: colonização bacteriana da bexiga e/ou da uretra acompanhada de resposta inflamatória.
2. Bacteriúria assintomática: presença de, pelo menos, duas culturas de urina com crescimento de 105 colônias/mL ou mais da mesma bactéria, sem sintomas.

3. Recidiva: infecção que retorna até 2 semanas após o tratamento e é causada pelo mesmo agente etiológico.
4. Reinfecção: novo episódio de infecção urinária causada por um agente diferente do episódio anterior e em um prazo superior a 2 semanas do término do tratamento.
5. Persistência: manutenção da infecção após o tratamento.
6. Recorrência: dois ou mais episódios de infecção comprovada no período de 6 meses, ou três ou mais episódios de infecção comprovada no período de 1 ano. Mais de 80% de todas as recorrências são por reinfecção. As ITU recorrentes incidem em aproximadamente 25% das mulheres que tiveram um episódio de ITU e têm o potencial de causar problemas mais sérios.

AGENTES BACTERIANOS E ROTA DE ENTRADA DOS MICRORGANISMOS

As ITU são causadas, em geral, por bactérias Gram-negativas aeróbias presentes na flora intestinal. Existem três rotas potenciais para os microoganismos atingirem os rins: difusão linfática, hematogênica e ascendente, sendo esta última via responsável por 95% das ITU. A *Escherichia coli* é responsável por 90% das ITU em pacientes em tratamento ambulatorial e em 30 a 50% dos pacientes internados. Outras bactérias Gram-negativas mais frequentes são: *Klebsiella pneumoniae, Enterobacter aerogenes, Proteus mirabilis, Pseudomonas aeruginosa, Acinetobacter* sp, *Serratia marcescens, Providencia stuartii* e *Providencia rettgeri*. As Gram-positivas são os estafilococos, como *Staphylococcus aureus* e *Staphylococcus saprophyticus* plasma-coagulase negativo, *Enterococcus* sp e *Corynebacterium urealyticum*.

EPIDEMIOLOGIA

A maior parte das ITU não complicadas incide nas mulheres em idade reprodutiva e sexualmente ativas. Uma parcela menor de casos ocorre em gestantes e mulheres mais idosas. São cerca de 10 vezes mais frequentes nas mulheres do que nos homens, sendo que 50% das mulheres terão, pelo menos, uma ITU durante a vida. A maior suscetibilidade das mulheres está associada às condições anatômicas: uretra mais curta e maior proximidade ao ânus. Cerca de 30 a 40% das ITU apresentarão recorrência em até 6 meses após o episódio inicial, pelo mesmo tipo de bactéria ou por uma bactéria diferente daquela que causou a infecção inicial. Embora a incidência de ITU tenha se mantido constante na última década, houve mudança relevante nos critérios diagnósticos, nos padrões de resistência bacteriana e no tratamento recomendado.

DIAGNÓSTICO

O diagnóstico pode ser sugerido por anamnese e exame físico, e está baseado no exame de urina tipo I, na urocultura e outros, mas com indicações variáveis de acordo com cada condição clínica.

Os sintomas mais frequentes são disúria, frequência urinária, urgência urinária e/ou dor suprapúbica. Em mulheres com disúria e polaciúria, sem vaginite, o diagnóstico de ITU é feito em 80% dos casos. A presença de febre, sensibilidade ou dor em região lombar (sinal de Giordano) indica o comprometimento do trato urinário superior.

Estudos mostram que a realização do exame de sedimento ou cultura de urina em pacientes com quadro de ITU não complicada é dispensável, por conta da natureza previsível das bactérias causadoras.

O exame de sedimento para a detecção de piúria – mais de 10 leucócitos por campo em urina centrifugada ou 5 por campo em material não centrifugado – tem uma sensibilidade de 80 a 90% e uma especificidade de 50% em predizer ITU. O encontro de mais de 20 bactérias, móveis ou não, em sedimento de urina obtida na hora do exame é muito significativo. A presença de piúria não é suficiente para o diagnóstico de ITU, pois há piúrias estéreis, especialmente de origem vaginal. O teste de nitrito positivo, em urina matutina, feito em exame de urina com tiras reativas para uroanálise, é altamente específico. Hematúria microscópica é um achado comum em infecções urinárias, podendo estar presente em 40 a 60% dos pacientes com ITU, mas a presença de proteinúria é rara.

A cultura de urina não está indicada para a grande maioria das ITU. Sua sensibilidade é de 50% (se positiva para > 105 colônias/mL) e aumenta para mais de 90% se o limiar for 102 colônias/mL.

Recomenda-se cultura de urina somente para ITU recorrente ou na presença de complicações associadas. No entanto, a realização do exame de urina deve ser recomendada na vigência de falha do tratamento inicial. A amostra de urina a ser cultivada deve ser colhida do meio do jato de micção (jato médio), após limpeza da genitália externa com água ou solução fisiológica, em tubo estéril, e cultivada prontamente, no máximo em 2 horas após a coleta.

O consenso de The Infectious Diseases Society of America recomenda que se diagnostique ITU quando há sintomas de cistite e crescimento de 103 colônias/mL, com 80% de sensibilidade e 90% de especificidade. Quando há sintomas de pielonefrite aguda, com febre, dor no flanco e calafrios, mesmo sem sintomas de cistite e crescimento de pelo menos 104 colônias/mL, há 95% de sensibilidade e de especificidade de se tratar de uma ITU.

TRATAMENTO

Recomendações clínicas

A triagem e o tratamento da bacteriúria assintomática não é recomendado em não grávidas e mulheres na pré-menopausa.

O tratamento inicial de uma infecção sintomática do trato urinário inferior com piúria ou bacteriúria, ou ambos, não exige que se realize cultura de urina.

As taxas de resistência superiores a 15 a 20% necessitam de mudança de classe de antibióticos.

Em todos os casos de pielonefrite aguda, devem ser completados 14 dias de tratamento antimicrobiano em regime ambulatorial e/ou hospitalar.

No caso de cistite bacteriana aguda não complicada em mulheres, incluindo pacientes com 65 anos ou mais, recomenda-se preferencialmente tratamento antimicrobiano com duração de 3 dias.

Trimetoprim-sulfametoxazol (Bactrim®, Septra®: 1 comprimido a cada 12 horas por 3 dias) é recomendado como terapia empírica de infecções não complicadas em mulheres, em áreas em que a taxa de resistência para a *Escherichia coli* são menores que 20%.

Fluoroquinolonas (Ciprofloxacina® 500 mg, 2 vezes/dia) não são recomendadas como tratamento de primeira linha das ITU simples, a fim de preservar a sua eficácia para ITU complicadas e orientadas por antibiograma.

A Tabela 1 resume os possíveis tratamentos em pacientes com ITU não complicada.

Entre os benefícios do tratamento com dose única, podem ser relacionados sua simplicidade, baixo custo, boa tolerabilidade, preferência dos pacientes, fácil adesão, baixa incidência de efeitos colaterais e menor risco de desenvolvimento de resistência aos antibióticos. Quanto aos aspectos negativos do tratamento com dose única, estão a incerteza de eficácia contra outros patógenos que não a *E. coli* e a maior frequência de recorrência de ITU, o que leva alguns autores a considerar menos o seu emprego.

TABELA 1 REGIMES DE TRATAMENTO PARA CISTITE BACTERIANA AGUDA NÃO COMPLICADA

Drogas	Dose (mg)	Frequência	Duração (dias)	Gravidez/ categoria
Ciprofloxacino (Cipro®)	250	2 vezes/dia	3	C
Ciprofloxacino (Cipro prolongado®)	500	Diário	3	C
Nitrofurantoína (Macrodantina®)	100	2 vezes/dia	7 a 10	B
Fosfomicina (Monuril®)	3.000 (3 g)	Dose única	1	B
Cefalexina (Cefalexina®)	250	4 vezes/dia	7 a 10	B
	500	2 vezes/dia	7 a 10	B
Gatifloxacino (Gatifloxacina®)	400	Dose única	1	C
Sulfametoxazol/trimetoprim (Bactrim®)	160/800	2 vezes/dia	3	C

A cistite aguda complicada (por obstrução, estase do fluxo urinário, diminuição do sistema imunitário) deve ser tratada com 7 dias de fluoroquinolonas (ciprofloxacino 500 mg, 2 vezes/dia, levofloxacino 250 a 500 mg, 2 vezes/dia ou ofloxacino 200 a 300 mg, 2 vezes/dia). Conforme o resultado da cultura colhida imediatamente antes do início da terapêutica e conforme a resposta ao tratamento já instituído, este pode ser mudado.

Pielonefrite aguda, principalmente em mulheres, com febre superior a 38°C, tremores, arrepios, sinal de Giordano positivo, náuseas/vômitos, com ou sem sintomas de cistite, deve ser tratada o mais rápido possível, antes que haja lesões parenquimatosas importantes. Deve-se providenciar a cultura de urina com urgência, mas o tratamento deve ser iniciado logo após a coleta do material. A presença de 104 colônias/mL ou mais é suficiente para o diagnóstico em 95% dos casos. O tratamento pode ser igual ao da cistite aguda complicada, com 7 a 14 dias de fluoroquinolonas, de preferência com o paciente internado. Caso não haja melhora evidente em 72 horas, manter o paciente internado, repetir a cultura e prolongar o tratamento por mais 14 dias, se necessário. Nesses casos, a menos que a cura seja integral, manter o paciente em observação e repetir a cultura 1 a 2 semanas após a alta. Em pielonefrite aguda complicada, a conduta é semelhante, mas o paciente deve estar sempre internado.

SEGUIMENTO

Sem exames, se assintomático

Não há necessidade de qualquer exame de acompanhamento se o paciente ficar assintomático. Havendo recorrência, devem-se considerar cultura com antibiograma e avaliação urológica do trato urinário.

A prevenção da ITU recorrente baseia-se na associação de medidas comportamentais e medicamentosas.

Medidas comportamentais

Consistem em ingestão abundante de líquidos, esvaziamento adequado da bexiga, micção após o coito e suspensão do uso de espermicida. Além disso, deve-se avaliar meio ambiente vaginal e, se na menopausa, estrogenoterapia local para aumentar os bacilos de Döderlein e diminuir a colonização de *E. coli*.

Cranberry

O suco de *cranberry* tem sido utilizado para prevenir infecções do trato urinário. O efeito de proteção é feito por suas propriedades antiadesivas, além de conter compostos que inibem a adesividade da bactéria na mucosa vesical, mas até o momento não existem comprovações seguras de seus benefícios. Contudo, as evidências demonstram que:

- ingerir *cranberry* (suco ou cápsulas) por 12 meses reduz o número de ITU nas mulheres com histórico de ITU recorrente. Quando utilizado por mais de 1 ano, previne as infecções recorrentes em 1 para cada 6 mulheres;
- não está claro se *cranberry* também é efetivo para outros grupos que apresentam ITU recorrente, como homens idosos e crianças com problemas de bexiga;
- não há evidências sobre qual forma de *cranberry* é mais efetiva (cápsulas ou suco), sobre qual a melhor dose e qual o tempo que deveria ser mantida;
- evidências sugerem que *cranberry* pode interferir com a ação da varfarina.

Imunoterapia

Os extratos imunoestimulantes de bactérias ativam a imunidade humoral e celular e atuam na ativação de células dendríticas derivadas de monócitos e do tecido linfoide associado à mucosa (MALT). Dentre os extratos, destaca-se um extrato liofilizado de 18 cepas de *E. coli* (Uro-vaxom®). As cepas são lisadas liberando antígenos que são purificados e filtrados. Em seguida, são liofilizados (desidratados) e concentrados em uma cápsula.

O tratamento com esta droga é feito na dose de 1 comprimido/dia por 3 meses, interrompendo o tratamento do 4º ao 6º mês, com reforço de 10 dias por mês; do 7º ao 9º mês tem apresentado diminuição significativa do número de episódios de ITU.

SITUAÇÕES ESPECIAIS

Infecção em paciente cateterizado

O uso de antibióticos em pacientes cateterizados, além de ineficaz, é perigoso, pois pode desencadear superinfecções por polibactérias resistentes, devendo ser feito em poucos casos, como em pacientes em estado séptico. O melhor tratamento é retirar o cateter o mais rapidamente possível, não fazer cateterizações desnecessárias e usar sempre sistema coletor estéril fechado. Alguns trabalhos atestam que a cateterização intermitente é preferível à contínua.

Bacteriúria assintomática

Não necessita ser tratada em mulheres idosas sadias sem lesões estruturais ou neurológicas, pois o custo e a toxicidade do tratamento costumam ser maiores que o risco de doença. O tratamento é recomendado em pacientes com alto risco de infecção ou com complicações como diabete melito, rins policísticos e portadores de anormalidades neurológicas ou anatômicas. Tratar bacteriúria assintomática na gravidez diminui o risco de pielonefrite aguda no 3º trimestre.

ITU recorrente

As infecções em diabéticos, idosos e transplantados devem ser tratadas por 4 a 6 semanas. A profilaxia de reinfecção pode ser feita, com sucesso, com dose baixa de trimetoprim-sulfametoxazol (Bactrim®), nitrofurantoína (Macrodantina®) ou fluoroquinolonas, 1 vez/dia ao deitar, por 6 meses ou mais, ou imediatamente após a relação sexual. Urinar após a relação é menos eficaz que ingerir um antibiótico. O uso de antissépticos urinários, como a mandelamina, ou grande ingestão de líquidos diariamente são medidas menos eficazes.

LEITURAS RECOMENDADAS

1. Bauer HW, Alloussi S, Egger G, Blümlein HM, Cozma G, Schulman CC; Multicenter UTI Study Group. A long-term, multicenter, double-blind study of an *Escherichia coli* extract (OM-89) in female recurrent urinary tract infections. Eur Urol 2005; 47(4):542-8.
2. Beeson PM. Factors in the pathogenesis of pyelonephritis. Yale J Biol Med 1955; 28:81-104.
3. Blango MG, Mulvey MA. Persistence of uropathologenic *Escherichia coli* in the face of multiple antibiotics. Antimicrob Agents Chemother 2010; 54(5):1855-63.
4. De Navasquez S. Experimental pyelonephritis in the rabbit produced by staphylococcal infection. J Pathol Bacteriol 1950; 62:429-36.
5. Ejermaes K. Bacterial characteristicts of importance for recurrent urinary tract infections caused by *Escherichia coli*. Danish Medical Bullettin 2011; 28(4):B4187.
6. Faro S, Fenner DE. Urinary tract infections. Clin Obstet Gynecol 1998; 41(3):744-54.
7. Goldberg PK, Kozinn PJ, Wise GJ, Nouri N, Brooks RB. Incidence and significance of candiduria. JAMA 1979; 241:582-4.
8. Hooton TM, Stamm WE. Diagnosis and treatment of uncomplicated urinary tract infection. Infect Dis Clin North Am 1997; 11:551-81.
9. Kass EH. Chemotherapeutic and antibiotic drugs in the management of infectious of the urinary tract. Am J Med 1955; 18:764-81.
10. Kunin CM. Urinary tract infections and pyelonephritis. In: Golsman L, Bennett JC (eds.). Cecil textbook of medicine. 21.ed. Philadelphia: WB Saunders, 2000. p.613-17.
11. Lopes HV, Tavares W. Diagnóstico das infecções do trato urinário. Rev Assoc Med Bras 2005; 51(6):306-8. Disponível em: http://dx.doi.org/10.1590/S0104-42302005000600008.
12. Mehnert-Kay SA. Diagnosis and management of uncomplicated urinary tract infections. Am Fam Physician 2005; 72(3):451-6.
13. Mufson MA, Belshe RB. A review of adenoviruses in the etiology of acute hemorrhagic cystitis. J Urol 1976; 115:191-4.
14. Naber KG, Cho YH, Matsumoto T, Schaefer AJ. Immunoactive prophylaxis of recurrent urinary tract infections: a meta-analysis. Int J Antimicrob Agents 2009; 33(2):111-9.
15. Stamey TA, Timothy M, Millar M, Mihara G. Recurrent urinary tract infections in adult women. The role of introital enterobacteria. Calif Med 1971; 115:1-19.
16. Stamm WE, Norrby SR. Urinary tract infections: disease panorama and challenges. J Infect Dis 2001; 183:s1-s4.
17. The Cochrane review: Cranberries for preventing urinary tract infections – 2004. www.mrw.interscience.wiley.com/cochrane/clsysrev/articles/CD001321/frame.html.
18. Tolkoff-Rubin NE, Cotran RS, Rubin RH. Urinary tract infection, pyelonephritis, and reflux nephropathy. In: Brenner BM (ed.). Brenner & Rector's The Kidney. 6.ed. Philadelphia: WB Saunders, 2000. p.1449-506.

19. Vogel T, Verreault R, Gourdeau M, Morin M, Grenier-Gosselin L, Rochette L. Optimal duration of antibiotic therapy for uncomplicated urinary tract infection in older women: a double-blind randomized controlled trial. CMAJ 2004; 170(4):469-73.
20. Warren JW, Abrutyn E, Hebel JR, Johnson JR, Schaeffer AJ, Stamm WE. Guidelines for antimicrobial treatment of uncomplicated acute bacterial cystitis and acute pyelonephritis in women. Clin Infect Dis 1999; 29:745-58.
21. Zafriri D, Ofek I, Adar R, Pocino M, Sharon N. Inhibitory activity of cranberry juice on adherence of type 1 and type P fimbriated Escherichia coli to eucaryotic cells. Antimicrob Agents Chemother 1989; 33(1):92-8.
22. Zhanel GG, Harding GKM, Guay DRP. Asymptomatic bacteriuria: which patients should be treated? Arch Intern Med 1990; 150:1389-96.

43

Incontinência urinária de esforço

Lilian Fiorelli

Jorge Milhem Haddad

INTRODUÇÃO

A incontinência urinária de esforço (IUE) é definida como toda perda involuntária de urina ao esforço, exercício, espirro ou tosse. No Brasil, as taxas de prevalência em mulheres com idade superior a 40 anos variam entre 37,81 e 56,25%. Em virtude dos elevados índices de incidência e prevalência e do importante impacto que exerce sobre a qualidade de vida da população, esta condição é considerada um problema mundial de saúde pública.

A continência urinária se deve à capacidade da uretra em manter a pressão intrauretral maior que a pressão vesical durante o aumento da pressão intra-abdominal, por meio de apoios anatômicos como a parede vaginal anterior e a fáscia endopélvica, além de ações neurológicas. A participação neurológica na continência é notada pelo reflexo simpático que inibe a contração do músculo detrusor da bexiga durante o enchimento e ativa os receptores alfa-adrenérgicos na uretra, que aumentam sua pressão. Além disso, a inervação eferente do nervo pudendo aumenta o tônus do diafragma pélvico e esfíncter uretral estriado. No entanto, quando as estruturas de apoio são frágeis, ocorre a hipermobilidade uretral, podendo ocasionar a IUE.

Outra causa de IUE é a deficiência do esfíncter uretral. Contribuem para esses fenômenos: aumento da pressão intra-abdominal, como gravidez, feto macrossômico, obesidade e tosse crônica; traumas locais, como parto vaginal ou uso de fórcipe; menopausa, envelhecimento, tabagismo, doenças do colágeno, neurológicas ou genéticas.

DIAGNÓSTICO

O diagnóstico é clínico e urodinâmico. O quadro clínico típico é a perda de urina associada aos esforços, como tossir, espirrar, andar rápido, pegar peso e exercitar-se. A perda urinária em posição ginecológica com a bexiga vazia tem sensibilidade de 90% para defeito esfinctérico.

O "teste do cotonete" permite avaliar a mobilidade uretral. Se a inclinação for maior que 30°, sugere hipermobilidade, porém esse teste não serve para o diagnóstico do tipo de incontinência, visto que a hipermobilidade não exclui o defeito esfinctérico.

Realiza-se exame neurológico sumário, com a pesquisa da sensibilidade perineal e de reflexos sacrais (reflexo bulbocavernoso e reflexo da tosse).

Para auxiliar no diagnóstico, podem ser utilizados os questionários de qualidade de vida traduzidos e validados para a língua portuguesa, como o King's Health Questionnaire e o International Consultation on Incontinence Questionnaire – Short Form (ICIQ– SF).

Exames complementares

Sedimento urinário e urocultura

É útil para afastar infecção urinária como causa transitória de IUE.

Ultrassonografia transperineal

Permite avaliar a mobilidade do colo vesical, que é considerada hipermobilidade quando for maior do que 1 cm. Esse exame também permite avaliar a capacidade de contração do músculo levantador do ânus, por meio do deslocamento anterior que sua contração produz nos órgãos pélvicos.

Estudo urodinâmico

Permite o registro das pressões vesical, abdominal e uretral durante o enchimento e o esvaziamento da bexiga. Sua importância se deve sobretudo ao fato de os sintomas frequentemente não corresponderem ao diagnóstico final, comprometendo o resultado terapêutico. O conceito de *Valsalva leak point pressure* (VLPP) determinado pelo estudo urodinâmico corresponde à menor pressão abdominal que leva à perda urinária na ausência de contração do detrusor, e sua importância consiste na capacidade de predizer as disfunções esfinctéricas, cujo tratamento difere das pacientes com IUE sem disfunção esfinctérica. Embora não seja obrigatória, a urodinâmica oferece tratamento mais apropriado quando realizada.

Pad test ***ou "teste do absorvente"***

Positivo quando o volume medido é superior a 8 g em 24 horas.

Diário miccional

Pelo período de 24 horas, é suficiente para a maioria dos propósitos, mas, no período de 3 dias, é mais preciso.

TRATAMENTO

O tratamento da IUE pode ser realizado pela reabilitação do assoalho pélvico, como a utilização de cones vaginais, o uso de um pessário ou correção cirúrgica. A cirurgia é o método mais comum de tratamento em pacientes que não melhoram com exercícios do assoalho pélvico.

A seleção de um procedimento definitivo para a IUE depende de vários fatores: a necessidade de uma laparotomia para tratar outras patologias pélvicas; o coexistente prolapso genital que exige reparação vaginal; o estado de saúde e a idade da paciente; a presença de deficiência intrínseca do esfíncter; e a habilidade e experiência do cirurgião. Historicamente, a escolha do procedimento para o tratamento da IUE foi baseada na gravidade da incontinência.

Tratamento não cirúrgico

Fisioterapia

Visa ao fortalecimento da musculatura estriada do assoalho pélvico na manutenção do suporte anatômico dos órgãos pélvicos, mantendo a pressão uretral adequada.

1. Exercícios perineais: propostos por Kegel em 1948, consistem em séries de contração voluntária e relaxamento da musculatura perineal. Ensina a paciente a contrair a musculatura perineal antes e durante os esforços e melhora o suporte

dos órgãos pélvicos durante os esforços ao promover elevação do platô do levantador na pelve e hipertrofia da musculatura perineal. Os resultados são melhores em mulheres jovens (aos 40 e 50 anos), quando os exercícios são feitos com supervisão e quando são realizados por pelo menos 3 meses.

2. *Biofeedback:* técnica pela qual a informação sobre um processo fisiológico inconsciente normal é apresentada ao paciente e ao terapeuta por estímulo visual, auditivo e tátil. O estímulo é exibido de maneira quantitativa e a paciente é ensinada a como alterar e controlar o processo fisiológico.
3. Cones vaginais: dispositivos de forma e volumes iguais, com pesos variando de 20 a 100 g; de acordo com o peso, recebem um número que varia de 1 a 9. Utilizam o princípio do *biofeedback* e representam uma maneira de identificar e fortalecer a musculatura perineal. Os resultados de alguns estudos com cones vaginais para IUE mostraram que estes são melhores do que nenhum tratamento, com menor risco relativo de falha do tratamento, e não foi observada diferença entre os cones e os exercícios perineais ou eletroestimulação.
4. Eletroestimulação: considerada uma opção de tratamento na medida em que pode causar reinervação ou reorganização elétrica dos músculos envolvidos no suporte pélvico. Leva à contração do esfíncter externo da uretra e à contração dos levantadores do ânus, para elevação do colo vesical e alongamento da uretra proximal. É utilizada alta frequência (50 a 100 Hz) e alta amperagem (> 25 mA) para obter taxa de sucesso em torno de 50%. Estudos controlados com grupo placebo mostraram melhora da sintomatologia, diminuição do número de episódios de perda por dia, diminuição nos valores do *pad test*, sendo que cerca de 62% das pacientes tiveram melhora significativa e 30% ficaram curadas. A contração da musculatura estimulada eletricamente é menos efetiva que a contração voluntária.

Cones vaginais, eletroestimulação e exercícios perineais são efetivos e, quando comparados entre si, apresentam taxas de sucesso semelhantes.

Tratamento medicamentoso

1. Medicamentos alfa-adrenérgicos: proporcionam aumento do tônus e da contratilidade do esfíncter uretral, com fracas evidências de sucesso para o tratamento da IUE (cerca de 35%) e efeitos colaterais cardiovasculares, como

hipotensão postural, em mulheres mais idosas. Cloridrato de clomipramina (Anafranil® comprimido 10 e 25 mg, Anafranil SR® comprimido 75 mg) em dose progressiva individualizada a cada caso.

2. Estrogênios: usados no tratamento da IUE para casos selecionados, como mulheres na menopausa com hipotrofia genital. Estriol (Ovetrion®; Stelle® – creme vaginal) uma aplicação 2 vezes/semana; dose considerada segura por não promover absorção sistêmica significativa.
3. Inibidor de recaptação de serotonina e noradrenalina (duloxetina): aumenta a pressão intrauretral com resultados satisfatórios. Duloxetina (Cymbalta® 20 a 80 mg/dia); recomenda-se a introdução de doses escalonadas, sendo utilizada a dose de 20 mg 2 vezes/dia nas duas primeiras semanas e aumentada até 80 mg/dia.
4. Outras drogas com ação antiespasmódica e ação neurológica, empregadas tanto para tratamento clínico da incontinência urinária como também na urgência miccional associada ou não, com resultados satisfatórios. Tolterodina (Detruzitol® 2 mg; Detruzitol LA® 4 mg; dose recomenda: 1 comprimido ao dia). Deve-se estar atento para eventuais efeitos adversos. Oxibutinina (Retemic® 5 mg; Retemic UD® 10 mg, dose recomendada: 1 a 2 comprimidos ao dia). Efeitos colaterais como boca seca podem ocorrer. Contraindicação: hipertensão ocular.

Tratamento cirúrgico

Técnica de slings *ou faixas suburetrais*

São artefatos sintéticos utilizados em qualquer tipo de IUE. É a cirurgia de primeira escolha em razão de sua praticidade e eficácia. Existem dois tipos de abordagens: as vias transobturatória e a retropúbica.

1. *Sling* transobturatório: realizado pela passagem de agulhas helicoidais de fora para dentro (*outside-in*) ou de dentro para fora (*inside-out*). Comparando-se estes dois procedimentos, estudos mostram resultados similares com pequenas complicações, mas a abordagem *inside-out* apresenta-se mais dolorosa (na raiz da coxa) nas primeiras 6 horas após a cirurgia.
2. *Sling* retropúbico: na IUE por defeito esfinctérico intrínseco da uretra, o tratamento por via retropúbica apresenta menor recorrência da incontinência urinária em 6 meses na avaliação urodinâmica em relação à abordagem

transobturatória. Contudo, a taxa de sucesso é semelhante no período de 12 meses. Comparando-se as duas abordagens retropúbicas (de cima para baixo ou de baixo para cima) para implantação de *slings* sintéticos, observa-se que ambos os procedimentos são igualmente eficazes para o tratamento da IUE, levando-se em consideração o período pós-operatório e de 12 meses após correção cirúrgica. Entretanto, a escolha do tipo de *sling* sintético retropúbico deve ser feita pelo cirurgião, de acordo com a sua experiência e treinamento, sempre considerando a opinião da paciente. A abordagem transobturatória apresenta menor risco de perfuração vesical.

As duas técnicas podem ser indicadas de acordo com a preferência e a experiência do cirurgião; todavia as pacientes devem ser avisadas das potenciais diferenças na evolução de cada uma.

As principais complicações dos *slings* sintéticos estão associadas com acidentes relacionados à passagem das agulhas, como lesões da bexiga, vasos e perfurações intestinais. A erosão de tela para uretra, vagina ou bexiga são outras complicações do método. Ainda, o procedimento de *sling* suburetral pode causar dificuldade miccional em mulheres que usam Valsalva para ajudar a micção ou sintomas urinários irritativos.

1. *Sling* de aponeurose do músculo reto abdominal: bastante usado até há pouco tempo, é tão eficaz quanto o *sling* sintético para a correção da IUE no período avaliado de 6 meses, mas também está cada vez mais em desuso por conta da facilidade técnica dos *slings* sintéticos.
2. Colpofixação retropúbica pela técnica de Burch: previamente considerada padrão de referência para tratamento da IUE por hipermobilidade do colo vesical, está sendo gradualmente abandonada. Apesar da colpofixação retropúbica apresentar eficácia semelhante ao *sling* sintético no período avaliado de 6 meses a 2 anos, pode ser recomendada somente quando a paciente tem que realizar outro procedimento abdominal concomitante. O mesmo vale para o Burch laparoscópico. O *sling* de aponeurose do músculo reto abdominal é tão eficaz quanto o *sling* sintético para a correção da IUE no período avaliado de 6 meses, mas também está cada vez mais em desuso.
3. Cirurgia de Kelly-Kennedy: melhor opção no passado, está atualmente proscrita para o tratamento da IUE, pois cursa com altos índices de falha e

recorrência, além de influenciar de modo negativo no resultado de *slings* realizados posteriormente, em virtude da fixação uretral que causa.

4. Colágeno injetável: apresenta resultados inferiores quando comparado à correção cirúrgica no tratamento da IUE. Entretanto, tal abordagem terapêutica, associada à baixa morbidade e ao menor tempo de recuperação, deve ter resultados redefinidos para outras populações, como idosas portadoras de comorbidades que contraindicariam o procedimento cirúrgico.

As principais complicações associadas ao uso dos diferentes *slings* são: retenção urinária, hiperatividade do detrusor *de novo* (geralmente transitória), lesões uretral e vesical, e, raramente, necrose uretral com formação de fístula, dispareunia e extrusão.

Para pacientes com deficiência esfinctérica com uretra fixa, é recomendado o uso de substâncias injetáveis intrauretrais. Pesquisas com células-tronco têm evidenciado resultados promissores no tratamento dessas pacientes.

LEITURAS RECOMENDADAS

1. Abrams P, Artibani W, Cardozo L, Dmochowski R, van Kerrebroeck P, Sand P; International Continence Society. Reviewing the ICS 2002 terminology report: the ongoing debate. Neurourol Urodyn 2009; 28(4):287.
2. Alhasso A, Glazener CM, Pickard R, N'Dow J. Adrenergic drugs for urinary incontinence in adults. Cochrane Database Syst Rev 2003; 2:CD001842.
3. Andersen JT, Blaivas JG, Cardozo L, Thuroff J. Lower urinary tract rehabilitation techniques: seventh report on the standardisation of terminology of lower urinary tract function. Neurourol Urodyn 1992; 11:593-603.
4. Andonian S, Chen T, St-Denis B, Corcos J. Randomized clinical trial comparing suprapubic arch sling (SPARC) and tension-free vaginal tape (TVT): one-year results. Eur Urol 2005; 47:537-41.
5. Barber MD, Kleeman S, Karram MM, Paraiso MF, Walters MD, Vasavada S et al. Transobturator tape compared with tension-free vaginal tape for the treatment of stress urinary incontinence: a randomized controlled trial. Obstet Gynecol 2008; 111:611-21.
6. Bezerra CA, Bruschini H, Cody DJ. Traditional suburethral sling operations for urinary incontinence in women. Cochrane Database of Syst Rev 2005; (3):CD001754.
7. Bø K. Pelvic floor muscle training is effective in treatment of female stress urinary incontinence, but how does it work? Int Urogynecol J 2004; 15:76-84.
8. Bø K, Talseth T. Change in urethral pressure during voluntary pelvic floor muscle contraction and vaginal electrical stimulation. Int Urogynecol J 1997; 8:37.

9. But I, Faganelj M. Complications and short-term results of two different transobturator techniques for surgical treatment of women with urinary incontinence: a randomized study. Int Urogynecol J Pelvic Floor Dysfunct 2008; 19:857-61.
10. Castro-Diaz D, Palma PC, Bouchard C, Haab F, Hampel C, Carone R et al. Duloxetine dose escalation study group. Effect of dose escalation on the tolerability and efficacy of duloxetine in the treatment of women with stress urinary incontinence. Int Urogynecol J Pelvic Floor Dysfunct 2007; 18:919-29.
11. Corcos J, Collet JP, Shapiro S, Herschorn S, Radomski SB, Schick E et al. Multicenter randomized clinical trial comparing surgery and collagen injections for treatment of female stress urinary incontinence. Urology 2005; 65:898-904.
12. De Leval J. Novel surgical techine for the treatment of female stress urinary incontinence: transobturator vaginal tape inside-out. Eur Urol 2003; 44:724-30.
13. Endo RM, Girao MJBC, Sartori MGF, Simoes MJ, Baracat EC, Rodrigues de Lima G. Effect of estrogen-progesten hormonal replacement therapy on periurethral and bladder vessels. In Urogynecol J 2000; 11:120-3.
14. Flisser AJ, Blaivas JG. Evaluating incontinence in women. Urol Clin North Am 2002; 29:515-26.
15. Hay-Smith EJ, Bø K, Berghmans LC, Hendriks HJ, de Bie RA, van Waalwijk van Doorn ES. Pelvic floor muscle training for urinary incontinence in women. Cochrane Database Syst Rev 2007; (1):CD001407.
16. Herbison P, Plevnik S, Mantle J. Weighted vaginal cones for urinary incontinence. Cochrane Database Syst Rev 2002; (1):CD002114.
17. Iglesia CB, Shott S, Fenner DE, Brubaker L. Effect of preoperative voiding mechanism on success rate of autologous rectus fascia suburethral sling procedure. Obstet Gynecol 1998; 91:577.
18. Klingele CJ. Patient characteristics that are associated with urodynamically diagnosed detrusor instability and genuine stress incontinence. Am J Obstet Gynecol 2002; 186:866.
19. Latthe PM, Foon R, Toozs-Hobson P. Transobturator and retropubic tape procedures in stress urinary incontinence: a systematic review and meta-analysis of effectiveness and complications. BJOG 2007; 114:522.
20. Liapis A, Bakas P, Creatsas G. Monarc vs TVT-O for the treatment of primary stress incontinence: a randomized study. Int Urogynecol J Pelvic Floor Dysfunct 2008; 19:185-90.
21. Lin HH, Sheu BC, Lo MC, Huang SC. Comparison of treatment of outcomes of imipramine for female genuine stress incontinence. Br J Obstet Gynaecol 1999; 106:1089-92.
22. Nygaard I, Holcomb R. Reproducibility of the seven-day voiding diary in women with stress urinary incontinence. Int Urogynecol J Pelvic Floor Dysfunct 2000; 11:15-7.
23. Ogah J, Cody DJ, Rogerson L. Minimally invasive synthetic suburethral sling operations for stress urinary incontinence in women: a short version Cochrane review. Neurourol Urodyn 2011; 30(3):284-91.

24. Paraiso MF, Walters MD, Karram MM, Barber MD. Laparoscopic Burch colposuspension versus tension-free vaginal tape: a randomized trial. Obstet Gynecol 2004; 104:1249-58.
25. Schierlitz L, Dwyer PL, Rosamilia A, Murray C, Tomas E, De Souza A et al. Effectiveness of tension-free vaginal tape compared with transobturator tape in women with stress urinary incontinence and intrinsic sphincter deficiency: a randomized controlled trial. Obstet Gynecol 2008; 112:1253-61.
26. Tamanini JT, Dambros M, D'Ancona CA, Palma PC, Rodrigues Netto N, Jr. Validation of the "International Consultation on Incontinence Questionnaire — Short Form" (ICIQ-SF) for Portuguese. Rev Saúde Pública 2004; 38:438-44.
27. Tamanini JT, D'Ancona CA, Botega NJ, Rodrigues Netto N Jr. Validation of the Portuguese version of the King's Health Questionnaire for urinary incontinent women. Rev Saúde Pública 2003; 37:203-11.
28. van Leijsen SA, Kluivers KB, Mol BW, Broekhuis SR, Milani AL, Bongers MY et al. Can preoperative urodynamic investigation be omitted in women with stress urinary incontinence? A non-inferiority randomized controlled trial. Neurourol Urodyn. 2012 Apr 6. doi: 10.1002/nau.22230.
29. Wadie BS, Edwan A, Nabeeh AM. Autologous fascial sling vs polypropylene tape at short-term follow up: a prospective randomized study. J Urol 2005; 174:990-3.
30. Ward K, Hilton P; United Kingdom and Ireland Tension-free Vaginal Tape Trial Group. Prospective multicentre randomized trial of tension-free vaginal tape and colposuspension as primary treatment for stress incontinence. BMJ 2002; 325:67.
31. Ward KL, Hilton P, United Kingdom and Ireland Tension-free Vaginal Tape Trial Group. A prospective multicenter randomized trial of tension-free vaginal tape and colposuspension for primary urodynamic stress incontinence: two-year follow-up. Am J Obstet Gynecol 2004; 190:324-31.

Seção 8
Afecções mamárias

Coordenador

José Roberto Filassi

44
Mastite

Lucia Maria Martins Zuliani
Jonathan Yugo Maesaka
José Roberto Morales Piato
José Roberto Filassi

INTRODUÇÃO

As mastites são definidas como processos inflamatórios que acometem a glândula mamária, em sua maioria de etiologia infecciosa. Neste capítulo, serão revisados os principais tipos de mastites, abordando suas etiologias, diagnósticos e tratamentos de forma individualizada.

MASTITE PUERPERAL

A mastite puerperal (lactacional) é o processo infeccioso da mama da paciente lactante. A incidência da mastite puerperal varia amplamente de acordo com levantamentos estatísticos, de 2 a 33% das puérperas que amamentam, sendo influenciada por diferentes fatores.

A patogênese da mastite puerperal decorre de más condições de higiene local ou por transmissão pelo neonato, durante a sucção, de bactérias da flora oral. Os agentes mais comuns são *Staphylococcus aureus*, *Staphylococcus epidermidis* e *Streptococcus* sp. As bactérias penetram pelos ductos lactíferos, encontrando meio de cultura ideal de crescimento, representado pela estase do colostro ou lactose.

O diagnóstico é clínico, orientado pela anamnese e palpação de massa mamária endurecida, em geral com hipertermia e hiperemia local. Havendo dúvida, solicita-se ultrassonografia (US) das mamas, que mostrará presença de mastite ou abscesso associado.

O tratamento da mastite puerperal inicia-se com a introdução imediata de antibióticos, tendo as cefalosporinas como primeira escolha.

1. Cefalosporina (Cefalexina®)500 mg, via oral (VO) a cada 6 horas.
2. Amoxicilina (Amoxil®) 500 mg, VO, a cada 8 horas.
3. Eritromicina (Ilosone®) 250 a 500 mg, VO, a cada 6 horas, por 7 a 10 dias.

A diminuição da estase láctea na vigência da mastite é indicada para tentar eliminar possível meio de cultura. A mastite, entretanto, pode evoluir para quadro de abscesso, dependendo da terapêutica instituída, bem como das condições imunológicas da paciente.

O tratamento do abscesso lactacional inclui a prescrição de antibioticoterapia endovenosa:

1. Cefazolina 1 g (Kefazol®; Ceftrat®) a cada 6 horas.
2. Cefalotina 1 g (Cefalotil®; Kefalotin®) a cada 8 horas.
3. Eritromicina 500 mg (Ilosone®; Eritrex®).

A maioria dos casos necessita de alguma forma de drenagem, seja por meio de incisão cirúrgica ou punção percutânea com agulha grossa guiada por US. O conteúdo drenado ou aspirado deve ser encaminhado para exame de cultura com antibiograma, visando à pesquisa de flora aeróbia e anaeróbia. Todavia, antibioticoterapia de amplo espectro é prescrita antes dos resultados, limitando-se às drogas permitidas na lactação. A bactéria que coloniza o leite não tem efeitos deletérios ao neonato, sendo permitida e incentivada a manutenção da amamentação após a drenagem cirúrgica, respeitando-se, evidentemente, as condições locais da drenagem e sua proximidade do complexo areolopapilar.

MASTITE PERIAREOLAR RECIDIVANTE

A mastite periareolar recidivante (MPR) é um processo inflamatório da porção central da mama, sem relação com a lactação, que apresenta evolução crônica e pode ter formação de fístula. É uma patologia benigna e não eleva o risco de carcinoma da mama.

Ocorre em mulheres jovens, na pré-menopausa, principalmente na faixa etária de 30 a 40 anos. Aproximadamente 70% das pacientes têm antecedente de quadro semelhante prévio e 90% são tabagistas. As condições socioeconômicas precárias, associadas ao tabagismo, são importantes fatores determinantes do abscesso periareolar recidivante. Componentes do tabaco atuariam no epitélio do ducto terminal, iniciando o processo de metaplasia escamosa reacional.

A patogênese do abscesso periareolar recidivante decorre de alterações do epitélio que reveste o ducto mamário, denominada metaplasia escamosa dos ductos terminais. Na metaplasia, o tecido epitelial colunar é substituído por tecido pavimentoso. A fístula periareolar, que muitas vezes acompanha o quadro de abscesso periareolar recidivante, decorre da oclusão da luz do ducto por um tampão de queratina, acarretando aumento da pressão intraluminal e drenagem do conteúdo acumulado para a pele. Quando existe contaminação bacteriana, a principal flora observada é representada por germes anaeróbios.

O diagnóstico é clínico, pois as portadoras desse problema apresentam surtos recidivantes de área de inflamação, com presença de dor periareolar, hiperemia e aumento de calor local. Pode ocorrer também endurecimento retroareolar ou até retração do complexo areolopapilar. A formação de abscesso superficial é frequente. A repetição dos surtos pode determinar o aparecimento de fístula, a qual também evolui em surtos, com fases de fechamento espontâneo. Casos em que haja dúvidas devem ser avaliados também por mamografia, US das mamas e, eventualmente, pesquisa do trajeto fistuloso.

O tratamento do abscesso periareolar recidivante varia conforme a fase evolutiva do quadro. Na fase aguda, o tratamento é clínico, baseado na prescrição de antibioticoterapia, anti-inflamatórios não hormonais (AINH) e orientação à suspensão do fumo.

1. Metronidazol (Flagyl®) 400 mg, VO, a cada 8 horas, por 10 dias.
2. Clindamicina (Clindamin C®) 300 a 600 mg a cada 8 horas, por 7 a 10 dias.
3. Cefalexina (Keflex®) 500 mg, VO, a cada 6 horas, por 7 a 10 dias.
4. Amoxicilina (Amoxil®) 500 mg a cada 8 horas, por 7 a 10 dias.
5. Eritromicina (Eribiotic®; Ilosone®) 250 a 500 mg a cada 6 horas, por 7 a 10 dias.

Na presença de abscesso que necessite de drenagem, esta deve ser acompanhada de biópsia de tecido periférico, visando a descartar possível lesão tumoral.

O tratamento cirúrgico está indicado nos casos de recidivas múltiplas. A cirurgia deve ser realizada após tratamento da fase aguda (período de acalmia) para diminuição do risco de complicações pós-operatórias, como infecção ou deiscência. Preconiza-se a setorectomia com papilectomia parcial, com retirada do ducto envolvido no processo e porção parcial da papila. Essa técnica apresenta menores índices de recidiva, em torno de 10%.

MASTITE POR ECTASIA DUCTAL

A mastite por ectasia ductal é o principal diagnóstico diferencial com a mastite periareolar recidivante. Ela é definida por processo inflamatório crônico, acompanhado de dilatação dos ductos principais, com consequente ectasia. Também chamada de mastite plasmocitária (por conta de sua apresentação histológica), ocorre principalmente em pacientes multíparas, na faixa etária entre 50 e 60 anos.

O diagnóstico também é clínico, caracterizado por presença de fluxo papilar unilateral, de aspecto viscoso, espesso e de coloração amarelada, podendo, às vezes, ser purulento. Prurido e sensação de queimação papilar podem acompanhar o quadro. A retração papilar também é comum.

O tratamento envolve a prescrição de antibioticoterapia e lavagem da papila com solução antisséptica 1 vez/dia.

Em casos de recidiva, a ressecção eletiva dos ductos terminais deve ser programada para 2 a 4 semanas após a resolução do processo infeccioso. A cirurgia, baseada em modificações da técnica original de Hadfield, consiste em incisão periareolar, dissecção e reconhecimento dos ductos dilatados, e secção individual na base da aréola ou a ressecção em "diamante" de todos os ductos principais.

OUTRAS MASTITES MENOS COMUNS

A mastite periférica tem etiopatologia desconhecida e geralmente é acompanhada de abscesso, apresentando-se perifericamente à mama, em oposição às mastites periareolares (mais comuns). É associada a situações de debilidade do sistema autoimune, como diabetes, pacientes com infecção pelo HIV e pacientes imunossuprimidas (em vigência de quimioterapia ou corticoterapia). A condição pode ser agravada se a paciente tiver histórico de tabagismo. Os agentes mais comuns são *Staphylococcus* coagulase-negativo e anaeróbios. O tratamento consiste na drenagem cirúrgica ou por punção percutânea e a instituição de antibióticos de espectro para as bactérias referidas.

A mastite granulomatosa idiopática apresenta-se como mastite crônica, de padrão recidivante, com quadros de fistulização associados. Pode ser uni ou bilateral e não possui etiologia bem definida. Histologicamente, o tecido biopsiado evidencia processo inflamatório abundante, com formação de granulomas. Há teorias que defendem uma reação autoimune como etiogênese da doença. Outros advogam a infecção por *Corynebacterium* sp como desencadeante para o processo infeccioso. O tratamento inclui uso de metotrexato e/ou corticosteroides, como prednisona (Meticorten®; 5 a 10 mg/dia, por 4 a 6 meses).

Mastites crônicas específicas são incomuns e incluem lúpus eritematoso sistêmico (LES), tuberculose, sarcoidose e infecção fúngica. Nestas situações, o tratamento deve ser sistêmico, buscando-se o isolamento do agente etiológico, se possível.

LEITURAS RECOMENDADAS

1. Ang LM, Brown H. Corynebacterium accolens isolated from breast abscess: possible association with granulomatous mastitis. J Clin Microbiol 2007; 45(5):1666-8.
2. Dixon JM, Bundred NJ. Management of disorders of the ductal system and infections. In: Harris JR, Lippman ME, Morrow M et al. (eds.). Diseases of the breast. 4.ed. Philadelphia: Lippincott Williams & Wilkins, 2010.
3. Infections of the breast. In: Mansel RE, Webster DJT, Sweetland HM (eds.). Benign disorders and diseases of the breast. 3.ed. Philadelphia: Saunders, 2009.
4. Mathelin C, Riegel P, Chenard MP, Tomasetto C, Brettes JP. Granulomatous mastitis and corynebacteria: clinical and pathologic correlations. Breast J 2005; 11(5):357.
5. Matthes G, Lima LNB, Brenelli F et al. Doenças infecciosas da mama. In: Frasson A, Millen EC, Novita G et al. Doenças da mama: guia prático baseado em evidências. São Paulo: Atheneu, 2011.
6. Rahal RM, de Freitas-Junior R, Paulinelli RR. Risk factors for duct ectasia. Breast J 2005; 11:179-82.
7. Sapienza AD. Mastite. In: Zugaib M, Bittar RE (eds.) Protocolos assistenciais. Clínica Obstétrica FMUSP. 3.ed. São Paulo: Atheneu, 2007.
8. Stary CM, Lee YS, Balfour J. Idiopathic granulomatous mastitis associated with corynebacterium sp. Infection. Hawaii Med J 2011; 70(5):99-101.
9. The duct ectasia/periductal mastitis complex. In: Mansel RE, Webster DJT, Sweetland HM (eds.). Benign disorders and diseases of the breast. 3.ed. Philadelphia: Saunders, 2009.

45

Mastalgia

Bruno Salvador Sobreira Lima
Jonathan Yugo Maesaka
José Roberto Morales Piato
José Roberto Filassi

INTRODUÇÃO

A maioria das mulheres apresenta alguma sensibilidade leve nas mamas no período pré-menstrual, devendo ser considerada queixa dentro da normalidade. Mastalgia é a exacerbação dessa sensibilidade, com o aumento e duração da dor. A dor mamária é um dos principais motivos para a busca de assistência médica, por associação, mesmo que não verdadeira, do sintoma com câncer de mama. A mastalgia é bastante comum, chegando a afetar cerca de 70% das mulheres durante a sua vida, podendo ser uni ou bilateral, ou em apenas parte de uma mama, podendo irradiar para a axila e para o braço.

CLASSIFICAÇÃO

Classifica-se a mastalgia mais comumente pela relação com o ciclo menstrual. Assim, a mastalgia será cíclica caso esteja associada a determinado período do ciclo menstrual; e acíclica, quando não se relacionar ao ciclo. As mastalgias acíclicas também podem ser subdivididas pela etiologia em mamária ou extramamária (Tabela 1).

A mastalgia deve ser classificada ainda pela intensidade dos sintomas, sendo denominada leve quando há pouca ou nenhuma interferência nas atividades comuns, e moderada/grave quando ocorrer em intensidade suficiente para interferir na qualidade de vida, atividades físicas, sociais e de trabalho da paciente (Tabela 1).

TABELA 1 CLASSIFICAÇÃO DA MASTALGIA

Cíclica (70%)
Acíclica (30%)
Mamária (66%)
Extramamária (33%):
Síndrome de Tietze
Neurite intercostal
Herpes-zóster
Dores musculoesqueléticas
Origem gastrointestinal (úlceras, refluxo gastroesofágico e colecistite)
Fibromialgia

ETIOLOGIA E FISIOPATOLOGIA

A etiologia da mastalgia cíclica ainda não é bem compreendida, e possivelmente deve ser multifatorial. Apesar da associação com o ciclo menstrual, não foi estabelecida nenhuma relação entre os níveis séricos de estrogênio, progesterona e prolactina e dor mamária. Ela também pode aparecer na menopausa, período em que os níveis dos hormônios sexuais encontram-se mais baixos. Também não foram demonstradas alterações histológicas em mulheres com mastalgia. Aspectos psicológicos podem estar envolvidos na gênese da dor, como em pacientes com cancerofobia ou com parentes próximos com diagnóstico de câncer. Vale lembrar que mastalgia raramente está associada com câncer de mama como sintoma isolado.

DIAGNÓSTICO

História clínica

Na anamnese, atentar-se para as características da dor, como tipo, duração (quantos dias por mês), localização, intensidade, relação com período menstrual e interferências nas atividades rotineiras. Investigar se há irradiação para outros sítios. Pesquisar antecedentes pessoais e familiares de câncer de mama, comorbidades e antecedentes cirúrgicos; uso de anticoncepcionais orais que podem aumentar a sensibilidade mamária e o uso de terapia hormonal na pós-menopausa. Avaliar distúrbios psicológicos e outras dores de origem psicossomática, como a fibromialgia. A ocorrência de dor de forte intensidade por pelo menos 6 meses com duração de 7 dias ou mais é considerada forma grave da mastalgia. O impacto nas atividades diárias pode ser um elemento auxiliar na classificação da mastalgia, como o número de faltas ao trabalho ou dificuldade de dormir.

A anamnese, em conjunto com o exame físico, deve buscar causas bem definidas de dor mamária, como mastites, abscessos, síndrome de Mondor (tromboflebite superficial) ou dores em região de cicatriz cirúrgica prévia.

Exame físico

Deve-se proceder ao exame de rotina de mamas, com inspeção estática e dinâmica com a paciente sentada. Solicitar que a paciente se deite e avaliar delicadamente as mamas, atentando-se para os pontos dolorosos, seguidos da expressão do mamilo para avaliar possível fluxo papilar. Deve-se examinar também as axilas e fossas infra e supraclaviculares, com a paciente sentada. Não esquecer de realizar a palpação de espaços intercostais e articulação costoesternal, que, às vezes, podem ser fonte de dor mamária (neurite intercostal e síndrome de Tietze – osteocondrite).

Exames de imagem

Exames de imagem atuam como complementares na investigação da mastalgia. O rastreamento de câncer de mama está indicado a partir dos 40 anos de idade, por meio da mamografia, devendo ser realizada antes apenas em casos suspeitos ou com antecedentes relevantes. A ultrassonografia (US) fica reservada a pacientes que apresentarem nódulos, alta densidade mamária (jovens) que dificulta a visualização do parênquima na mamografia, ou mesmo para diferenciação de nódulos sólidos de cistos. Também pode-se recorrer à ressonância magnética das mamas, principalmente nas pacientes que apresentam alto risco de câncer de mama. O fato de o exame apresentar-se negativo em uma paciente com dor mamária pode mostrar que não há alteração e, com isso, tranquilizá-la. No caso de haver nódulos, dependendo do seu grau de suspeição de acordo com o sistema BIRADS©, deve-se proceder à biópsia com agulha grossa, que proporciona diagnóstico mais acurado que a punção por agulha fina. Na presença de microcalcificações suspeitas, utiliza-se a biópsia assistida a vácuo guiada por estereotaxia. No caso específico da mastalgia, os exames de imagem têm pouca validade, a não ser em pacientes com critérios de rastreamento ou quando há lesões focais.

TRATAMENTO

A orientação e o esclarecimento da paciente é ponto fundamental do tratamento da mastalgia. Orientação verbal se mostrou eficaz em cerca de 70% das mulheres que apresentam mastalgia, sendo 85% nos casos leves, 70% nos moderados e 52% nos graves. Também se mostrou ainda mais efetivo naquelas em que os sintomas eram mais intensos no período pré-menstrual.

O uso de sutiãs esportivos (*tops*) fornece maior apoio às mamas e se mostrou efetivo no alívio da mastalgia cíclica e acíclica, devendo ser incluído na orientação da paciente.

Orientações gerais como redução de cafeína e dieta hipogordurosa não se mostraram de grande benefício para redução da dor, mas alguns medicamentos têm sido empiricamente indicados com resultados não conclusivos. Os mais utilizados são:

1. Diuréticos que supostamente reduziriam a dor ocasionada pela retenção hídrica da fase lútea. Clortalidona (Higroton®) 12,5 a 25 mg/dia na fase pré-menstrual.
2. Vitaminas E e B6, que não se mostraram benéficas quando comparadas ao placebo, assim como o ácido gamalinoleico:
   - tocoferol (Ephynal®; Emama®) 400 mg/dia durante a fase de dor ou no pré-mênstruo;
   - cloridrato de piridoxina (seis B®) 300 mg/dia durante o período de dor;
   - ácido linoleico (Óleo de Prímula®) 500 mg a cada 12 horas.
3. Cremes à base de progesterona e anti-inflamatórios tópicos podem ser considerados para tratamento de mastalgia localizada, com efeitos colaterais mínimos.
4. A bromoergocriptina e a cabergolina são medicamentos eficazes com custo razoável, mas com efeitos colaterais por vezes significativos (hipotensão postural, cefaleia e náuseas) que dificultam seu uso, porém com bons resultados em portadoras de hiperprolactinemia:
   - bromocriptina (Parlodel® comprimido 2,5 mg) 1,25 mg no café da manhã e 1,25 no jantar;
   - cabergolina (Dostinex® comprimido de 0,5 mg) 1 comprimido por semana.

5. O tamoxifeno (Nolvadex® na dose de 10 mg/dia por 3 meses ou mais ou 20 mg/dia em casos mais graves) é um modulador seletivo dos receptores de estrogênio que se mostrou bastante eficaz no tratamento da dor mamária. Efeitos colaterais: fogachos, secura vaginal e ganho de peso.
6. Os análogos de hormônio liberador de gonadotrofina (GnRH) apresentam-se como medicação eficaz das mastalgias severas e refratárias. No entanto, os efeitos colaterais são intensos: alterações menstruais, cefaleia, náusea, depressão, secura vaginal, perda de libido e redução de massa óssea. A indicação destes é muito restrita: gosserrelina (Zoladex® na dose de 3,6 mg/mês, subcutâneo).

LEITURAS RECOMENDADAS

1. Barros AC, Mottola J, Ruiz CA, Borges MN, Pinotti JA. Reassurance in the treatment of mastalgia. Breast J 1999; 5(3):162-5.
2. Berrettini Jr A, Machado L, Novita G et al. Dor mamária. In: Frasson A, Millen EC, Novita G et al. Doenças da mama: guia prático baseado em evidências. São Paulo: Atheneu, 2011.
3. Breast pain and nodularity. In: Mansel RE, Webster DJT, Sweetland HM (eds.) 3.ed. Benign disorders and diseases of the breast. Philadelphia: Saunders, 2009.
4. Ernster VL, Mason L, Goodson WH, Sickles EA, Sacks ST, Selvin S et al. Effects of caffeine free diet on benign breast disease: a randomised trial. Surgery 1982; 91:263-7.
5. Goyal A, Mansel RE. A randomized multicenter study of gamolenic acid (Efamast) with and without antioxidante vitamins and minerals in the management of mastalgia. Breast J 2005; 11(1):41-7.
6. Hadi MSSA. Sports brassiere: is it a solution for mastalgia? Breast J 2000; 6:138-42.
7. Mansel RE. Management of breast pain. In: Harris JR, Lippman ME, Morrow M et al. (eds.). Diseases of the breast. 4.ed. Philadelphia: Lippincott Williams & Wilkins, 2010.
8. Prance SE, Pass HA. Etiology and management of breast pain. In: Singletary SE, Robb GL, Hortobagy GN (eds.). Advance therapy of breast disease. 2.ed. London: BC Becker, 2004; p.25-36.
9. Srivastava A, Mansel RE, Arvind N, Prasad K, Dhar A, Chabra A. Evidence-based management of mastalgia: a meta-analysis of randomised trials. The Breast 2007; 16:503-12.

46

Quimioprevenção do câncer de mama

Angela Francisca Trinconi
Jonathan Yugo Maesaka
José Roberto Filassi

INTRODUÇÃO

O câncer de mama é o tipo de câncer mais frequente entre as mulheres, excetuando-se o câncer de pele do tipo não melanoma. Pela importância dada à mama no universo feminino, compreende-se o efeito muitas vezes devastador do diagnóstico e tratamento do câncer neste órgão. História familiar de câncer de mama ou história pessoal de lesões precursoras do câncer classificam a paciente como de alto risco. Nessa situação, além do acompanhamento rigoroso, podem ser adotadas medidas profiláticas com o objetivo de diminuir efetivamente a possibilidade da doença.

Entre as medidas preventivas, deve-se considerar a quimioprevenção, que consiste na utilização de agentes químicos naturais ou sintéticos com a finalidade de reversão, bloqueio ou prevenção do surgimento do câncer. No caso do câncer de mama, destacam-se os moduladores seletivos de receptor de estrogênio (SERMs) e os inibidores de aromatase.

MODULADORES SELETIVOS DE RECEPTOR DE ESTROGÊNIO

Tamoxifeno

O tamoxifeno (TMX – Nolvadex®) é indicado na dose habitual de 20 mg/dia, por via oral (VO), devendo ser utilizado pelo período mínimo de 5 anos. A droga apresenta ação antiestrogênica na mama por se ligar ao receptor de estrogênio (RE) e impedir, de forma competitiva, a ação deste hormônio.

De acordo com o estudo do The National Surgical Adjuvant Breast and Bowel Project (NSABP) – P1, o TMX reduz em 49% o risco de câncer de mama invasivo, em 50% o risco de carcinoma ductal *in situ* (CDIS) e em até 87% o risco de hiperplasias atípicas. Como efeito adverso, o TMX ocasiona aumento do risco de câncer de endométrio (RR = 2,53), principalmente em mulheres acima de 50 anos, bem como de tromboembolismo pulmonar, trombose venosa profunda e catarata.

O estudo IBIS I verificou, com o uso de TMX, redução de risco para câncer invasivo de mama na ordem de 32%. Em 2003, metanálise dos cinco principais estudos randomizados avaliando o uso de TMX na quimioprevenção ratificou as conclusões já expostas.

A ação protetora do TMX prolonga-se até 10 anos após o término do tratamento (5 anos completos de uso). Diante de seu conhecido mecanismo de ação, no entanto, não apresenta atividade protetora contra câncer de mama RE negativo.

Quanto aos efeitos colaterais relacionados ao uso de TMX, as evidências apontam que estão relacionados ao complexo mecanismo de ação do TMX, agindo ora com agonista, ora como antagonista, dependendo da concentração de estradiol tecidual. Na pré-menopausa, o TMX pode causar oligo ou amenorreia, com efeito antiestrogênico no epitélio vaginal e no endométrio, estando associado a transtornos psicossexuais e instabilidade vasomotora. O TMX não possui efeito contraceptivo e pode ser teratogênico. Já na pós-menopausa, leva a ondas de calor e, apesar de seu efeito agonista na mucosa vaginal, pode ocorrer disfunção sexual, além de causar aumento de miomas, alterações endometriais benignas (pólipos e hiperplasia) e aumento de 2 a 3 vezes do risco de lesões malignas do endométrio e de neoplasias mesenquimais. Todos esses efeitos cessam após o término da administração.

Raloxifeno

O raloxifeno (RLX – Evista®), indicado na dose habitual de 60 mg/dia, VO, por pelo menos 5 anos, pertence à segunda geração dos SERMs, possui efeito agonista nos ossos e no metabolismo lipídico e efeito antagonista no endométrio e nas mamas. Seu uso foi preconizado para prevenção de fraturas osteoporóticas. O estudo MORE mostrou que, nas usuárias do RLX, o risco de câncer de mama RE positivo foi reduzido em 84%. Outros trabalhos comparando o uso de TMX e RLX na pós-menopausa apresentaram eficácia semelhante na quimioprevenção do carcinoma invasivo de mama (redução de risco de 50% para câncer invasor), porém o RLX não ocasionou redução do risco de câncer não invasor. Quanto à toxicidade, o risco relativo (RLX/TMX) é de 0,55 para câncer de endométrio, de 0,19 para hiperplasia uterina e de 0,75 para eventos tromboembólicos. Os estudos têm observado menores taxas de catarata (RR = 0,79) nos grupos que receberam RLX.

INIBIDORES DE AROMATASE

A aromatase é uma enzima encontrada predominantemente em tecido adiposo periférico, responsável pela conversão de androgênios em estrogênios. O bloqueio dessa enzima é feito pelos inibidores de aromatase (IA), que determinam redução dos níveis circulantes de estrogênios. Os IA devem ser utilizados apenas na pós-menopausa, uma vez que, na menacme, podem acarretar efeito rebote com aumento de hormônio liberador de gonadotrofinas (GnRH) e consequente elevação de estrogênios circulantes.

No estudo ATAC, que avaliou os efeitos na adjuvância hormonal de pacientes com câncer de mama, o IA anastrozol, quando comparado ao TMX, prolongou o tempo livre de doença e o tempo de recorrência. Além disso, reduziu as metástases a distância e a ocorrência de câncer contralateral.

No que tange aos efeitos colaterais, o anastrozol, embora cause menos problemas oncológicos uterinos e tromboembólicos, aumentou a incidência de artralgias e fraturas por perda de massa óssea.

Os IA ainda não foram extensivamente pesquisados no uso preventivo do câncer de mama. Estudos comparando anastrozol com placebo em mulheres com alto risco para câncer de mama na pós-menopausa ainda estão sendo publicados e seus resultados ainda necessitam de maiores análises.

A avaliação do uso de exemestano na prevenção do câncer de mama em mulheres na pós-menopausa mostrou que 25 mg diários, administrados por pelo menos 3 anos, reduziram em 65% o risco de carcinoma invasivo de mama quando comparado ao placebo, e em 53% o carcinoma geral (invasivo e não invasivo). Seus principais efeitos colaterais foram: diarreia, dores articulares e sintomas relacionados à menopausa, sem acrescentar risco para câncer de endométrio, tromboembolismo, eventos cardiovasculares e catarata.

Essas observações ainda não são conclusivas, portanto, ainda não há indicação segura dos IA na prevenção do câncer de mama, apesar das evidências de eficácia.

Conclui-se das informações até o momento, quanto à prevenção endócrina, que:

1. É a forma de prevenção de câncer de mama com maior chance de sucesso.
2. Reduz carcinomas invasivos RE positivos em até 70%.
3. O TMX na pré-menopausa tem poucos efeitos colaterais e deve ser a droga de escolha.
4. O RLX na pós-menopausa pode ser uma opção, por ter menos efeitos ginecológicos e tromboembólicos, particularmente se a intenção também é prevenir perda de massa óssea nessas pacientes.
5. Os IA estão sendo avaliados na prevenção, aguardando-se a publicação de dados mais seguros e, portanto, não devem ser utilizados como quimioprevenção no momento.
6. Os estudos para prevenção de tumores RE negativos não revelaram evidências substanciais até o momento.

LEITURAS RECOMENDADAS

1. Cauley JA, Norton L, Lippman ME, Eckert S, Krueger KA, Purdie DW et al. Continued breast cancer risk reduction in postmenopausal women treated with raloxifene: 4-years results from the MORE trial. Multiple outcomes of raloxifene evaluation. Breast Cancer Res Treat 2001; 65(2):125-34.
2. Cuzick J, Forbes J, Edwards R, Baum M, Cawthorn S, Coates A et al. First results from the International Breast Cancer Intervention Study (IBIS-I): a randomized prevention trial. Lancet 2002; 360(9336):817-24.
3. Cuzick J, Powles T, Veronesi U, Forbes J, Edwards R, Ashley S et al. Overview of the main outcomes in breast-cancer prevention trials. Lancet 2003; 361(9354):296-300.
4. Fisher B, Constantino JP, Wickerham DL, Redmond CK, Kavanah M, Cronin WM et al. Tamoxifen for prevention of breast cancer: report of the National Surgical Adjuvant Breast and Bowel Project P-1 Study (NSABP-P1). J Natl Cancer Inst 1998; 90(18):1371-88.
5. Howell A, Cuzick J, Baum M, Buzdar A, Dowsett M, Forbes JF et al. Results of the ATAC (Arimidex, Tamoxifen, Alone or in Combination) trial after completion of 5 years' adjuvant treatment for breast cancer. Lancet 2005; 365(9453):60-2.

6. Martino S, Cauley JA, Barret-Connor E, Powles TJ, Mershon J, Disch D et al. Continuing outcomes relevant to Evista: breast cancer incidence in postmenopausal osteoporotic women in a randomized trial of raloxifene. J Natl Cancer Inst 2004; 96(23):1751-61.
7. Mourits MJE, De Vries EGE, Willemse PHB, Ten Hoor KA, Hollema H, Van der Zee AG. Tamoxifen treatment and gynecologic side effects: a review. Obstet Gynecol 2001; 97(5Pt2):855-66.
8. Sestak I, Cuzick J. Preventive therapy for breast cancer. Curr Oncol Rep 2012; 14:568-73.
9. Vogel VG, Constantino JP, Wickerham DL, Cronin WM, Cecchini RS, Atkins JN et al. Effects of Tamoxifen vs raloxifene on the risk of developing invasive breast cancer and other disease outcomes: the NSABP Study of Tamoxifen and Raloxifene (STAR) P-2 trial. JAMA 2006; 295(23):2727-41.
10. Vogel VG, Constantino JP, Wickerham DL, Cronin WM, Cecchini RS, Atkins JN et al. Update of the National Surgical Adjuvant Breast and Bowel Project Study of Tamoxifen and Raloxifene (STAR) P-2 trial: preventing breast cancer. Cancer Prev Res 2010; 3(6):696-706.
11. Zhang Y, Simondsen K, Kolesar JM. Exemestane for primary prevention of breast cancer in postmenopausal women. Am J Health Syst Pharm 2012; 69(16):1384-8.

Seção 9
Climatério

Coordenadores

Angela Maggio da Fonseca

Vicente Renato Bagnoli

47
Estrogênios

Angela Maggio da Fonseca
Erika Mendonça das Neves
Sandra Dircinha Teixeira de Araújo Moraes
Vicente Renato Bagnoli

INTRODUÇÃO

Estrogênios são substâncias com 18 átomos de carbono que reproduzem o estro na mulher e, nos roedores, provocam a queratinização das células vaginais características do estro e produzem o desenvolvimento e manutenção das características sexuais secundárias femininas. Exercem sua ação por meio de efeitos genômicos e não genômicos similares. No entanto, a origem, a estrutura química e a composição dos estrogênios empregados variam em capacidade, farmacocinética e farmacodinâmica, também influenciadas pela dose e via de administração.

Os principais estrogênios da mulher são estradiol (E_2), estrona (E_1) e estriol (E_3), com potências diversas em várias ações. Eles são produzidos pelas células da granulosa dos ovários, pela placenta na gravidez e ainda pela aromatização dos androgênios nos tecidos periféricos. O estradiol é o hormônio mais importante no ciclo reprodutivo da mulher.

TIPOS DE HORMÔNIOS

Além dos hormônios naturais da série esteroide, ou seja, substâncias formadas nas glândulas endócrinas, foram identificados, no decorrer dos anos, grande número de compostos semelhantes, sintetizados como derivados e dotados de ação hormonal, ou isolados, como produtos de degradação dos hormônios naturais. Assim, são divididos em:

1. Hormônios naturais: de caráter esteroide, produzidos nas gônadas, no córtex suprarrenal e na placenta.
2. Hormônios de síntese ou degradação desses esteroides: encontrados nas glândulas hormônio secretoras, assim como no sangue, fígado, urina, bile e nas fezes.
3. Hormônios bioidênticos: referem-se a produtos aprovados para terapia hormonal por agências regulatórias (ANVISA, FDA, EMEA), com nomes registrados que contenham produtos quimicamente idênticos aos hormônios produzidos pela mulher (primariamente ovarianos), como o estradiol. Entretanto, esse termo tem sido erroneamente utilizado para descrever fórmulas que contenham produtos hormonais sem controle regulatório, prescritas e manipuladas individualmente, em diferentes doses e vias de administração, sem controle quanto a eficácia e segurança. A Food and Drug Administration (FDA) não recomenda a utilização, pois há pouca evidência quanto a segurança e eficácia. Em tese, a utilização de hormônios bioidênticos segue mais fielmente os princípios fisiológicos.
4. Hormônios sintéticos: esteroides obtidos por processos químicos.

INDICAÇÕES

Terapia hormonal no climatério

Os estrogênios são utilizados no climatério para melhorar manifestações clínicas causadas em maior ou menor intensidade pelo hipoestrogenismo, como: fenômenos neurovegetativos (ondas de calor, rubor facial, calafrios e sudorese, perturbações do sono e fadiga, vertigens, zumbidos, transtornos cardiovasculares e respiratórios, cefaleias, distúrbios gastrointestinais e dores musculares), fenômenos psíquicos (nervosismo, irritabilidade e sintomas depressivos), fenômenos tróficos (hipotrofia dos órgãos genitais) e algias ósseas por osteoporose. O seu emprego deve ser sempre precedido e controlado por exames clínico e ginecológico completos, só podendo ser usados após serem afastadas patologias orgânicas por meio dos exames complementares apropriados.

A terapia hormonal deve ser individualizada com seleção adequada da paciente, observando-se vias de administração, esquemas, tipo e dose dos hormônios. A preferência é sempre pelos hormônios naturais que apresentam os seguintes efeitos nos vasos: aumento da dilatação, do óxido nítrico e do crescimento da célula endotelial e diminuição do dano vascular e aterosclerose, e sempre preferir a baixa dose.

Osteoporose

Na osteoporose pós-menopausal, a terapêutica estrogênica previne a perda óssea e a administração de cálcio a retarda. Atuam principalmente sobre o cálcio, favorecendo a absorção intestinal e sua fixação sobre o osso.

Mulheres ooforectomizadas

Melhoram a sintomatologia decorrente do hipoestrogenismo e previnem a osteoporose da coluna com absorção normal de cálcio. Às vezes, há necessidade de associar vitamina D.

Climatério precoce e disgenesia gonadal

No climatério precoce e na disgenesia gonadal, a administração hormonal é feita por tempo prolongado. Há fortes evidências da necessidade de complementação progestagênica para prevenir o câncer endometrial, independentemente do estrogênio ou das doses empregadas.

Doença de Sheehan

Nas doenças hipofisárias, como a doença de Sheehan, após a compensação das funções suprarrenal e tireoidiana, também são feitos ciclos artificiais com estrogênios e progestagênios.

Doença de Kallman

Da mesma forma que as insuficiências isoladas de gonadotrofinas, de origem hipotalâmica, utilizam-se ciclos artificiais para desenvolvimento dos caracteres sexuais.

Puberdade tardia

De origem fisiológica, a terapia de reposição deve começar na idade esperada para o início da puberdade. Este tópico é abordado no Capítulo 2.

Hemorragia uterina anormal

Os estrogênios têm ação sobre o endométrio e na sua hemostasia. Devem ser utilizados em associação com os progestagênios. Este tópico é abordado, nas diferentes idades, no Capítulo 40.

Muco cervical inadequado

Quando a produção de muco cervical é escassa no meio-ciclo, determinando teste pós-coital ruim ou insuficiente, preconizam-se estrogênios durante 10 dias a partir do 5º dia do ciclo. A mesma adição pode ser feita quando se utiliza citrato de clomifeno.

Dismenorreia

Os estrogênios são bem empregados nos casos de dismenorreia em que se encontram úteros hipoplásicos. A ação é sentida a longo prazo, devendo-se fazer o tratamento pelo período de 6 a 12 meses.

Acne e hirsutismo

Na acne, os estrogênios atuam reduzindo a secreção sebácea da glândula por ação sistêmica. No hirsutismo, os estrogênios inibem o crescimento dos pelos por três mecanismos: inibem a produção de gonadotrofinas e, portanto, inibem indiretamente o ovário; aumentam a quantidade de testosterona ligada à globulina plasmática; e atuam diretamente no metabolismo do folículo piloso. Utilizam-se estrogênios naturais em associação com antiandrogênios ou na forma de pílula anticoncepcional.

Nas eventualidades clínicas expostas, a opção é sempre pelos estrogênios naturais em um dos esquemas propostos nas Tabelas 1 a 6.

TABELA 1 DOSES DE ESTROGÊNIOS UTILIZADOS NA TERAPIA HORMONAL (TH) – VIA ORAL (VO)

Dose convencional	
Valerato de estradiol (Primogyna®)	2 mg
17-beta estradiol (Estrofen®)	2 mg
Estrogênios conjugados (Repogen®; Premarin®)	0,625 mg
Estriol (Ovestrion®)	2 mg
Baixa dose	
Valerato de estradiol (Primogyna®)	1 mg
17-beta estradiol (Estrofen®; Natifa®)	1 mg
Estrogênios conjugados (Premarin®)	0,3 mg
Estriol (Ovestrion®)	1 mg

TABELA 2 DOSES DE ESTROGÊNIOS UTILIZADOS NA TH – VIA TRANSDÉRMICA

Adesivo Estradiol	Systen®; Estradot®: 25, 50 e 100 mcg
Gel Estradiol	Estreva®; Sandrena®: 0,5 e 1 mg
	Hormodose®: 0,75 mg
	Oestrogel®: 0,6 mg

TABELA 3 DOSES DE ESTROGÊNIOS UTILIZADOS NA TH – ASSOCIAÇÕES HORMONAIS – ESQUEMA CONTÍNUO – VO

Dose convencional	
Estradiol 2 mg e acetato de noretisterona 1 mg	Cliane®; Suprema®
Estrogênios conjugados 0,625mg + acetato de medroxiprogesterona 2,5 mg	Repogen conti®
Tibolona 2,5 mg	Livial®; Libiam®; Reduclim®; Livolon®
Baixa dose	
Estradiol 1 mg e drospirenona 2 mg	Angeliq®
Estradiol 1 mg e didrogesterona 5 mg	Femoston conti®
Estradiol 1 mg e trimegestone 0,125 mg	Totelle®
Estradiol 1 mg e acetato de noretisterona 0,5 mg	Natifa Pro®; Suprelle®
Estradiol 1 mg e norgestimato 50 mcg	Prefest®
Tibolona 1,25 mg	Libiam®; Reduclim®; Livolon®

TABELA 4 DOSES DE ESTROGÊNIOS UTILIZADOS NA TH – ASSOCIAÇÕES HORMONAIS – ESQUEMA SEQUENCIAL – VO

Dose convencional	
Valerato de estradiol 2 mg + levonorgestrel 0,25 mg	Cicloprimogyna®
Valerato de estradiol 2 mg+ acetato de ciproterona 1 mg	Climene®
Estrogênios conjugados 0,625 mg + acetato de medroxiprogesterona 5 mg	Repogen ciclo®
Baixa dose	
Estradiol 1 mg e gestogeno 0,025 mg	Avaden®
Estradiol 1 mg e trimegestona 0,250 mg	Totelle ciclo®

TABELA 5 DOSES DE ESTROGÊNIOS UTILIZADOS NA TH – ASSOCIAÇÕES HORMONAIS – ESQUEMA CONTÍNUO – TRANSDÉRMICO

Dose convencional	
Estradiol 50 mcg e acetato de noretisterona 140 mcg	Estalis®
Estradiol 50 mcg e acetato de noretisterona 170 mcg	Systen conti®
Baixa dose	
Estradiol 25 mcg e acetato de noretisterona 125 mcg	Estragest TTS®

TABELA 6 DOSES DE ESTROGÊNIOS UTILIZADOS NA TH – ASSOCIAÇÕES HORMONAIS – ESQUEMA SEQUENCIAL

Dose convencional	
Estradiol 50 mcg e acetato de noretisterona 250 mcg	Estalis SQ®
Estradiol 50 mcg e acetato de noretisterona 170 mcg	Systen sequi®

Terapia estrogênica de inibição

Consiste no emprego dos estrogênios com a finalidade de deprimir uma função orgânica: anticoncepção, intercepção e endometriose. Nesta condição, os estrogênios mais indicados são os sintéticos, em razão de sua eficácia, tipo etinilestradiol, componente dos contraceptivos hormonais.

Anticoncepção

Utilizam-se os estrogênios associados aos progestagênios. O composto estrogênico apresenta três funções: deprimir o hormônio folículo-estimulante (FSH), evitar descamação irregular do endométrio e potencializar a depressão do hormônio luteinizante (LH) pelo progestagênio. A anticoncepção feita nos diferentes períodos e em casos especiais, como na endometriose, é abordada em capítulos específicos.

CONTRAINDICAÇÕES

As contraindicações para o uso de estrogênios são: mieloma múltiplo, linfangiomiomatose e alguns carcinomas (mama, pulmão, fígado, endométrio, ósseo, rim e pâncreas).

LEITURAS RECOMENDADAS

1. Arie WMY, Arie MHA, Fonseca AM, Halbe HW, Bagnoli VR. Estrogênios. In: Fonseca AM, Bagnoli VR, Halbe HW, Pinotti JA. Ginecologia endócrina – Manual de normas. São Paulo: Roca, 2004. p.1-27.
2. Arie WMY, Fonseca AM, Bagnoli VR, Arie MHA, Pinotti JA. Produção perimenopáusica de estrogênios. In: Pinotti JA, Fonseca AM, Bagnoli VR (eds.). Tratado de Ginecologia. Condutas e Rotinas da Disciplina de Ginecologia da Faculdade de Medicina da Universidade de São Paulo. Rio de Janeiro: Revinter, 2005. p.272-9.
3. Bachmann G, Bouchard C, Hoppe D, Ranganath R, Altomare C, Vieweg A et al. Efficacy and safety of low-dose regimens of conjugated estrogens cream administered vaginally. Menopause 2009; 16(4):719-27.

4. Bassol S, Carranza-Lira S, Celis-Gonzales C, Santoyo S, Murilo A, Martinez N et al. The impact of a monophasic continuous estro-progestogenic treatment on Latin American menopausal women. Maturitas 2005; 50:189-95.
5. Fonseca AM, Bagnoli VR, Penteado SRL, Paixão JS, Cavalcanti AL, Pinotti JA. Monophasic estrogen-progestogen therapy and sexuality in postmenopausal women. Clin Drug Invest 2007; 27(2):131-7.
6. Marjoribanks J, Farquhar C, Roberts H, Lethaby A. Long term hormone therapy for perimenopausal and postmenopausal women. Cochrane Database Syst Rev 2012; 7:CD004143.
7. NAMS – North American Menopause Society. Estrogen and progestogen use in postmenopausal women: 2012 position statement of the North American Menopause Society. Menopause 2012; 19(3):257-71.
8. Pinkerton JV, Pickar JH, Racketa J, Mirkin S. Bazedoxifene/conjugated estrogens for menopausal symptom treatment and osteoporosis prevention. Climacteric 2012; 15(5):411-8.
9. Speroff L, Haney AF, Gilbert RD, Ellman H; Estradiol Acetate Investigator Group. Efficacy of a new, oral estradiol acetate formulation for relief of menopause symptoms. Menopause 2006; 13(3):442-50.
10. Studd J. Ten reasons to be happy about hormone replacement therapy: a guide for patients. Menopause Int 2010; 16(1):44-6.

48
Derivados progestagênicos

Angela Maggio da Fonseca
Vicente Renato Bagnoli
Joserita Serrano de Assis
Edmund Chada Baracat

INTRODUÇÃO

A progesterona pertence ao grupo de esteroides com 21 átomos de carbono. Não têm o efeito morfogenético dos estrogênios e androgênios, mas é fundamental para a concepção, pois apresenta uma série de efeitos tanto no sistema reprodutor feminino, como no sistema neuroendócrino reprodutor e nos efetores genitais. Em relação ao aspecto terapêutico, os principais inconvenientes da progesterona são o custo, a curta duração do seu efeito biológico e a inativação hepática quando administrada por via oral (VO). Esses efeitos indesejáveis determinaram a procura de substâncias afins mais econômicas, mais ativas pela via oral e de ação mais prolongada, o que levou ao desenvolvimento de seus derivados ou análogos, denominados genericamente progestagênios.

TIPOS DE PROGESTAGÊNIOS

Os progestagênios são estruturalmente relacionados à progesterona (nor-pregnanos e pregnanos), à testosterona (estranos e gonanos) e à 17-alfa-espironolactona, como descrito na Figura 1.

Os nor-pregnanos são derivados da 19 nor-progesterona, e os pregnanos, da 17-alfa-hidroxiprogesterona. A retirada do grupo metila no C19 e a adição do grupo etinila em posição do C17 origina os estranos. A adição do grupo metila no C18 determina a origem dos gonanos.

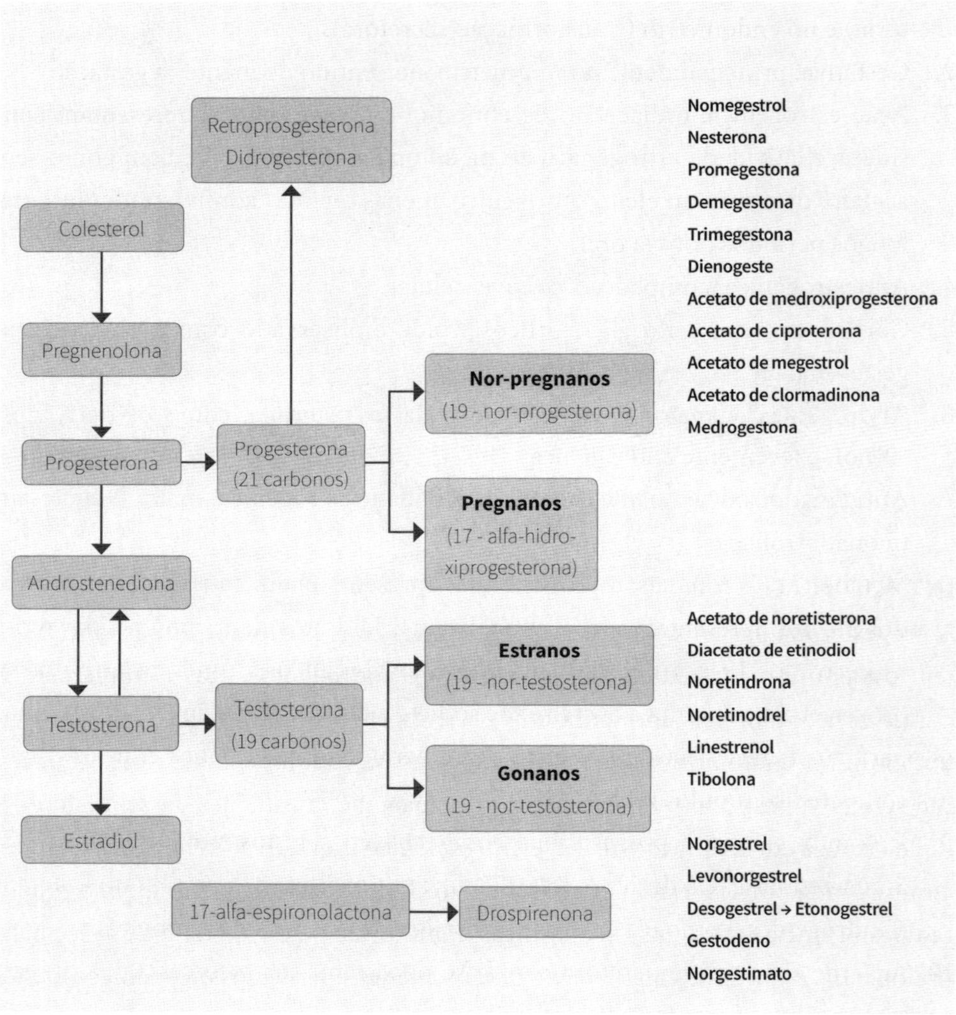

FIGURA 1 Progestagênios.
Fonte: Schindler et al., 2003. Wiegratz I, Kuhl H, 2004.

AÇÕES BIOLÓGICAS

Do ponto de vista biológico, a progesterona age sobre os receptores previamente sensibilizados pelos estrogênios e apresenta as seguintes ações:

1. Progestativa: manifesta-se no sistema hipotálamo-hipofisário (ação antiovulatória) e no endométrio (transformação secretora).
2. Gestativa: principalmente no miométrio, no sentido de manter a gestação.
3. Ação estrogênica: o diacetato de etinodiol e o noretinodrel apresentam considerável atividade estrogênica, ao passo que a noretindrona, bem como seu acetato, determinam efeito estrogênico apenas quando administrado durante longos períodos por via oral.
4. Antiestrogênica: competição no nível celular.
5. Corticosteroide: efeito glicocorticosteroide é observado com a medroxiprogesterona.
6. Androgênica: a maioria dos derivados da testosterona, como os derivados 19-nor, é levemente androgênica.
7. Antigonadotrófica: quanto maior sua atividade estrogênica, maior o efeito antigonadotrófico.
8. Metabólica – proteínas: a progesterona apresenta efeito catabólico; os derivados 19-nor apresentam efeito anabolizante. Hidratos de carbono: sobretudo os derivados 19-nor determinam intolerância à glicose. Água e eletrólitos: a progesterona aumenta a excreção de sódio e a taxa de secreção de aldosterona; para atuar, necessita da presença de mineralocorticosteroides com os quais compete nos túbulos renais.
9. Antiandrogênica: a progesterona compete com a testosterona em relação à 5-alfa-redutase. Os derivados da 17-hidroxiprogesterona apresentam ação antiandrogênica, como é o caso da medroxiprogesterona e da ciproterona.
10. Ação de elevar a temperatura corpórea: no sistema nervoso central, a progesterona eleva a temperatura corpórea.
11. No colo do útero: torna o muco espesso e escasso, o que impede a penetração dos espermatozoides.
12. Tubas uterinas: determina diminuição da atividade ciliar e da contratilidade, ao mesmo tempo que induz modificações importantes na secreção tubária. Essas alterações favorecem a fecundação e o posterior transporte do ovo.

13. Mamas: atua principalmente no preparo para a lactação. Promove a proliferação dos alvéolos glandulares.

INDICAÇÕES TERAPÊUTICAS

As indicações mais relevantes dos progestagênios são descritas a seguir.

Ciclo gravídico-puerperal

A eficácia dos progestagênios no abortamento habitual ou em evolução ainda apresenta aspectos controversos, mas sua indicação é justificada quando há evidências de insuficiência de progesterona. Recomenda-se progesterona micronizada Utrogestan® 100, 200, 400 mg/dia, VO ou intravaginal, dependendo de cada caso.

Puberdade precoce

Excluídas as causas orgânicas, uma opção é o tratamento com progestagênios, buscando bloquear as gonadotrofinas hipofisárias para controlar o aparecimento dos caracteres sexuais secundários e impedir a soldadura precoce das cartilagens de conjugação. Utiliza-se o acetato de medroxiprogesterona (Depoprovera®) na dose de 150 mg, intramuscular (IM), a cada 3 meses, ou acetato de ciproterona 100 mg/dia, VO. Controla-se o tratamento pela idade óssea; ao se alcançar a estatura adequada, interrompe-se o tratamento.

Disfunção menstrual

Como a maioria das disfunções menstruais na puberdade decorre de ciclos anovulatórios ou por insuficiência de corpo lúteo, o emprego de progestagênios na 2ª fase bastante é eficaz. Em geral, emprega-se o acetato de medroxiprogesterona (Provera®) 5 mg/dia, ou progesterona micronizada (Utrogestan®) 100 mg/dia, ou didrogesterona (Duphaston®) 10 mg/dia, durante 10 dias, iniciando no 15º dia da menstruação.

Teste do progestagênio

A administração de progestagênios em pacientes amenorreicas, como o acetato de medroxiprogesterona (Provera®) na dose de 10 mg/dia, VO, durante 5 a 10 dias, seguida de sangramento no prazo de 2 a 10 dias, permite as seguintes conclusões:

a paciente tem útero cujo endométrio é funcionalmente adequado e há atividade estrogênica endógena presente.

Sangramento uterino anormal

Tanto na adolescência como na menacme, a administração do acetato de noretisterona (Primolut-Nor®) 10 a 20 mg/dia do 15º ao 24º dia do ciclo, ou contraceptivos como a combinação do valerato de estradiol associado ao dienogeste (Qlaira®) frequentemente determinam a cura do processo.

Endometriose

O conceito básico do tratamento é a supressão da ovulação e da menstruação, no sentido de produzir pseudogestação acarretando reação tecidual nos focos de endometriose e melhorando a sintomatologia, devendo ser realizado por período de 9 a 18 meses. O esquema contínuo é o de eleição utilizando-se a noretisterona (Primolut-Nor®) em doses de 10 a 20 mg/dia ou dienogestel (Allurene®) 2 mg/dia, de forma a manter a paciente em amenorreia. O emprego de associações estrogênio/progestagênio, nas mais diversas formulações por meio de contraceptivos hormonais, também tem mostrado resultados favoráveis.

Contracepção

Uma das aplicações mais notáveis dos progestagênios tem sido a contracepção. Além do efeito antiovulatório, exercem efeitos de antifertilidade, isto é, fazem o endométrio amadurecer prematuramente, ficando defasado da ovulação. Também agem no muco cervical, deixando-o incompatível com a vitalidade e a motilidade dos espermatozoides. Utilizam-se progestagênios isolados ou associados aos estrogênios de síntese. Esses compostos fazem parte de capítulo específico.

Hirsutismo

Os progestagênios são utilizados para deprimir a estimulação gonodotrófica. Atuam diminuindo as gonadotrofinas hipofisárias e deslocando androgênios ativos da pele. Utiliza-se o acetato de ciproterona (Androcur®) 50 mg, 10 dias/mês do 5º ao 14º dia do ciclo, associado a estrogênio valerato de estradiol (Primogyna®) 2 mg do 5º ao 24º dia, ou pílula associando etinilestradiol com acetato de ciproterona (Diane 35®) ou drospirenona (Yaz® ou Yasmin®).

Climatério

Na fase do climatério, são comuns os ciclos anovulatórios que levam a estado estrogênico persistente, com desaparecimento da fase lútea, tornando-se comuns as hemorragias uterinas anormais, frequentemente associadas à hiperplasia endometrial. Nestas circunstâncias, o emprego de progestagênios na 2ª fase do ciclo, como o acetato de noretindrona (Primolut-Nor®) 10 mg/dia, mostra excelentes resultados. Na terapia hormonal do climatério, a combinação de um progestagênio com um estrogênio é obrigatória para proteger o endométrio de estímulos hiperplásicos com possibilidade de câncer induzido pelos estrogênios.

EFEITOS COLATERAIS

Quando utilizados em doses adequadas a cada caso, os progestagênios apresentam efeitos colaterais quase nulos. Quando em doses elevadas, os principais efeitos colaterais atribuídos a eles são: amenorreia, atrofia mamária, depressão, cansaço, menor lubrificação vaginal, diminuição da libido, retenção de líquidos, mastalgia, cefaleia e cloasma. Com progestagênios mais androgênicos, os efeitos colaterais são hirsutismo, seborreia, acne e queda dos cabelos.

CONTRAINDICAÇÕES

As principais contraindicações dos progestagênios são: antecedentes de tromboembolismo, icterícia por colestase ou prurido gravídico e insuficiência hepática crônica.

Na gestação, os progestagênios com ação androgênica devem ser evitados, pelo risco de virilização de fetos do sexo feminino.

LEITURAS RECOMENDADAS

1. Fonseca AM, Bagnoli VR, Arie WMY, Bagnoli F, Souza MA, Baracat EC. Tratamento hormonal do hirsutismo baseado em evidências. Femina 2010; 38(8):401-13.
2. Fonseca AM, Bagnoli VR, Souza MA, Moraes SDTA, Soares Jr JM, Baracat EC. Tratamento da mulher climatérica. RBM – Edição Especial Climatério 2012; 69:2-7.
3. Halbe HW, Hayashida SAY, Fonseca AM. A escolha de esquemas de tratamento hormonal da menopausa baseados na didrogesterona. Sinopse de Ginecologia & Obstetrícia 2003; 3:63-71.
4. Hickey M, Higham JM, Fraser I. Progestogens with or without oestrogen for irregular uterine bleeding associated with anovulation. Cochrane Database Syst Rev 2012; 9:CD001895.

5. Mantha S, Karp R, Raghavan V, Terrin N, Bauer KA, Zwicker JI. Assessing the risk of venous thromboembolic events in women taking progestin-only contraception: a meta--analysis. BMJ 2012; 345:e4944.
6. Schindler AE. Differential effects of progestins on hemostasis. Maturitas 2003; 46 Suppl 1:S31-7.
7. Souza AZ, Fonseca AM, Melo NR, Assis JS, Hegg R, Guarnieri Netto C de. Efeitos terapêuticos do acetato de medroxiprogesterona na síndrome do climatério: fase pré e pós--menopáusica. Rev Bras Med 1988; 45(7):283-6.
8. Spark MJ, Willis J. Systematic review of progesterone use by midlife and menopausal women. Maturitas 2012; 72(3):192-202.
9. Wiegratz I, Kuhl H. Progestogen therapies: differences in clinical effects? Trends Endocrinol Metab 2004; 15(6):277-85.

49

Androgênios na pós-menopausa

José Maria Soares Jr.
Angela Maggio da Fonseca
Vicente Renato Bagnoli
Edmund Chada Baracat

INTRODUÇÃO

Androgênio é uma substância esteroide natural ou sintética que diferencia, estimula e controla o desenvolvimento e a manutenção das características sexuais masculinas. Além dessas funções, é precursor dos estrogênios, com efeito anabólico relevante. A substância androgênica mais conhecida é a testosterona, mas a forma mais ativa é a diidrotestosterona.

Na mulher, os androgênios exercem importantes funções: precursor dos estrogênios, estimula a libido e o orgasmo, aumenta a massa muscular, interfere no desenvolvimento normal do folículo ovariano e no processo de atresia. Contudo, outras ações do androgênio não são totalmente conhecidas. A taxa de produção da testosterona na mulher na menacme é de 0,2 a 0,3 mg/dia e seus níveis plasmáticos, de 20 a 80 ng/mL. Cerca de 80% da testosterona circulante está ligada a uma betaglobulina denominada globulina transportadora dos hormônios sexuais (SHBG), sendo inativa; cerca de 1% é a forma livre, biologicamente ativa e responsável pelos efeitos androgênicos. Essas ações fisiológicas dos androgênios justificam seu emprego em condições específicas.

INDICAÇÕES DE TRATAMENTO COM ANDROGÊNIOS NA MULHER

Embora as indicações de tratamento hormonal androgênico (THA) sejam bastante pontuais, as mais relevantes são descritas neste capítulo.

Síndrome da deficiência androgênica

Esta condição já bem estabelecida é a principal indicação de THA na mulher. Caracteriza-se por alterações na função sexual, como redução da libido, menor receptividade e anorgasmia; redução da massa óssea e muscular; alterações das funções cognitivas e memória. É confirmada laboratorialmente pela redução dos níveis de testosterona livre que se apresenta em valores 25% menores que os da menacme. As evidências sugerem que, para melhores resultados com a THA, esta deve ser sempre associada ao estrogênio, respeitando criteriosamente as indicações.

Disfunções sexuais

A principal indicação na mulher seria o desejo hipoativo ou diminuição da libido, dificuldade para atingir o orgasmo, anorgasmia e dispareunia, que podem estar relacionadas a hipoestrogenismo e baixos níveis de testosterona. Estes podem ser tratados com tratamento hormonal convencional e, quando necessário, associado a THA.

Ondas de calor e osteopenia

O tratamento de mulheres com ondas de calor intensas e que não melhoram com as doses convencionais de terapia estrogênica isolada ou associada a progestagênios é outra indicação, assim como tratamento coadjuvante na prevenção da osteopenia.

Comprometimento do estado geral e doenças crônicas

Evidências do aumento da massa muscular (efeito anabolizante) têm sido apontadas em alguns estudos, sendo outra indicação para pacientes mais idosas com estado geral debilitado e mulheres portadoras de HIV com a forma grave da AIDS, com comprometimento sistêmico e caquexia. Algumas doenças crônicas também podem se beneficiar da THA, como queimaduras e insuficiência renal, quando apresentarem redução da massa muscular.

Líquen escleroso atrófico

Esta doença, em crianças, jovens e mulheres na menopausa, também é uma indicação da THA, podendo ser tratado com testosterona tópica, com resultados em geral satisfatórios.

CONTRAINDICAÇÕES

As contraindicações absolutas para THA na mulher são:

- neoplasia hormônio-dependente (câncer mamário e endometrial);
- insuficiência hepática;
- diabete melito descompensado;
- hipertensão arterial grave;
- antecedentes e/ou doenças cardiovasculares presentes;
- tromboembolismo relacionado a hormônios;
- enxaqueca severa;
- acne moderada/acentuada;
- hirsutismo;
- alopecia androgênica.

TERAPIA ANDROGÊNICA

A terapia androgênica efetiva requer a utilização de substâncias análogas à testosterona, modificadas quimicamente, que retardem a absorção ou o catabolismo, tornando-a biologicamente mais ativa.

Classificação clínica dos androgênios

1. Ação predominantemente androgênica: propionato de testosterona (Testex®), enantato de testosterona (Testoviron®), cipionato de testosterona (Deposteron®), undecanoato de testosterona (Androxon®), metiltestosterona, fluoxisterona e mesterolona (Proviron®).
2. Ação anabólica e androgênica fraca (progestagênios norderivados, tibolona e danazos).
3. Ação predominantemente anabólica: decanoato de nandrolona (Deca-durabolin®) e estanozolol (Winstrol®).

É importante ressaltar que, na população feminina, poucas dessas preparações podem ser empregadas com segurança, pois apresentam características específicas que aumentam significativamente os riscos quando comparados aos benefícios.

A maioria dos medicamentos para uso oral sofre rápida metabolização hepática, interferindo na concentração sérica adequada e determinando alterações desfavoráveis no perfil lipídico, além de ter alto risco para desenvolvimento de doença hepática (adenoma hepatocelular e icterícia colestática).

A administração parenteral de testosterona é mais segura e pode ser feita por vias injetável intramuscular e transdérmica, pois é bem absorvida pela pele, na forma de gel cutâneo ou adesivos. Salienta-se que as preparações transdérmicas podem ter absorção contínua, podendo manter nível sérico mais estável, bem como ações locais, principalmente quando é aplicado na região genital (clitóris ou pequenos lábios), que pode ter efeito favorável sobre o trofismo e aumento da vascularização local.

Ministração e posologia

Medicamentos industrializados

1. Androxon® (undecadeato de testosterona): cápsula de 40 mg, via oral (VO). A posologia varia de 1 a 4 cápsulas/dia.
2. Proviron® (mesterolona): cada comprimido sulcado contém 25 mg. A posologia pode variar de 1 a 2 comprimidos/dia.
3. Nebido® (undecanoato de testosterona): cápsula de 1 g, VO.
4. Decadurabolin® (decanoato de nandrolona): ampolas de 25 e 50 mg, via intramuscular, a cada 30 dias.
5. Intrinsa® (testosterona): 300 mcg por adesivo para uso cutâneo, 2 vezes/semana. Não disponível para uso no Brasil.
6. Livial® (tibolona): comprimido com 1,25 mg ou 2,5 mg/dia, VO.
7. Androgel® (testosterona): gel cutâneo ainda não comercializado no Brasil, para ser aplicado em regiões do corpo com poucos pelos ou na região genital.

Medicamentos manipulados

1. Metiltestosterona: solicitar o preparo de comprimidos com 2 a 3 mg para uso diário.
2. Testosterona: solicitar preparo de gel com propionato de testosterona 2% em petrolato branco, para uso cutâneo ou vaginal, diariamente ou em dias alternados, de acordo com as necessidades de cada paciente.

EFEITOS COLATERAIS

Icterícia, alterações da função hepática, desenvolvimento de hepatoma, retenção hidrossalina, dislipidemias, doenças cardiovasculares, desfeminização e virilização.

MONITORAÇÃO DE MULHERES EM THA

Não há estudos controlados em longo prazo sobre o uso de androgênios (por mais de 2 anos). Assim, deve-se realizar a monitoração dos lipídios e da função hepática antes e durante o tratamento (3 a 6 meses). Alterações significativas da função hepática, do perfil lipídico, sinais de virilização e outras alterações conduzem à interrupção da THA. Deve-se salientar que os androgênios não substituem os progestagênio no tratamento combinado com estrogênios, e como os androgênios podem ser convertidos em estrogênios, os mesmos cuidados com o tratamento hormonal com estrogênio devem ser empregados com a ministração de androgênios.

LEITURAS RECOMENDADAS

1. Abdo CHN, Fonseca AM, Bagnoli VR, Canaes KR, Vitória SM, Antunes Neto FR et al. Perfil sexual da mulher no climatério. Rev Ginecol Obstet 1997; 8:37-9.
2. Aguiar LM. Histologia do líquen escleroso da vulva pós-tratamento com propionato de testosterona. Tese (Doutorado). São Paulo: Faculdade de Medicina da Universidade de São Paulo, 1987.
3. Arie WMY, Fonseca AM, Arie MH, Bagnoli VR, Halbe HW, Pinotti JA. Andrógenos em ginecologia. Rev Ginecol Obstet 1995; 6:201-5.
4. Bardin CW. The anabolic actions of testosterone (editorial). N Engl J Med 1996; 335:52-3.
5. Baruffi I. Androgênios. In: Fisiopatologia menstrual. 2.ed. São Paulo: Manole, 1987. p.197-210.
6. Bastos AC. Distrofia vulvar crônica. In: Noções de ginecologia. 7.ed. São Paulo: Atheneu, 1987. p.233-9.
7. Braunstein GD, Sundwall DA, Katz M, Shifren JL, Buster JE, Simon JA et al. Safety and efficacy of a testosterone patch for the treatment of hypoactive sexual desire disorder in surgically menopausal women: a randomized, placebocontrolled trial. Arch Intern Med 2005; 165:1582-9.
8. Chi CC, Kirtschig G, Baldo M, Brackenbury F, Lewis F, Wojnarowska F. Topical interventions for genital lichen sclerosus. Cochrane Database Syst Rev 2011; 7(12):CD008240.
9. Davis SR. The therapeutic use of androgens in women. J Steroid Biochem Molec Biol 1999; 69:177-84.
10. Davis S. Androgen replacement in women: a commentary. J Clin Endocrinol Metab 1999; 84:1886-91.
11. Erdtsieck RJ, Pols HA, Van Kuijc C, Birkenhager-Frenkel DH, Zelemberg J, Kooy PP et al. Course of bone mass during and after hormonal replacement therapy with and without addition of nandrolone decanoate. J Bone Miner Res 1994;9: 277-83.
12. Fonseca AM, Arie WMY, Sauerbronn AVD, Bagnoli VR, Arie MHA. Síndrome hiperandrogênica-hirsutismo. In: Oliveira HC, Lembruger I (eds.). Tratado de ginecologia- FEBRASGO. Rio de Janeiro: Revinter, 2000. p.271-84.

13. Fonseca AM, Bagnoli VR, Halbe HW, Pinotti JA. Esteroides anabólicos. Gynaecia 1995; 1:192-4.
14. Magalhães RM, Rezende UM, Silva AC. Esteroides anabólicos no esporte. Ars Cvrandi 1994; 7:16-26.
15. North American Menopause Society. The role of testosterone therapy in postmenopausal women: position statement of The North American Menopause Society. Menopause 2005; 12(5):496-511.
16. Penteado SR, Fonseca AM, Bagnoli VR, Abdo CH, Júnior JM, Baracat EC. Effects of the addition of methyltestosterone to combined hormone therapy with estrogens and progestogens on sexual energy and on orgasm in postmenopausal women. Climacteric 2008; 11(1):17-25.
17. Sarrel PM. Psychosexual effects of menopause: role of androgens. Am J Obstet Gynecol 1999; 180:S319-S324.
18. Sauerbronn AVD, Arie MHA, Arie WMY, Fonseca AM, Bagnoli VR, Pinotti JA. Terapêutica de reposição hormonal no climatério: implicações sobre a glândula mamária. Rev Ginecol Obstet 1996; 7:178-85.
19. Shelby MK, Crouch DJ, Black DL, Robert TA, Heltsley R. Screening indicators of dehydroepiandosterone, androstenedione, and dihydrotestosterone use: a literature review. J Anal Toxicol 2011; 35(9):638-55.
20. Yasui T, Matsui S, Tani A, Kunimi K, Yamamoto S, Irahara M. Androgen in postmenopausal women. J Med Invest 2012; 59(1-2):12-27.

50
Moduladores seletivos do receptor de estrogênio (SERMs)

José Maria Soares Jr.
Angela Maggio da Fonseca
Vicente Renato Bagnoli
Edmund Chada Baracat

INTRODUÇÃO

Durante a década de 1950, pesquisadores estudando substâncias esteróidicas não hormonais que atuavam em receptores estrogênicos presentes no sistema nervoso verificaram que tais substâncias impediam a gravidez em roedores; no entanto, quando testados em seres humanos, induziam ovulação. No início, não conseguiram encontrar uma explicação plausível para esse fenômeno, sendo essas substâncias classificadas como antagonistas dos estrogênios e citadas como agentes que poderiam deslocar competitivamente o estradiol do seu receptor, inibindo, assim, as ações proliferativas em células de câncer de mama. Todavia, estudos posteriores mostraram que a ação dessas substâncias era muito mais complexa, pois exibiam ação agonista, agonista parcial ou mesmo atividades antagonistas nos diferentes tecidos. Por essa razão, foram denominadas de moduladores seletivos dos receptores de estrogênio (SERMs).

No início, tentou-se explicar e entender todas as ações e os efeitos biológicos dos estrogênios e dos SERMs existentes, como clomifeno e tamoxifeno, sobre um receptor de estrogênio denominado alfa (ER-alfa). No entanto, em 1995, foi identificado um segundo receptor de estrogênio denominado beta (ER-beta), que deve ser levado em conta quando se tenta explicar os fenômenos biológicos observados dos efeitos estrogênicos, antiestrogênicos e dos SERMs.

INDICAÇÕES DOS SERMS

As principais indicações dos SERMs disponíveis no mercado nacional são:

- prevenção e tratamento adjuvante do câncer de mama;
- tratamento da osteoporose;
- correção da disfunção ovulatória.

Tamoxifeno

O tamoxifeno tem sido usado em mulheres para tratar o câncer de mama há mais de 35 anos e para reduzir a incidência de câncer de mama em mulheres de alto risco. Estudo de metanálise, de 55 ensaios com 37 mil mulheres, mostrou evidências de que o risco de recorrência do câncer de mama pode ser reduzido em 18, 25 e 42%, respectivamente após 1, 2 ou 5 anos, em usuárias de tamoxifeno quando comparadas a nenhum tratamento.

A dose habitual do tamoxifeno (Nolvadex®) é de 10 a 20 mg/dia, por via oral (VO).

Deve ser mencionado que o tamoxifeno apresenta atividade estrogênio-agonista, pois induz aumento da densidade mineral óssea (DMO) e previne fraturas, no entanto, este SERMs não é indicado no tratamento da osteoporose na pós-menopausa, por questões de segurança, pois estudos mostraram que o tamoxifeno induz aumento do câncer de endométrio (3,3 vezes), de embolia pulmonar (2,2 vezes), maior incidência de acidente vascular cerebral e tromboembolismo venoso (40%). Embora estudos refiram efeito favorável sobre o perfil lipídico, não se observou diminuição significativa ou aumento de eventos relacionados com doença arterial coronariana (infarto do miocárdio e angina).

Em virtude dos efeitos colaterais do tamoxifeno, os inibidores de aromatase têm se tornado uma boa opção no tratamento no câncer de mama com receptor estrogênico positivo (ER positivo). Estudos indicam que, comparados com o tamoxifeno, os inibidores da aromatase apresentam maior taxa de sobrevida livre da doença, com menos doenças arteriais e câncer endometrial. Contudo, os inibidores da aromatase foram associados a perda de massa óssea e aumento de fraturas. A sobrevida livre de doença tem se mostrado maior com anastrazol (Arimidex®) do que com o tamoxifeno. Em estudo durante 5 anos, o letrozol (Femara®) reduziu significativamente o risco de recorrência de câncer de mama, a incidência de eventos tromboembólicos e câncer do endométrio comparado com o tamoxifeno.

Raloxifeno

O raloxifeno é um SERMs indicado no tratamento e na prevenção da osteoporose em mulheres na pós-menopausa nos Estados Unidos e Europa. Nos Estados Unidos, também é indicado para redução no risco de câncer de mama invasivo na pós-menopausa com osteoporose e em pacientes com alto risco para câncer de mama invasivo. Em uma comparação, o raloxifeno foi tão eficaz como o tamoxifeno na redução do risco de câncer de mama. No entanto, o raloxifeno foi inferior ao tamoxifeno para a redução do câncer de mama não invasivo (carcinoma ductal e lobular *in situ*).

A dose habitual do raloxifeno (Evista®) é 60 mg/dia, VO.

O raloxifeno também diminui a reabsorção óssea, aumenta a densidade mineral óssea em 2 a 3% no quadril e na coluna, e diminui a incidência de fraturas vertebrais em 30 a 50%; porém, nenhum efeito foi observado na incidência de fraturas não vertebrais.

A avaliação detalhada da segurança do uso de raloxifeno por 8 anos mostrou não haver diferenças em relação a infarto do miocárdio, acidente vascular cerebral, hiperplasia endometrial uterina, câncer de ovário ou sangramento uterino quando comparado com um grupo placebo. Em outros estudos, observou-se risco significativamente menor de hiperplasia endometrial, eventos tromboembólicos e catarata quando comparado ao tamoxifeno.

Os fogachos são um dos efeitos adversos relatados com frequência, principalmente nos primeiros meses de tratamento. Em um estudo isolado, aumentando lentamente a dose de raloxifeno por mais de 2 meses, a incidência de fogachos permaneceu semelhante à do placebo.

Clomifeno

O clomifeno tem sido amplamente utilizado para o tratamento da disfunção ovulatória desde a sua aprovação em 1967. O clomifeno é uma mistura de dois isômeros, o isômero cis zuclomifeno e o trans-isômero enclomifeno, que apresentam, respectivamente, atividade agonista e antagonista do estrogênio.

A dose habitual do clomifeno (Clomid®; Serofene®) é de 50 a 200 mg/dia, por 5 dias. Pode ser iniciado no 3º ou 5º dia do ciclo menstrual.

Na literatura, uma proporção aumentada de nascimentos múltiplos tem sido descritas com o uso do clomifeno. Embora seja geralmente bem tolerado, as suas propriedades antiestrogênicas produzem efeitos adversos, como ondas de calor, dores de cabeça e alterações visuais. É empregado para indução da ovulação, sendo a primeira linha de tratamento.

LEITURAS RECOMENDADAS

1. Baum M, Budzar AU, Cuzick J, Forbes J, Houghton JH, Klijn JG et al.; ATAC Trialists' Group. Anastrozole alone or in combination with tamoxifen versus tamoxifen alone for adjuvant treatment of postmenopausal women with early breast cancer: first results of the ATAC randomised trial. Lancet 2002; 359:2131-9.
2. Breast International Group (BIG) 1-98 Collaborative Group, Thürlimann B, Keshaviah A, Coates AS, Mouridsen H, Mauriac L, Forbes JF et al. A comparison of letrozole and tamoxifen in postmenopausal women with early breast cancer. N Engl J Med 2005; 353:2747-57.
3. Cohen FJ, Lu Y. Characterization of hot flashes reported by healthy postmenopausal women receiving raloxifene or placebo during osteoporosis prevention trials. Maturitas 2000; 34:65-73.
4. Collins P, Mosca L, Geiger MJ, Grady D, Kornitzer M, Amewou-Atisso MG et al. Effects of the selective estrogen receptor modulator raloxifene on coronary outcomes in the Raloxifene Use for The Heart trial: results of subgroup analyses by age and other factors. Circulation 2009; 119:922-30.
5. DeMichele A, Troxel AB, Berlin JA, Weber AL, Bunin GR, Turzo E et al. Impact of raloxifene or tamoxifen use on endometrial cancer risk: a population-based case-control study. J Clin Oncol 2008; 26:4151-9.
6. Ettinger B, Black DM, Mitlak BH, Knickerbocker RK, Nickelsen T, Genant HK et al. Reduction of vertebral fracture risk in postmenopausal women with osteoporosis treated with raloxifene: results from a 3-year randomized clinical trial. Multiple Outcomes of Raloxifene Evaluation (MORE) Investigators. JAMA 1999; 282:637-45.
7. Fisher B, Costantino JP, Wickerham DL, Cecchini RS, Cronin WM, Robidoux A et al. Tamoxifen for the prevention of breast cancer: current status of the National Surgical Adjuvant Breast and Bowel Project P-1 study. J Natl Cancer Inst 2005; 97:1652-62.
8. Fitzpatrick SL, Berrodin TJ, Jenkins SF, Sindoni DM, Deecher DC, Frail DE. Effect of estrogen agonists and antagonists on induction of progesterone receptor in a rat hypothalamic cell line. Endocrinology 1999; 140:3928-37.

9. Jordan VC. The development of tamoxifen for breast cancer therapy: a tribute to the late Arthur L. Walpole. Breast Cancer Res Treat 1988; 11:197-209.
10. Martino S, Disch D, Dowsett SA, Keech CA, Mershon JL. Safety assessment of raloxifene over eight years in a clinical trial setting. Curr Med Res Opin 2005; 21:1441-52.
11. Nilsson S, Gustafsson JA. Estrogen receptors: their actions and functional roles in health and disease. In: Bunce C, Campbell MJ (eds.). Nuclear receptors: current concepts and future challenges. Netherlands: Springer, 2010. p.91-141.
12. Orlando L, Schiavone P, Fedele P, Calvani N, Nacci A, Rizzo P et al. Molecularly targeted endocrine therapies for breast cancer. Cancer Treat Rev 2010; 36:67-71.
13. Osborne CK. Tamoxifen in the treatment of breast cancer. N Engl J Med 1998; 339:1609-18.
14. Palacios S, Farias ML, Luebbert H, Gomez G, Yabur JA, Quail DC et al. Raloxifene is not associated with biologically relevant changes in hot flushes in postmenopausal women for whom therapy is appropriate. Am J Obstet Gynecol 2004; 191:121-31.
15. Reis SE, Costantino JP, Wickerham DL, Tan-Chiu E, Wang J, Kavanah M. Cardiovascular effects of tamoxifen in women with and without heart disease: breast cancer prevention trial. National Surgical Adjuvant Breast and Bowel Project Breast Cancer Prevention Trial Investigators. J Natl Cancer Inst 2001; 93:16-21.
16. Riggs L, Hartmann LC. Selective estrogen-receptor modulators: mechanisms of action and application to clinical practice. N Engl J Med 2003; 348:618-29.
17. Vogel VG, Costantino JP, Wickerham DL, Cronin WM, Cecchini RS, Atkins JN et al. Effects of tamoxifen vs. raloxifene on the risk of developing invasive breast cancer and other disease outcomes: the NSABP Study of Tamoxifen and Raloxifene (STAR) P-2 trial. JAMA 2006; 295:2727-41.

51
Menopausa precoce

Vicente Renato Bagnoli
Angela Maggio da Fonseca
Persio Yvon Adri Cezarino
Edmund Chada Baracat

INTRODUÇÃO

A menopausa precoce, também denominada falência ovariana prematura, é uma condição clínica caracterizada por amenorreia e associações variadas de sintomas, muitos deles relacionados ao hipoestrogenismo. Este tema é relevante, pois apresenta prevalência variando entre 2 e 8% na população feminina geral nas diferentes partes do mundo, e quando não é diagnosticado e tratado de maneira oportuna e correta, causa grande desconforto para a mulher a curto prazo e sérias repercussões clínicas a longo prazo.

A etiopatogenia da menopausa precoce é polimorfa, determinada por: anomalias cromossômicas ou genéticas; estresse severo; infecções como caxumba, tuberculose, doença inflamatória pélvica com comprometimento dos ovários; iatrogenia por quimioterapia, radioterapia, cirurgia (anexectomia bilateral); e doenças autoimunes, estas cada vez mais detectadas.

DIAGNÓSTICO

O diagnóstico de menopausa precoce em geral é baseado no quadro clínico, que apresenta fortes evidências da falência prematura dos ovários. O quadro é caracterizado por mulher com menos de 40 anos de idade, amenorreia secundária e, principalmente, manifestações sugestivas de hipoestrogenismo, como ondas de calor, sudorese, insônia, nervosismo, disfunções sexuais, vagina seca e outras, que podem ser quantificadas pelo Índice Menopausal de Kupperman (Tabela 1), embora muitas vezes a única queixa seja a amenorreia e manifestações relacionadas com a doença responsável pelo quadro. Os antecedentes mórbidos pessoais aqui descritos são fundamentais, assim como a idade da menopausa materna, pois são excelentes indicadores para o diagnóstico etiológico.

TABELA 1 Índice Menopausal de Kupperman

Sintomas	Leves	Moderados	Acentuados
Vasomotores	4	8	12
Parestesia	2	4	6
Insônia	2	4	6
Nervosismo	2	4	6
Melancolia	1	2	3
Vertigem	1	2	3
Fraqueza	1	2	3
Artralgia/mialgia	1	2	3
Cefaleia	1	2	3
Palpitação	1	2	3
Formigamento	1	2	3
TOTAL	Até 19	20 a 35	> 35

As manifestações tardias da menopausa precoce são osteopenia e osteoporose, doenças cardiovasculares e distúrbios urogenitais, entre outros, que serão mais frequentes e intensos quando o diagnóstico e o tratamento não ocorrerem em época oportuna.

A confirmação diagnóstica de falência ovariana deve ser feita pelas dosagens das gonadotrofinas hipofisárias, hormônio folículo-estimulante (FSH) e hormônio luteinizante (LH), que estão elevados. O estradiol se apresenta em níveis baixos. O hormônio antimülleriano está indicado para avaliar a reserva folicular e, estando em níveis baixos, indica redução da população de folículos. A inibina B é um exame que, isoladamente, tem pouco valor, ao contrário dos anticorpos antiovário detectados pela técnica ELISA, principalmente os haplótipos HLA, que também indicam a falência ovariana e são bastante específicos. A ultrassonografia transvaginal é o exame indicado para estudo da morfologia ovariana e pode mostrar a redução do volume dos ovários e a ausência de folículos.

O diagnóstico dos fatores etiopatogênicos incluem cariótipo com diferentes técnicas de bandeamento, obrigatório quando o quadro ocorrer em mulheres mais jovens (antes dos 30 anos); havendo suspeita de doença autoimune, deve-se direcionar a propedêutica para esses quadros, incluindo sempre anticorpos antiovário, antiadrenais e antitireoidianos. A biópsia dos ovários é um exame com cada vez menos indicação justificada.

TRATAMENTO

A assistência a mulheres com menopausa precoce tem como objetivos: cuidados gerais, tratamento hormonal (TH), prevenção de complicações tardias, avaliação de eventual potencial reprodutor e monitoração.

Cuidados gerais

Dieta balanceada (rica em proteínas, alimentos ricos em cálcio e vitamina D, redução de açúcar, carboidratos e álcool); atividade física regular (3 a 5 vezes/semana, durante 40 a 50 minutos); atividades socioculturais.

Tratamento hormonal

Está indicado e deve ser iniciado assim que for confirmado o diagnóstico de menopausa precoce, desde que não haja contraindicações para TH (câncer de mama tratado ou não; câncer de endométrio em estádios avançados; carcinoma endometrioide de ovário; melanoma; doença tromboembólica aguda ou tratada; hepatopatias agudas ou com insuficiência hepática; sangramento genital de causa não esclarecida). A manutenção do tratamento deve, sempre que possível, perdurar até a 5ª ou 6ª década de vida.

O TH é realizado com estrogênios e derivados progestagênicos (se tiver útero) para compensar o hipoestrogenismo, melhorando a qualidade de vida, controlando o perfil lipídico e o metabolismo ósseo. Os esquemas, os hormônios e as vias de administração a serem indicados são analisados em capítulo específico que orienta qual a melhor opção. O TH oferece, além do alívio dos sintomas do hipoestrogenismo, influências benéficas nos fatores de risco cardiovasculares, no controle da reabsorção óssea e da sexualidade. Para atingir com sucesso os seus objetivos e ter menos riscos de efeitos indesejáveis, a regra geral da TH para mulheres com menopausa precoce é que ela seja feita de forma individualizada, com estrogênios e derivados progestagênicos na forma sequencial, induzindo a fluxos menstruais artificiais e mimetizando, dentro do possível, os ciclos fisiológicos. A TH combinada contínua pode ser indicada para mulheres com idade mais próxima à menopausa fisiológica e que não desejam menstruar.

O diagnóstico de menopausa precoce por doenças autoimunes pode caracterizar-se por falência temporária, nas quais o TH atua melhorando as manifestações estrogênio-dependentes e, embora sem evidências conclusivas, pode estimular o retorno funcional de folículos ovarianos residuais. Nesta situação, está indicada a prescrição de corticosteroide em doses variáveis a cada caso, para melhorar a doença autoimune e eventualmente a função ovariana, justificando assim raros casos de gravidez nesta condição.

A prevenção de complicações tardias é feita pela TH e os cuidados gerais que, juntos, devem sempre ser relembrados e estimulados para que se obtenham os melhores resultados.

O potencial reprodutor em geral apresenta prognóstico desfavorável, embora existam relatos de casos de gestação em mulheres com menopausa precoce em TH. Assim, não havendo desejo imediato de gravidez, deve-se recomendar anticoncepção. Caso haja desejo de gravidez a curto ou longo prazo, deve-se avaliar a reserva folicular, principalmente por meio da dosagem do hormônio antimülleriano; havendo sinais positivos, encaminhar para especialistas em reprodução assistida.

Monitoração

A avaliação clínica é feita por exames complementares e é indispensável nas mulheres portadoras de menopausa precoce. Deve ser individualizada a cada grupo, a semelhança do recomendado e praticado na mulher climatérica tanto na perimenopausa como na pós-menopausa. Assim como o TH, a monitoração deve ser regular e mantida mesmo após a suspensão do tratamento.

LEITURAS RECOMENDADAS

1. Atabekoğlu C, Taşkin S, Kahraman K, Gemici A, Taşkin EA, Ozmen B et al. The effect of total abdominal hysterectomy on serum anti-Müllerian hormone levels: a pilot study. Climacteric 2012; 15(4):393-7.

2. Bagnoli VR, Fonseca AM, Assis JS, Rosas FC, Pinotti JA. Terapia de reposição hormonal: esquemas. In: Fonseca AM, Bagnoli VR, Halbe HW, Pinotti JÁ. Terapia de reposição hormonal em situações especiais. Rio de Janeiro: Revinter, 2001. p.1-6.
3. Fonseca AM, Bagnoli VR, Junqueira PAA, Pinotti JÁ. Assistência à mulher no climatério e senilidade. In: Lopes AC (ed.). Tratado de clínica médica. Vol 2. 2.ed. São Paulo: Roca, 2009. p.3059-63.
4. Fonseca AM, Paixão JS, Bagnoli VR, Arie WMY. Amenorreia. In: Martins MA, Carrilho FJ, Alves VAF, Castilho EA, Cerri GG, Wen CL (eds.). Clínica médica. Seção Saúde da Mulher. Barueri: Manole, 2009. p.486-95.
5. Halbe HW, Fonseca AM, Bagnoli VR, Borato MG, Hayashida SAY. Menopausa precoce. In: Fonseca AM, Bagnoli VR, Halbe HW, Pinotti JÁ. Tratado de ginecologia - Condutas e rotinas da Disciplina de Ginecologia da Faculdade de Medicina da Universidade de São Paulo. Rio de Janeiro: Revinter, 2005. p.384-90.
6. Kallio S, Aittomäki K, Piltonen T, Veijola R, Liakka A, Vaskivuo TE et al. Anti-Mullerian hormone as a predictor of follicular reserve in ovarian insufficiency: special emphasis on FSH-resistant ovaries. Hum Reprod 2012; 27(3):854-60.
7. Neves EM, Fonseca AM, Bagnoli VR. Irregularidades menstruais da menarca ao climatério. In: Clapauch R (ed.). Endocrinologia feminina e andrologia. São Paulo: Gen, 2012. p.164-76.

52

Tratamento hormonal no climatério: indicações, vias de administração e esquemas

Vicente Renato Bagnoli
Angela Maggio da Fonseca
José Maria Soares Jr.
Eliana Guimarães Labes
Edmund Chada Baracat

INTRODUÇÃO

Tratamento hormonal (TH) no climatério consiste na administração objetiva e individualizada de esteroides sexuais, principalmente estrogênio, progestagênio, tibolona e, em casos selecionados, androgênio, para suprir as respectivas carências. Deve-se salientar que as pacientes que utilizarão TH devem ser claramente informadas sobre os riscos e benefícios.

A monitoração dessas mulheres é fundamental para que os benefícios sejam alcançados. Este objetivo é atingido pela seleção adequada das pacientes com propedêutica clínica rigorosa, avaliando o estado geral e eventuais comorbidades, exames laboratoriais e exames específicos para prevenção do câncer de mama e ginecológico.

INDICAÇÕES

A Sociedade Norte-americana de Menopausa (NAMS), em março de 2012 (Position Statement – The North American Society) e após várias reuniões periódicas, estabeleceu algumas recomendações para a prática clínica, que podem ser consideradas como normatização sensata.

A terapia com estrogênios (ET) ou estrogênios associados a derivados progestagênicos (ET/EPT) deve ser feita quando os sintomas vasomotores e as ondas de calor forem de intensidade moderada a severa.

Nos sintomas vaginais (atrofia vulvar e vaginal, secura vaginal, dispareunia, vaginite atrófica), a terapia recomendada é a hormonal local.

Na incontinência urinária de urgência com atrofia vaginal e infecções urinárias de repetição, a TH é recomendada. Na incontinência pura e por esforço e na bexiga hiperativa, a TH é controversa.

Em relação à terapia hormonal e ao risco cardiovascular, as divergências ocorrem pelo tempo de iniciação do ET/EPT; em 10 anos após a menopausa, o risco é aumentado. A prevenção primária é válida, quando iniciada precocemente, pois a hormonoterapia melhora o perfil lipídico e previne o aparecimento de placas nas artérias.

A terapia hormonal deve ser feita com pequenas doses de hormônios. Quando o útero está presente, devem-se associar derivados progestagênicos para proteção endometrial. Na atrofia vaginal, é utilizado estrogênio local, não sendo indicado derivado progestagênico.

O contraceptivo com sistema intrauterino liberador de levonorgestrel (SIU-LNG) é uma opção para proteção endometrial.

CONTRAINDICAÇÕES

1. Temporárias: mulheres com alterações mamográficas e ou ultrassonográficas (BI-RADS 0, 3, 4 ou 5) até sua definição como alteração benigna ou maligna após repetição destes exames ou estudo anatomopatológico (PAAF/*core biopsy*); sangramentos vaginais até a exclusão ou não de neoplasia de colo, vagina ou endométrio.
2. Absolutas: evento cardiovascular ou cerebral prévio; antecedente de tromboembolismo relacionado a hormônio; neoplasias endometrioides, câncer de mama; porfiria; neoplasias hormônio-dependentes (câncer de endométrio, pulmão, fígado, ósseo, rim e pâncreas).

ESQUEMAS E TIPOS DE HORMÔNIOS DISPONÍVEIS

A TH contínua está indicada para mulheres que não desejam menstruar. Já a TH sequencial está indicada para mulheres que desejam menstruar.

Estrogênios

1. Via oral:
   - estrogênios conjugados 0,625 mg: Repogen®; Premarin®:
   - estradiol: Estrofen® 2 mg, Natifa® 1 mg;
   - valerato de estradiol 1 e 2 mg: Primogyna®.
2. Transdérmico:
   - estradiol 25 mcg, 50 mcg, 100 mcg: Systen®; Estradot®.
3. Gel:
   - estradiol 0,5 mg: Estreva® Gel;
   - estradiol 0,5 mg, 1 mg: Sandrena® Gel;
   - estradiol 0,75 mg: Hormodose®;
   - estradiol 0,6 mg: Oestrogel®.

Progestagênios

1. Via oral:
   - acetato de medroxiprogesterona – Provera®:
   - acetato de nomegestrol: Lutenil®;
   - acetato de noretindrona: Primolut Nor®;
   - didrogesterona 10 mg: Duphaston®.
2. Intramuscular:
   - acetato de medroxiprogesterona: Depoprovera®; Contracep®.

Associações hormonais

Via oral

1. Esquema contínuo:
   - estradiol 1 mg e drospirenona 2 mg: Angeliq®
   - estradiol 1 mg e didrogesterona 5 mg: Femoston Conti®;
   - estradiol 1 mg e trimegestone 0,125 mg: Totelle®;
   - estradiol 2 mg e acetato de noretisterona 1 mg: Cliane®; Suprema®;
   - estradiol 1 mg e acetato de noretisterona 0,5mg: Activelle®; Suprelle; Natifa Pro®.
   - estrogênios conjugados 0,625 mg + acetato de medroxiprogesterona 2,5 mg: Repogen Conti®.
2. Esquema sequencial:
   - estradiol 1 mg e gestogeno 0,025 mg: Avaden®.

- estrogênios conjugados 0,625 mg + acetato de medroxiprogesterona 5 mg: Repogen Ciclo®.
- estradiol 1 mg e trimegestona 0,250 mg: Totelle Ciclo®.
- valerato de estradiol 2 mg e levonorgestrel 0,25mg: Cicloprimogyna®;
- valerato de estradiol 2 mg + acetato de ciproterona 1 mg: Climene®.

Transdérmico

1. Esquema contínuo:
   - estradiol 50 mcg e acetato de noretisterona 140 mcg: Estalis®.
   - estradiol 50 mcg e acetato de noretisterona 170 mcg: Systen Conti®.
2. Esquema sequencial: estradiol 50 mcg e acetato de noretisterona 250 mcg: Estalis SQ®; Systen Sequi®.

Outros hormônios

1. Tibolona: Livial®; Libiam®; Reduclim®; Livolon®.
2. Androgênios intramusculares: decanoato de nandrolona (Deca-Durabolin®).

LEITURAS RECOMENDADAS

1. Bagnoli VR, Fonseca, AM, Assis JS, Rosas FC, Pinotti JA. Terapia de reposição hormonal: esquemas. In: Fonseca AM, Bagnoli VR, Halbe HW, Pinotti JA. Terapia de reposição hormonal em situações especiais. Rio de Janeiro: Revinter, 2001. p.1-5.
2. Bagnoli VR, Fonseca AM, Arie PM, Pádua MAF, Paixão JS. Climatério. RBM 2007; 64(3):69-74.
3. Fonseca AM, Bagnoli VR, Arie WMY, Azevedo Neto RS, Couto Jr. EB, Baracat EC. Dados demográficos, epidemiológicos e clínicos de mulheres brasileiras climatéricas. São Paulo: Casa Leitura Médica, 2010.
4. Fonseca AM, Bagnoli VR, Junqueira PAA, Pinotti JA. Assistência à mulher no climatério e na senilidade. In: Lopes AC (ed.). Tratado de clínica médica. V. 2. 2.ed. São Paulo: Roca, 2009. p.3059-63.
5. Fonseca AM, Bagnoli VR, Vergolino RVD, Parellada CI, Pinotti JA. Terapia de reposição hormonal: doenças auto-imunes. In: Fonseca AM, Bagnoli VR, Halbe HW, Pinotti JA. Terapia de reposição hormonal em situações especiais. Rio de Janeiro: Revinter, 2001. p.13-22.
6. MacLennan AH. HRT in difficult circumstances: are there any absolute contraindications? Climacteric 2011; 14:409-17.
7. NAMS - North American Menopause Society. Estrogen and progestogen use in postmenopausal women: 2012 position statement of the North American Menopause Society. Menopause 2012; 19(3):257-71.
8. Woods CB. Hormone therapy for the management of menopausal symptoms: pharmacotherapy update. J Pharm Pract 2010; 23(6):540-7.

53

Terapia hormonal em situações especiais

Angela Maggio da Fonseca
Vicente Renato Bagnoli
Wilson Maça Yuki Arie
Efrain Poveda Terceros
Edmund Chada Baracat

INTRODUÇÃO

O aperfeiçoamento dos métodos propedêuticos, os novos medicamentos hormonais e o melhor conhecimento da fisiologia do climatério permitem a utilização da terapia hormonal (TH) em mulheres com condições clínicas especiais, como doenças autoimunes, doenças metabólicas, obesidade, hipertensão arterial, tabagistas, doenças hepáticas e algumas neoplasias. Os esquemas, a via de administração e outros detalhes devem ser criteriosamente avaliados, devendo-se indicar o melhor para cada tipo de patologia.

DOENÇAS AUTOIMUNES

Tireoidite de Hashimoto

As patologias da tireoide são as mais comuns das doenças autoimunes e, dentre elas, sobressai-se a tireoidite de Hashimoto, causa mais frequente de hipotireoidismo no adulto e no adolescente, apresentando autoanticorpos contra um ou mais antígenos tireoidianos. Nas patologias da tireoide, não há contraindicação para o uso de contraceptivos hormonais nem para reposição hormonal.

Doença de Addison

Decorre da destruição progressiva do córtex suprarrenal, levando a deficiência de cortisol e aldosterona. O quadro clínico é exuberante: astenia, fraqueza, anorexia, dor abdominal, náuseas, vômitos, hipoglicemia, etc. A hormonoterapia pode ser usada nos esquemas habituais.

Lúpus eritematoso sistêmico

Doença sistêmica crônica que afeta diversos órgãos e de curso imprevisível. As manifestações clínicas resultam de inflamação de múltiplos sistemas orgânicos, especialmente articulações, pele, rins, sistema nervoso, etc. No lúpus sem complicações, podem ser usados estrogênios e derivados progestagênicos. A presença de anticorpos antifosfolípides e antecedentes de tromboembolismo contraindicam a TH.

Artrite reumatoide

Poliartrite crônica inflamatória que pode comprometer estruturas viscerais. Na artrite reumatoide, há melhora do quadro com o uso de anticoncepcionais e também na gravidez. O uso de TH com estrogênios e derivados progestagênicos está indicado e promove alívio dos sintomas.

Miastenia *gravis*

Doença caracterizada por fadiga extrema, causada por diminuição dos receptores de acetilcolina na placa motora terminal, em virtude de anticorpos antirreceptores. A transmissão na placa mioneural é lenta, com progressiva fraqueza muscular. Os estrogênios não estão contraindicados, mas deve-se tomar cuidado com a progesterona, que pode agravar o quadro.

Síndrome de Sjögren

A principal manifestação clínica é o ressecamento das mucosas. A hormonoterapia pode ser administrada com sucesso no controle das manifestações clínicas.

Outras situações

Em algumas situações, ainda não há segurança na utilização da terapia hormonal. Assim, seu uso é controverso em: esclerose múltipla (doença desmielinizante com resposta inflamatória intensa e alterações vasculares); púrpura trombocitopênica (hemorragias cutâneas e das mucosas); dermatopolimiosite (alterações vasculares, esofágicas, cardíacas, etc.); e esclerodermia (alterações fibróticas, vasculares e imunológicas).

DOENÇAS METABÓLICAS

As principais entidades clínico-metabólicas no climatério estão relacionadas ao metabolismo lipídico (hipercolesterolemia e hipertrigliceridemia); ao metabolismo glicídico (diabetes); ao metabolismo porfírico (porfiria); e ao metabolismo do ácido úrico (gota).

As doenças metabólicas, de maneira geral, não apresentam contraindicação à terapia hormonal com estrogênios e progestagênios, que deve ser feita nos moldes habituais com esquemas contínuo ou cíclico, via oral ou não oral, dependendo de cada caso.

Hipercolesterolemia

A estrogenoterapia por via oral é a mais indicada, pois os estrogênios diminuem a lipase hepática, levando a aumento do HDL-colesterol e diminuição do LDL-colesterol; no entanto, estando os triglicérides elevados, é melhor utilizar a via transdérmica.

Diabetes

Além de todas as manifestações clínicas, aumenta consideravelmente o risco de afecção cardiovascular entre as mulheres. Na terapia por via oral, ao passarem pelo fígado, os estrogênios diminuem o fator de crescimento insulino-símile (IgF-1) e, por mecanismo de *feedback* negativo, aumentam o hormônio de crescimento, que é hiperglicemiante e pode agravar o diabete.

Porfiria

Erro inato ou adquirido no metabolismo das porfirias são doenças com anormalidades na biossíntese do heme (ferroprotoporfirina), grupo proteico para a hemoglobina cujas funções são o transporte e a ativação do oxigênio. A hormonoterapia é contraindicada, pois piora o quadro clínico.

Gota

É uma enfermidade metabólica característica cuja principal expressão clínica é doença reumática. Seu quadro clínico típico é a artrite gotosa. A hormonoterapia melhora as dores articulares.

OBESIDADE/HIPERTENSÃO ARTERIAL

A hormonoterapia pode ser feita por via oral quando o progestagênio for a drospirenona, que bloqueia os receptores de aldosterona nos rins e aumenta a excreção de água e sódio; caso contrário, a via não oral é a melhor opção.

TABAGISMO

Na maioria das mulheres fumantes que tomam estrogênios por via oral, os níveis terapêuticos no plasma podem não ser atingidos, mesmo quando altas doses forem administradas. Isso se deve à absorção deficiente do estrogênio e ao aumento do seu metabolismo hepático pela ação dos metabólitos do cigarro, os quais estimulam o sistema de enzimas hepáticas, acelerando esse metabolismo. O adesivo transdérmico distribui o estradiol em níveis constantes na corrente sanguínea, sendo o ideal para mulheres fumantes e também por não agravar outras comorbidades.

DOENÇAS HEPÁTICAS

A droga preferencial é o estradiol por via transdérmica, por meio de adesivos ou gel. Essa é a escolha em virtude da conveniência de evitar a primeira passagem pelo fígado. No entanto, deve ser indicada apenas quando as manifestações forem relevantes e a doença hepática estiver bem controlada.

HIPERANDROGENISMO

A TH é feita com derivados progestagênicos antiandrogênicos, como drospirenona e acetato de ciproterona.

NEOPLASIAS

Câncer de colo do útero

Não há contraindicação para a TH em pacientes tratadas de câncer de colo do útero.

Câncer de endométrio

Não há dados que contraindiquem o uso de TH após câncer de endométrio. Deve ser feita a terapia combinada de estrogênios e derivados progestagênicos para evitar a proliferação de qualquer célula que tenha ido para a circulação antes do tratamento. A Sociedade Norte-americana de Menopausa (NAMS) não recomenda, e só aceita se a TH for feita apenas com derivados progestagênicos.

Câncer de ovário

Dados publicados sobre o papel da TH e risco de câncer de ovário são conflitantes. De maneira geral, essa terapia pode ser utilizada, exceto no carcinoma endometrioide e de células claras.

Não há dados suficientes para tranquilizar completamente as pacientes de que não há riscos de aumento das recorrências com a TH, e também não há dados convincentes para negar a elas essa opção.

Outras neoplasias

A TH individualizada pode ser indicada nos casos de: linfoma; mioma; carcinoma de bexiga, tireoide, aparelho digestivo, vulva e vagina.

CONTRAINDICAÇÃO PARA TERAPIA HORMONAL

Mieloma múltiplo; esclerose tuberosa complexa ou linfangiomiomatose; carcinomas de mama, pulmão, fígado, osso, rim, pâncreas; e melanoma maligno.

OPÇÕES DE TRATAMENTO

Pacientes histerectomizadas

Via oral - uso interno

- Valerato de estradiol 1 ou 2 mg: Primogyna®.
- Estradiol 1 ou 2 mg: Estrofen®; Natifa®.
- Estrogênios conjugados 0,3 mg ou 0,625 mg: Repogen®; Premarin®.
- Estriol 1 e 2 mg: Ovestrion®.

Tomar uma drágea diariamente por via oral (VO) continuamente, ou de 2ª a 6ª feira e descansar sábado e domingo.

Via não oral

- Adesivo: estradiol 25, 50 e 100 mcg: Systen®, Estradot®.
- Gel: estradiol 0,5 e 1 mg: Estreva®; Sandrena®; 0,75 mg: Hormodose®; 0,6 mg: Oestrogel®.

Pacientes com útero

Via oral

- Estrogênios conjugados 0,625 mg: Premarin®; Repogen®.
- acetato de medroxiprogesterona 5 mg: Provera®.

Tomar uma drágea de estrogênio conjugado diariamente, VO, e, nos últimos 10 dias do mês, associar um comprimido ao dia de acetato de medroxiprogesterona.

- Estradiol 2 mg + acetato de noretisterona 1 mg: Cliane®; Suprema®. Tomar uma drágea diariamente, VO, continuamente.
- Valerato de estradiol 2 mg por 21 dias + acetato de ciproterona 1 mg nos últimos 10 dias: Climene®. Tomar 1 comprimido diariamente, por 21 dias/mês.
- Estradiol 1 mg + drospirenona 2 mg: Angeliq®. Tomar um comprimido diariamente, VO, continuamente.
- Estradiol 1 mg + acetato de noretisterona 0,5 mg: Natifa Pro®; Suprelle®. Tomar uma drágea diariamente, VO, continuamente.

Via não oral

- Estradiol 50 mcg/dia (adesivo 1) e estradiol 50 mcg + acetato de noretisterona 170 mcg/dia (adesivo 2): System Sequi®.
- Estradiol 50 mcg + acetato de noretisterona 140 mcg: Estalis®.
- Estradiol 50 mcg + acetato de noretisterona 170 mcg: Systen Conti®.
- Estradiol 50 mcg + acetato de noretisterona 250 mcg: Estalis SQ®.

Aplicar um adesivo trocando 2 vezes/semana.

LEITURAS RECOMENDADAS

1. Bagnoli VR, Fonseca AM, Arie PY, Arie WMY. Alterações ginecológicas na síndrome de Sjögren. In: Cossermelli W (ed.). Síndrome de Sjögren. São Paulo: Segmento Farma, 2005. p.179-85.
2. Fonseca AM, Arie WMY, Bagnoli VR. A gravidez na síndrome de Sjögren. In: Cossermelli W (ed.). Síndrome de Sjögren. São Paulo: Segmento Farma, 2005. p.185-98.
3. Fonseca AM, Bagnoli VR, Vergolino RVD, Parellada CI, Pinotti JA. Terapia de reposição hormonal: doenças auto-imunes. In: Fonseca AM, Bagnoli VR, Halbe HW, Pinotti JA. Terapia de reposição hormonal em situações especiais. Rio de Janeiro: Revinter, 2001. p.13-22.

4. MacLennan AH. HRT in difficult circumstances: are there any absolute contraindications? Climacteric 2011; 14:409-17.
5. Morch LS, Lokkegaard E, Andreasen AH, Kruger-Kjaer S, Lidegaard O. Hormone therapy and ovarian cancer. JAMA 2009; 302(3):298-305.
6. NAMS – North American Menopause Society. Estrogen and progestogen use in postmenopausal women: 2012 position statement of the North American Menopause Society. Menopause 2012; 19(3):257-71.
7. Pinotti JA, Fonseca AM, Abrão MS, Neme RM. Manual de terapêutica medicamentosa em ginecologia. Na era dos genéricos. Rio de Janeiro: Revinter, 2002. 183p.
8. Studd J. Ten reasons to be happy about hormone replacement therapy: a guide for patients. Menopause Int 2010; 16(1):44-6.
9. Teede HJ, Vincent A. Hormone therapy – where are we now? Aust Fam Physician 2011; 40(5):280-5.
10. Whitehead M, Godfree V. Hormone replacement therapy: your questions answered. London: Churchill Livingstone, 1992. p.96-105.
11. Woods CB. Hormone therapy for the management of menopausal symptoms: pharmacotherapy update. J Pharm Pract 2010; 23(6):540-7.

54
Prevenção e tratamento da osteopenia e osteoporose

Angela Maggio da Fonseca
Vicente Renato Bagnoli
Marilene Alicia Souza
Ana Lucia Cavalcanti

INTRODUÇÃO

Osteoporose é uma moléstia óssea caracterizada por diminuição da massa óssea e alteração da sua microestrutura, responsáveis por maior fragilidade óssea e consequente aumento do risco de fratura.

Na osteoporose, há redução da massa óssea por unidade de volume de osso (30% ou mais). Quando a perda é menor, é chamada de osteopenia (perda de 20% ou mais). Essas alterações se desenvolvem de maneira silenciosa e sem sintomas, sendo que a ocorrência de fratura é, geralmente, a primeira manifestação clínica.

A osteoporose pode ser primária, condição que costuma ocorrer na pós-menopausa, raramente em jovens; e, secundária, decorrente de doenças de origem hormonal, gastrointestinais e por uso de medicamentos.

A massa óssea máxima é alcançada dos 25 aos 35 anos e é estável até por volta dos 45 anos, quando a mulher entra na menopausa. A partir de então, é normal perda de 0,5 a 1% de massa óssea/ano.

FATORES DE RISCO PARA OSTEOPENIA/OSTEOPOROSE

Os principais fatores que identificam as pacientes de risco são: branca/asiática, baixa massa muscular, peso inferior a 55 quilos, diminuição dos hormônios (estrogênios), menopausa, tabagistas, alcoólatras, alta ingestão de cafeína, baixa ingestão de cálcio, sedentárias e com história familiar de osteoporose.

A baixa ingestão de cálcio, assim como a diminuição da ingestão e síntese da vitamina D, levam a menor absorção de cálcio, portanto, menor quantidade de cálcio no plasma e, como consequência, aumento da secreção de hormônio da paratireoide (PTH) e aumento da reabsorção e da perda óssea.

Corticosteroides, hormônio tireoidiano, diuréticos, anticonvulsivantes, heparina, metotrexato, antagonistas e agonistas do GnRH e lítio são drogas normalmente identificadas como de risco para ocorrência de osteoporose, assim como as seguintes enfermidades: porfiria, diabetes, talassemia, artrite reumatoide e doenças hepáticas.

DIAGNÓSTICO

O diagnóstico é feito por meio de: anamnese com avaliação dos fatores de risco e fraturas sem impacto; exame físico que, em geral, apresenta alterações apenas nos casos avançados; dosagem do cálcio e 25-hidroxivitamina D no sangue; estudo dos marcadores de reabsorção óssea na urina ou no sangue: fragmento do telopeptídeo CTX (carboxiterminal) ou o NTX (aminoterminal); métodos de medição da massa óssea, como a densitometria óssea ou o índice de FRAX.

A interpretação da densitometria óssea é feita pelo desvio-padrão do adulto jovem. Quando este desvio varia de 0 a –1, considera-se normal; de –1 a –2,5, osteopenia; e abaixo de –2,5, osteoporose.

O índice de FRAX é uma ferramenta útil baseada em tabela de dados disponíveis na internet, desenhado para predizer com precisão o risco em 10 anos de ocorrer fratura osteoporótica em homens e mulheres de 40 a 90 anos. Esse índice calcula o maior risco de fraturas osteoporóticas com base na validação internacional de dados clínicos de indivíduos com fraturas individuais de risco, como: idade, sexo, peso, altura, tabagismo, consumo de álcool, história prévia de fraturas, causas secundárias de osteoporose e densidade mineral óssea do fêmur.

O diagnóstico diferencial deve ser feito com hiperparatireoidismo, em que o PTH e o cálcio estão elevados, e a vitamina D e o fósforo estão baixos; e, com a osteomalácia, em que o cálcio é normal ou baixo, o fósforo está diminuído e a fosfatase alcalina, elevada.

PREVENÇÃO DA OSTEOPENIA/OSTEOPOROSE

Dieta

Deve ser rica em alimentos que contenham cálcio: leite desnatado, queijos amarelos ou brancos, feijão branco, iogurte, couve, brócolis, requeijão cremoso, espinafre, agrião, couve manteiga, lambari, laranja, mexerica, sardinha e salmão.

As carnes e os alimentos congelados, sobretudo os enlatados e os refrigerantes tipo cola, aumentam os fosfatos na luz intestinal, não permitindo a absorção do cálcio no osso, diminuindo, assim, a massa óssea. Por isso, devem ser evitados ou ingeridos com moderação.

A ingestão adequada de cálcio para prevenir a osteoporose é de 1.000 mg/dia no climatério; 800 mg/dia de 1 a 10 anos e adultos; e 1.200 mg/dia na puberdade, gestação e lactação. A quantidade de cálcio em alguns alimentos está exposta na Tabela 1.

TABELA 1 FONTES DE CÁLCIO

Alimento	Quantidade para consumo	Quantidade de cálcio
Leite desnatado	1 litro	1.200 mg
Iogurte	1 copo de 200 mL	228 mg
Queijo branco	100 g	75 mg
Coalhada	1 copo 200 mL	130 mg
Ovo	1 unidade	50 mg
Carne cozida	150 g	200 mg
Espinafre cozido	½ xícara = 100 g	93 mg
Couve/brócolis	½ xícara = 100 g	187 mg
Peixe grelhado/assado/cozido	140 g	20 mg

A principal fonte de vitamina D é sua produção cutânea catalisada pelos raios ultravioleta do sol. As populações de maior risco de hipovitaminose D são os idosos, porque, com o envelhecimento, a pele vai perdendo progressivamente sua eficiência de síntese, e também pela menor exposição ao sol. As principais fontes de vitamina D nos alimentos são: gema de ovo, salmão, sardinha, bacalhau, cogumelo e queijo tipo muçarela.

Exercícios

Exercícios físicos, caminhadas e dança são importantes para a manutenção da massa óssea e da mobilidade articular, para melhorar o equilíbrio e prevenir quedas, além de fortalecer a musculatura, melhorar a postura e a autoestima, e diminuir a ansiedade e a depressão.

TRATAMENTO

Assim como em outras doenças metabólicas crônicas, o processo de decisão terapêutica em uma paciente com osteoporose não pode ser fundamentado exclusivamente nos resultados de algumas das diversas opções diagnósticas disponíveis, mas, sim, no perfil global obtido por meio do histórico clínico e de exame físico minucioso, combinado com testes diagnósticos qualitativos, como os laboratoriais, para se detectar patologias associadas, e testes quantitativos, como a densitometria óssea.

Cálcio e vitamina D

Utiliza-se o cálcio isolado ou associado à vitamina D, dependendo da necessidade de cada mulher. As opções são:

- cálcio – Caltrate®, Oscal®, Miocalven®, Citracal®;
- vitamina D3 colecalciferol – Aderogil®, Aditil®, Addera®, D Fort®, DePura®.

Terapia hormonal

A ação dos estrogênios nos ossos pode ser direta, levando a diminuição dos osteoclastos e aumento dos osteoblastos, e indireta, agindo na calcitonina, aumentando a hidroxilase renal, a absorção do cálcio e ativando a vitamina D.

Os derivados progestagênicos agem nos osteoblastos por meio dos receptores de progesterona e por atuação competitiva com os glicocorticosteroides, estimulando a formação e inibindo a reabsorção óssea.

Os esquemas para tratamento da osteoporose são os mesmos abordados no Capítulo 52 – Tratamento hormonal no climatério: indicações, vias de administração e esquemas. Os androgênios e a tibolona também impedem a reabsorção óssea, sendo as opções:

- tibolona – Livial®, Libiam®, Reduclim®, Livolon®;
- androgênios decanoato de nandrolona 50 mg /mês, intramuscular (IM) – Decadurabolin®.

Moduladores seletivos dos receptores estrogênicos

Moduladores seletivos dos receptores estrogênicos (SERMs) são substâncias que se ligam aos receptores estrogênicos e simulam atividade estrogênica. Têm ação agonista nos ossos e no sistema cardiovascular e ação antagonista nas mamas e no útero.

Os SERMs agem nos ossos, pois previnem a reabsorção, preservam a densidade mineral óssea, aumentam significativamente a massa óssea e reduzem os marcadores bioquímicos da reabsorção óssea. As contraindicações são: antecedentes de tromboembolismo, sintomas vasomotores, insuficiência hepática e imobilização prolongada.

A opção é o raloxifeno, 1 comprimido de 60 mg/dia – Evista®.

Calcitonina

Polipeptídeo com 32 aminoácidos com efeito analgésico por inibição das prostaglandinas e atuando no sistema nervoso central, aumentando as endorfinas. A opção é a calcitonina 200 UI em dias alternados – Miacalcic®; Calsynar®.

Bisfosfonatos

Os bisfosfonatos são drogas que atuam diminuindo a reabsorção óssea, a atividade dos osteoclastos e a perda óssea.

As opções são:

- alendronato de sódio 70 mg, 1 vez/semana – Fosamax®, Endronax®;
- risedronato de sódio 35 mg, 1 vez/semana ou 150 mg, 1 vez/mês – Actonel®, Risedross®;
- ibandronato de sódio 150 mg, 1 vez/mês – Bonviva®;
- ácido zoledrônico 4 mg e 5 mg, 1 vez/ano – Zometa®, Aclasta®.

O uso dos bisfosfonatos para o tratamento da osteoporose em mulheres jovens não encontra respaldo na literatura, pois a efetividade é limitada comparada à suplementação de cálcio e vitamina D. Além disso, os bisfosfonatos permanecem no esqueleto por muitos anos e há suspeita de potencial teratogênico. A Food and Drug Administration (FDA) não aprova o seu uso em mulheres em idade reprodutiva, apenas em casos de osteogênese imperfeita.

Teriparatida

Agente anabólico que estimula a remodelação óssea por aumento de sua formação. Para mulheres com moderada e acentuada osteoporose, seu uso não deve exceder 2 anos, posto que, em ratos, aparece osteossarcoma com altas doses. A opção é a teriparatida – Forteo®.

Ranelato de estrôncio

Reequilibra a remodelação óssea, aumentando a formação e a replicação dos osteoblastos e diminuindo a reabsorção óssea. A opção é ranelato de estrôncio 2 g – Protos®.

Denosumabe

Anticorpo monoclonal humano com alta afinidade e especificidade pelo RANK ligante, que é o responsável pela constituição, atividade e sobrevivência dos osteoclastos.

A opção é o denosunabe – Prolia®. Uma injeção subcutânea é aplicada a cada 6 meses no abdome, na coxa ou no tríceps. Os pacientes devem ser adequadamente suplementados com cálcio e vitamina D.

CONSIDERAÇÕES FINAIS

Na Tabela 2, estão expostos os medicamentos e a indicação na prevenção e tratamento da osteoporose.

TABELA 2 MEDICAMENTOS UTILIZADOS PARA PREVENÇÃO E TRATAMENTO DA OSTEOPOROSE

Medicamentos	Prevenção	Tratamento
Estrogênios	S	N
Androgênios	S	S
Raloxifeno	S	S
Bisfosfonatos	S	S
Risedronato	S	S
Calcitonina	N	S
Ranelato de estrôncio	N	S
Teriparatida	N	S
Denosumabe	N	S

S: atuação positiva do medicamento; N: atuação negativa do medicamento.

As indicações, os esquemas e as doses devem ser individualizados, a monitoração, rigorosa e devem ser avaliados os riscos e os benefícios.

LEITURAS RECOMENDADAS

1. Bagnoli VR, Curi DDG, Labes EG, Fonseca AM. Osteoporose. In: Baracat EC, Melo NR, Salomão AJ, Soares Jr JM (eds). Ginecologia baseada em casos clínicos. Barueri: Manole, 2013. p.453-61.
2. Briot K. Drug-induced osteoporosis. Rev Prat 2012; 62(2):187-92.
3. Fonseca AM, Bagnoli VR, Arie WMY, Azevedo R, Couto Junior EB, Baracat EC. Dados demográficos, epidemiológicos e clínicos de mulheres brasileiras climatéricas. São Paulo: Casa Leitura Médica, 2010. 144p.
4. Junqueira PAA, Fonseca AM, Aldrighi JM. Osteoporose: diretrizes futuras. RAMB 2001; 47(1):14.
5. McClung MR, Lewiecki EM, Cohen SB, Bolognese MA, Woodson GC, Moffett AH et al. AMG 162 Bone Loss Study Group. Denosumab in postmenopausal women with low bone mineral density. N Engl J Med 2006; 354(8):821-31.
6. Musaiger AO, Al-Hazzaa HM. Prevalence and risk factors associated with nutrition-related noncommunicable diseases in the Eastern Mediterranean region. Int J Gen Med 2012; 5:199-217.
7. Reginster JY. Treatment of postmenopausal osteoporosis. BMJ 2005; 330(7496):859-60.
8. Rosen CJ. Clinical practice. Postmenopausal osteoporosis. N Engl J Med 2005; 353(6):595-603.
9. Ruggiero SL, Mehrotra B, Rosenberg TJ, Engroff SL. Osteonecrosis of the jaws associated with the use of bisphosphonates: a review of 63 cases. J Oral Maxillofac Surg 2004; 62(5):527-34.
10. Thomas T. Medical treatment of postmenopausal osteoporosis. Rev Prat 2012; 62(2):209-13.
11. Wysowski DK. Reports of esophageal cancer with oral bisphosphonate use. N Engl J Med 2009; 360(1):89-90.

55

Terapia não hormonal de mulheres no climatério

Vicente Renato Bagnoli
Angela Maggio da Fonseca
Jucilene Salles da Paixão
Elvira Rita Fernandes Gruppi

INTRODUÇÃO

A transição entre o final da fase reprodutora e a pós-menopausa é o período do climatério, no qual podem surgir manifestações clínicas em grande parte das mulheres, em geral dependentes da redução dos níveis de estrogênio causada pela falência ovariana, associada ao processo do envelhecimento.

As queixas clínicas referidas no climatério e na pós-menopausa apresentam-se em diferentes associações e intensidade, e muitas mulheres não referem nenhuma queixa significativa. Os sintomas mais dependentes do hipoestrogenismo e também os mais incômodos são os vasomotores (ondas de calor e sudorese), ocorrendo entre 35 e 70% das mulheres juntamente com outras manifestações, como vagina seca e pele envelhecida. Algumas queixas como ansiedade, instabilidade emocional, alterações da sexualidade, insônia, tonturas, dores musculares e articulares, entre outras, são pouco relacionadas ao hipoestrogenismo.

Neste capítulo, serão analisadas as opções de tratamento não hormonal da mulher climatérica para apontar as melhores indicações, eficácia e cuidados a serem adotados.

INDICAÇÕES DO TRATAMENTO NÃO HORMONAL

O tratamento não hormonal das mulheres no climatério é diverso, sempre determinado pelo desejo da mulher e pela impossibilidade de utilizar tratamento hormonal. Tais fatores são assim sintetizados:

- desejo da mulher em não tomar hormônios;
- fatores socioculturais;
- preferência do profissional;
- intolerância ao tratamento hormonal;
- contraindicações para uso de hormônios (câncer de mama tratado ou não; câncer de endométrio em estádios avançados; carcinoma endometrioide de ovário; melanoma; doença tromboembólica aguda ou tratada; hepatopatias agudas ou insuficiência hepática; sangramento genital de causa não esclarecida).

As condições clínicas citadas mostram as necessidade de opções de tratamento não hormonal para as mulheres no climatério sintomáticas e com comprometimento na qualidade de vida.

MEDIDAS GERAIS

As mulheres climatéricas, sintomáticas ou não, devem ser orientadas para dieta balanceada, atividade física e ocupacional, que, praticadas corretamente, promovem benefícios significativos.

Dieta balanceada

A dieta balanceada deve ser discutida com todas as mulheres no climatério, direcionada para a redução de calorias, hidratos de carbono, gorduras animais, açúcar e álcool, porém rica em fibras e alimentos funcionais, que auxiliarão na redução do peso e, consequentemente, da massa corpórea, melhorando os níveis de glicemia e o perfil lipídico. Essas mudanças contribuem na redução dos fatores de risco para doenças cardiovasculares, síndrome metabólica e melhora da autoimagem. Essa orientação pode ser feita pelo médico ou, quando necessário, por especialistas qualificados.

Atividade física

As práticas de atividade física regular não necessitam de padrões rígidos, mas são estabelecidos por normas de várias instituições. Essa prática consta basicamente de: exercícios 4 a 5 dias/semana, com duração diária de 40 a 60 minutos, sendo que a frequência cardíaca não deve ultrapassar 80% da frequência cardíaca basal; o tipo de exercício pode ser variado, conforme as preferências individuais: caminhada, dança, atividades aquáticas, musculação, corrida, entre outras. A avaliação prévia do condicionamento físico é obrigatória antes do início.

Os resultados da atividade física regular são significativos: redução da massa corpórea, redução de riscos cardiovasculares, prevenção da perda óssea acelerada, melhora do humor e, com frequência, melhora das ondas de calor.

Atividades ocupacionais

O climatério caracteriza-se por grandes transformações na mulher, que, além dos efeitos da redução dos estrogênios, sofre influências no âmbito emocional e sociocultural. A comprovação desse fato é a maneira peculiar das mulheres encararem o climatério em diferentes sociedades. Assim, atividades sociais, culturais e profissionais, mesmo que trabalho voluntário, são de grande relevância para melhorar as manifestações clínicas, a autoestima e a qualidade de vida das mulheres no climatério e na pós-menopausa.

MEDICAMENTOS

Hipotensores

Os medicamentos empregados para tratamento da hipertensão arterial, que é bastante frequente nessa fase da vida, quando corretamente prescritos, podem beneficiar secundariamente nos fogachos e, em geral, são bem tolerados, mas, sempre que possível, com a colaboração de especialista.

Os hipotensores mais utilizados são:

- clonidina – Atensina® 0,1 a 0,2 mg/dia;
- metildopa – Aldomet® 250 a 750 mg/dia, de acordo com a necessidade de cada paciente;
- propranolol – Propranolol® até 120 mg/dia.

Cinarizina

A cinarizina é um medicamento com efeitos vasodilatadores no sistema nervoso central, indicado para tratar vertigens, enjoos e enxaquecas. A farmacologia e a atuação da cinarizina sugerem que também possa atuar nos centros termorreguladores do hipotálamo, nos quais provavelmente se originam os fenômenos vasomotores. Essa hipótese tem justificado o seu eventual uso para tratamento dos sintomas vasomotores no climatério.

A cinarizina (Stugeron®), na dose de 25 mg a cada 12 horas, apresenta melhora significativa da tontura e do sono, beneficiando a qualidade de vida, justificando assim sua indicação em casos selecionados.

Antidepressivos e anticonvulsivantes

Estudos relevantes, duplo-cego, placebo-controlados e estudos comparativos foram realizados com diferentes antidepressivos inibidores seletivos de recaptação da serotonina e noradrenalina (venlafaxina e desvenlafaxina), inibidores seletivos de recaptação da serotonina (paroxetina, fluoxetina e sertralina) e também com anticonvulsivante (gabapentina) para avaliar a eficácia e a segurança no tratamento da mulher climatérica. Os resultados nos diferentes estudos apresentaram respostas em geral favoráveis ao uso dessas drogas no controle dos sintomas climatéricos, e sempre superiores às usuárias de placebo.

Os antidepressivos e o anticonvulsivante mais utilizados, e suas respectivas doses, são:

- fluoxetina – Prozac®, Daforin®, Fluoxene® – 20 a 40 mg/dia;
- paroxetina – Aropax®, Pondera® – 12,5 a 25 mg/dia;
- sertralina – Tolrest® – 50 a 100 mg/dia;
- venlafaxina – Efexor®, Venlift® – 37,5 a 100 mg/dia;
- desvenlafaxina – Pristiq® – 50 a 200 mg/dia;
- gabapentina – Neurontin® – 300 a 600 mg/dia.

Os antidepressivos não devem ser utilizados por mulheres em uso de inibidores da monoaminoxidase e/ou varfarínicos. Mulheres em uso de tamoxifeno devem optar pela venlafaxina ou desvenlafaxina, que praticamente não interferem na ação do tamoxifeno.

A gabapentina não apresenta contraindicações relevantes, mas, na dose máxima, pode causar grande fadiga, tonturas e edema.

A prescrição dos antidepressivos e da gabapentina direcionada apenas para alívio principalmente dos sintomas vasomotores pode ser feita pelo ginecologista, iniciando com dose menor e aumentando conforme a necessidade. Contudo, quando houver distúrbio emocional relevante, é aconselhável solicitar o auxílio de especialista.

Fitoterápicos

A fitoterapia consiste na utilização de plantas e medicamentos feitos exclusivamente a partir de plantas (fitoterápicos), acreditando nos seus efeitos biológicos e terapêuticos. Em muitos países, são considerados complementos alimentares, não necessitando de prescrição.

No Brasil, existem diversos produtos registrados na agência controladora (ANVISA) como medicamentos para diferentes indicações terapêuticas; entre estas, os fitoestrogênios são indicados para tratar mulheres climatéricas, pois são considerados hormônios naturais, teoricamente com atividades biológicas semelhantes ao estrogênio, porém muito menos potentes.

Os fitoestrogênios mais empregados para tratamento da mulher climatérica são:

- soja (*Glycine max*) – Soyfit® 150 mg a cada 12 horas; rica em isoflavonas e óleos essenciais;
- trevo vermelho (*Trifolium pratense*) – Promensil® 40 mg a cada 8 horas; isoflavonas, óleos vegetais, cumarínicos e óleos voláteis;
- raiz-da-índia (*Cimicifuga racemosa*) – Aplause® 20 mg a cada 12 horas; tripterpenos, isoflavonas, resinas e taninos;
- yam mexicano (*Discorea villosa*) – Yam Mexicano®, rica em esteroides, fitogeninas, tripterpenos e carotenos, utilizados mais na produção de medicamentos com princípios hormonais.

O tratamento de mulheres climatéricas com fito-hormônios, utilizado por grande número de pacientes e prescrito com o aval de autoridades sanitárias, ainda não apresenta comprovação de eficácia no controle das ondas de calor, manutenção da massa óssea, efeitos benéficos no colesterol e frações, entre outros, necessitando de mais estudos prospectivos, duplo-cego, randomizados e com casuística significativa para comprovar sua eficácia e segurança.

Algumas Sociedades Nacionais e Internacionais que analisam o climatério ainda não recomendam seu uso como medicamento. Eles estão contraindicados para pessoas alérgicas a soja ou outras plantas, para portadoras de insuficiência renal, com ácido úrico elevado, usuárias de anticoagulantes ou mulheres que serão submetidas à cirurgia.

ACUPUNTURA

A acupuntura é um tratamento amplamente utilizado em diferentes regiões do mundo, iniciada e desenvolvida no Oriente, em especial na China, para atender a diferentes condições clínicas. Deve ser realizada apenas por profissionais qualificados, capazes de realizar a propedêutica e o tratamento adequado. Contudo, a literatura pertinente ainda é limitada para conclusões, e as opiniões são variadas.

A acupuntura para controle dos sintomas vasomotores apresenta resultados conflitantes, com evidências de melhora e ausência de resposta favorável. Muitos trabalhos apresentam fortes evidências de que a técnica de acupuntura, mesmo com estimulação dos eletrodos, não promove nenhuma diferença no número e na intensidade dos fogachos. Eventualmente, surgem resultados satisfatórios, como o do trabalho que avaliou comparativamente os efeitos da acupuntura e da venlafaxina, com casuística reduzida, mas mostrando, em seguimento de 1 ano, resposta efetiva, duradoura e semelhante com ambas as alternativas, o que mostra que tal tratamento pode ser útil para controle da síndrome climatérica de mulheres não passíveis de tratamento hormonal.

Conclui-se dessas publicações, com poder ainda limitado, que, embora existam evidências de melhora dos sintomas climatéricos em mulheres tratadas por acupuntura em mãos de especialistas gabaritados, ainda não existem evidências conclusivas da eficácia do método.

HOMEOPATIA

O emprego de drogas homeopáticas, a homeopatia, apresenta aspectos particulares diferentes da alopatia. Alguns trabalhos relatam eficácia da homeopatia no controle de sintomas climatéricos, mas a maior parte é constituída por trabalhos observacionais, casuística pequena e não randomizados, não permitindo conclusões seguras. A homeopatia no Brasil é reconhecida pelo Ministério da Saúde, sendo oficialmente praticada, mas ainda apresenta dúvidas tanto para o alopata como para o homeopata. Como especialidade médica, apenas profissionais com curso e título de especialista estão autorizados a praticá-la, pois é necessário pleno domínio dos seus princípios e medicamentos. O reconhecimento conclusivo da sua eficácia e segurança para tratar mulheres no climatério necessita de novos estudos com metodologia mais rigorosa e com casuísticas significativas. Os profissionais têm o direito de optar pela homeopatia para tratar os sintomas climatéricos, mas devem alertar suas pacientes sobre limitações e riscos.

LEITURAS RECOMENDADAS

1. Arie WMY, Arie MHA, Assis JS, Arie PM, Halbe HW. Manifestações neurovegetativas. In: Bagnoli VR, Fonseca AM, Halbe HW, Pinotti JA (eds.). Climatério – Terapêutica não hormonal. São Paulo: Roca, 2005. p.47-83.
2. Ariello EJ, Yasui Y, Tworoger SS. Effect of a yearlong, moderate-intensity exercise intervention on the occurrence and severity of menopause symptoms in postmenopausal women. Menopause 2004; 11:382-8.
3. Bagnoli VR, Fonseca AM, Arie WMY, Junqueira PAA, Bagnoli F. Fitomedicamentos utilizados em ginecologia e obstetrícia. In: Rolim Rosa Lima SM (ed.). Fitomedicamentos na prática ginecológica e obstétrica. São Paulo: Atheneu, 2009. p.29.
4. Bagnoli VR, Fonseca AM, Halbe HW, Pinotti JA. Climatério – Terapêutica não hormonal. São Paulo: Roca, 2005. 418p.
5. Cezarino PYA, Bagnoli VR, Fonseca AM, Soares JM, Baracat EC. The effects of cinnarizine on menopause symptoms in women. Climacteric 2011; 14(4):492-6.
6. Cirek Z, Schwarz M, Baumann W, Novotny M. Efficacy and tolerability of a fixed combination of cinnarizine and dimenhydrinate versus betahistine in the treatment of otogenic vertigo: a double-blind, randomised clinical study. Clin Drug Investig 2005; 25(6):377-89.
7. De Luca ACB, Fonseca AM, Lopes CMC, Bagnoli VR, Soares Jr JM, Baracat EC. Acupuncture-ameliorated menopausal symptoms: single-blind, placebo-controlled, randomized trial. Climacteric 2011; 14(1):140-5.
8. Fonseca AM, Bagnoli VR, Chuery ACS, Rosas FC. Terapêutica do climatério – hormonal e alternativa. In: Pinotti JA, Fonseca AM, Bagnoli VR (eds.). Tratado de ginecologia. Condutas e rotinas da Disciplina de Ginecologia da Faculdade de Medicina da Universidade de São Paulo. Rio de Janeiro: Revinter, 2004. p.354-65.

9. Fonseca AM, Bagnoli VR, Junqueira PAA, Pinotti JA. Assistência a mulher no climatério e senilidade In: Lopes AC (ed.). Tratado de clínica médica. Vol.2. 2.ed. São Paulo: Roca, 2009. p.3059-63.
10. Fonseca AM, Bagnoli VR, Arie WMY, Azevedo Neto RS, Couto Junior EB, Baracat EC. Dados demográficos, epidemiológicos e clínicos de mulheres brasileiras climatéricas. São Paulo: Leitura Médica, 2010.
11. Fonseca AM, Guarnieri Netto CG, Melo NR, Vitória SM, Elias DS, Souza AZ et al. Estudo laboratorial do efeito da cinarizina na síndrome do climatério. Rev Bras Clin Terap 1987; 16(4):92-5.
12. Freedman RR, Woodward S. Behavioral treatment of menopausal hot flushes: evaluation by ambulatory monitoring. Am J Obstet Gynecol 1992; 167:436-9.
13. Grady D. Management of menopausal symptoms. N Engl J Med 2006; 355(22):2338-47.
14. Hayashida SAY, Halbe HW, Vieira C, Lopes CMC. Atividade física. In: Bagnoli VR, Fonseca AM, Halbe HW, Pinotti JA (eds.). Climatério – Terapêutica não hormonal. São Paulo: Roca, 2005. p.1-11.
15. Hulley S, Grady D, Bush T, Furberg C, Herrington D, Riggs B et al. Randomized trial of estrogen plus progestin for secondary prevention of coronary heart disease in postmenopausal women. Heart and estrogen/progestin replacement therapy (HERS) research group. JAMA 1998; 280:605-13.
16. Jenkins MR, Sikon AL. Update on nonhormonal approaches to menopausal management. Cleveland Clin J Med 2008; 75(suppl 4):S17-S24.
17. Kronenberg F, Fugh-Berman A. Complementary and alternative medicine for menopausal symptoms: a review of randomized, controlled trial. Ann Intern Med 2002; 137:805-13.
18. Loibl S, Schwedler K, von Minckwitz G, Strohmeier R, Mehta KM, Kaufmann M. Venlafaxine is superior to clonidine as treatment of hot flashes in breast cancer patients – a doubleblind, randomized study. Ann Oncol 2007; 18:689-93.
19. Lopes CMC, Celestino CA, Costa Hime LFC. Saúde mental. In: Bagnoli VR, Fonseca AM, Halbe HW, Pinotti JA. Climatério – Terapêutica não hormonal. São Paulo: Roca, 2005. p.13-38.
20. Loprinzi CL, Kugler JW, Barton DL. Phase III trial of gabapentin alone or on conjunction with an antidepressant in the management of hot flashes in women with have inadequate control with an antidepressant alone. J Clin Oncol 2007; 25:308-12.
21. Loprinzi CL, Sloan JA, Perez EA, Quella SK, Stella PJ, Mailliard JA. Phase III Evaluation of fluoxetine for treatment of hot flushes. J Clin Oncol 2002; 20:1578-83.
22. NAMS – Position Statement – The North American Menopause Society. Menopause 2010; 17(2):242-55.
23. Pedro AO, Pinto-Neto AM, Costa-Paiva LHS, Osis MJD, Hardy EE. Síndrome do climatério: inquérito populacional domiciliar em Campinas, SP. Rev Saúde Pública 2003; 37:735-42.
24. Rada G, Capurro D, Pantoja T, Corbalán J, Moreno G, Letelier LM et al. Non-hormonal interventions for hot flushes in women with a history of breast cancer. Cochrane Database Syst Rev. 2010 Sep 8;(9):CD004923. doi: 10.1002/14651858.CD004923.pub2. Review.

25. Reddy SY, Warner H, Guttuso T Jr. Gabapentin, estrogen, and placebo for tratment hot flushes: a randomized controlled trial. Obstet Gynecol 2006; 108:41-8.
26. Rolim Rosa Lima SM. Fitomedicamentos na prática ginecológica. São Paulo: Ateneu, 2009. 348p.
27. The North American Menopause Society. Treatment of menopause-associated vasomotor symptoms: position statement of The North American Menopause Society. Menopause 2004; 11:11-33.
28. Walker EM, Rodriguez AI, Kohn B, Ball RM, Pegg J, Pocock JR et al. Acupuncture versus venlafaxine for the management of vasomotor symptoms in patients with hormone receptor positive breast cancer: a randomized controlled trial. J Clin Oncol 2010; 28(4):634-40.
29. WHI – Women's Health Initiative. Writing Group for the Women's Health Initiative Investigators. Risk and benefits of estrogen plus progestin in healthy postmenopausal women: principal results from the Women's Health Initiative randomized controlled trial. JAMA 2002; 288(3):321-33.

Seção 10
Sexualidade na idade reprodutiva

Coordenadora
Elsa Aida Gay de Pereyra

56
Disfunção sexual feminina

Elsa Aida Gay de Pereyra
Théo Lerner
Lucivanda Pontes Fonteles

INTRODUÇÃO

A Organização Mundial da Saúde (OMS) define saúde sexual como a experimentação do processo contínuo de bem-estar físico, psicológico e sociocultural relacionados à sexualidade. A saúde sexual se observa nas expressões livres e responsáveis das capacidades sexuais que propiciam bem-estar pessoal e social. Não se trata simplesmente da ausência de disfunções, doenças ou incapacidades. Para que haja saúde sexual, é necessário que se reconheçam e garantam os direitos sexuais dos indivíduos.

A disfunção sexual feminina (DSF) pode ser definida como um distúrbio de alguma das fases da resposta sexual – desejo, excitação e orgasmo – ou dor ao coito que resultem em desconforto e promovam impacto na qualidade de vida e nos relacionamentos interpessoais. Envolvem diversos problemas, com causas tanto biológicas quanto psicossociais, sendo multifatorial em sua etiologia.

O Manual Diagnóstico e Estatístico de Transtornos Mentais da Associação Psiquiátrica Americana (DSM-IV-TR) define disfunções sexuais como perturbações no desejo sexual e alterações fisiopsicológicas que caracterizam o ciclo da resposta sexual, causando sofrimento acentuado e dificuldade interpessoal. Ainda segundo o DSM, as disfunções sexuais incluem: transtornos do desejo sexual (transtorno do desejo sexual hipoativo e transtorno de aversão sexual); transtornos da excitação sexual (transtorno da excitação sexual feminina e transtorno erétil masculino); transtornos do orgasmo (transtorno do orgasmo masculino, transtorno do orgasmo feminino e ejaculação precoce); transtornos sexuais dolorosos (dispareunia e vaginismo); disfunção sexual decorrente de condição médica geral; disfunção sexual induzida por substância; e disfunção sexual sem outra especificação.

As evidências disponíveis sugerem que as definições existentes de disfunções de desejo, excitação e orgasmo em mulheres não são adequadas, havendo grande possibilidade de que critérios diagnósticos alternativos sejam incluídos por ocasião da publicação da quinta edição do Manual Diagnóstico e Estatística da APA em 2012.

Basson e Brotto revisaram e ampliaram as definições do DSM-IV sobre disfunções sexuais femininas com base nas evidências da literatura científica. Nessa revisão, foram levantados vários aspectos que conflitavam com o modelo vigente a respeito da linearidade e sequência dos fenômenos relacionados à resposta sexual:

1. A consciência do desejo sexual não é a razão mais frequente para mulheres iniciarem ou aceitarem participar de atividade sexual.
2. Mulheres sexualmente saudáveis, em relacionamentos estabelecidos, raramente têm consciência de pensamentos sexuais espontâneos.
3. Fantasias sexuais são mais frequentemente um modo de focalizar a atenção em um estímulo sexual específico que indicativo de desejo sexual.
4. O contexto geral e sexual integra a função/disfunção sexual feminina.
5. O foco correto na avaliação de qualquer disfunção deve ser o casal, e não a mulher isoladamente.
6. As fases da resposta sexual feminina não são facilmente individualizáveis, e a comorbidade de disfunções é comum.
7. A sensação de excitação sexual em mulheres não se relaciona primariamente com os fenômenos de vasocongestão genital/lubrificação vaginal/percepção de inchaço genital.
8. A excitação sexual subjetiva em mulheres é fortemente modulada por emoções e cognições.

9. Não se demonstrou deficiência de congestão genital na maioria das mulheres (com ou sem disfunção de excitação) que assistiram a vídeos eróticos e negaram qualquer sensação subjetiva de excitação sexual.

A partir dos estudos descritos anteriormente, foi proposta nova classificação das DSF para uso clínico que ainda precisa ser validada empiricamente.

CLASSIFICAÇÃO DAS DISFUNÇÕES SEXUAIS FEMININAS

Distúrbio de desejo/excitação

Ausência ou diminuição de sentimentos de interesse ou desejo sexual, ausência de pensamentos ou fantasias sexuais e falta de desejo sexual responsivo. As motivações (aqui definidas como razões/incentivos) para tentar tornar-se sexualmente excitada são raras ou ausentes. A falta de interesse sexual é considerada como algo que ultrapassa a diminuição esperada pelas alterações do ciclo de vida ou pela duração do relacionamento. Esse quadro pode associar-se à ausência ou à acentuada diminuição de sensações de excitação sexual (excitação e prazer sexuais) a partir de qualquer tipo de estimulação sexual, acompanhados por história de ausência ou diminuição da excitação sexual genital (inchaço genital e lubrificação).

Distúrbio de orgasmo feminino

Apesar da presença de relatos de altos níveis de excitação sexual, há ausência de orgasmos, acentuada diminuição da intensidade das sensações obtidas com o orgasmo ou acentuado retardamento do orgasmo a partir de qualquer forma de estimulação sexual.

Vaginismo

Dificuldade persistente ou recorrente para a mulher permitir a introdução vaginal do pênis, dedo ou qualquer objeto, a despeito de seu desejo expresso em fazê-lo. São frequentes comportamentos de evitação (fóbica), antecipação/medo e dor, acompanhados por contraturas involuntárias da musculatura pélvica com intensidade variável. Alterações estruturais ou outras alterações físicas devem ser abordadas e descartadas.

Dispareunia

É a presença de dor persistente ou recorrente à penetração vaginal completa ou incompleta ou ao intercurso sexual. Patologias orgânicas muitas vezes estão correlacionadas com a dispareunia, sendo necessário um cuidadoso diagnóstico ginecológico para diferenciar a dispareunia de causa orgânica de um quadro de vaginismo.

Distúrbio de excitação sexual persistente

Excitação sexual espontânea, intrusiva e indesejada (p.ex., formigamento, latejar ou pulsação) na ausência de desejo ou interesse sexual. A consciência de excitação subjetiva é tipicamente, mas não invariavelmente, desprazerosa. A excitação não é aliviada por um ou mais orgasmos, e a sensação de excitação pode permanecer por horas ou dias.

As disfunções sexuais atingem uma parcela importante das mulheres brasileiras. Segundo o levantamento feito por Abdo em 2002, as disfunções mais prevalentes eram a ausência de orgasmo e a diminuição do desejo sexual, atingindo 29,3 e 34,6% da população pesquisada, respectivamente.

DIAGNÓSTICO

O diagnóstico das disfunções sexuais baseia-se prioritariamente na história clínica. O exame físico e os exames laboratoriais podem ser úteis na elaboração do diagnóstico em situações específicas.

Uma investigação médica detalhada é recomendada para avaliar as queixas sexuais, incluindo a investigação de depressão, transtornos de ansiedade, uso de drogas ou outros medicamentos, doenças crônicas como disfunções endócrinas e problemas metabólicos, antecedentes cirúrgicos, *status* menstrual e história psicossexual detalhada.

A avaliação da história psicossexual é extremamente importante, devendo considerar vários fatores diante de uma paciente com queixa sexual, entre eles: crenças familiares e valores pessoais sobre a sexualidade, história de abuso e trauma sexual, iniciação sexual, disponibilidade para o sexo, estruturação do relacionamento, entre outros, a fim de realizar anamnese clínica e sexual detalhada para identificar fatores que podem estar associados com a disfunção sexual.

Existem diversos questionários e inventários psicométricos desenhados para auxiliar no diagnóstico das DSF, porém a especificidade e a sensibilidade destes ainda não foi comprovada empiricamente. Seu uso tem sido restrito ao meio acadêmico.

O exame físico geral é altamente recomendado para investigação da condição médica geral.

O exame genital pode ser informativo e eventualmente ter valor terapêutico, porém sua realização deve ser criteriosa. É altamente recomendável para seguintes circunstâncias:

- mulheres com dispareunia, na identificação de processos inflamatórios e outros fatores orgânicos responsáveis pelo quadro doloroso;
- mulheres com vaginismo, pois o aumento do tônus muscular perivaginal constatado ao exame físico confirma o diagnóstico;
- mulheres com transtorno de excitação e de orgasmo. Normalmente, essas pacientes se queixam de que sua resposta genital é insatisfatória. A informação de que seus genitais são saudáveis pode ser extremamente útil para a mulher;
- em portadoras de doenças neurológicas com comprometimento dos nervos pélvicos, o exame neurológico e genital detalhado é necessário para avaliar dor, temperatura, tônus muscular e sensibilidade vaginais;
- mulheres com história de trauma pélvico;
- mulheres com alguma doença afetando a saúde genital.

O comportamento da paciente ao exame ginecológico também deve ser observado. Pacientes com vaginismo frequentemente tentam escapar da abordagem do examinador afastando-se para a cabeceira da mesa, aproximando as pernas e contraindo os músculos das coxas, na tentativa de evitar ameaça ao exame vaginal perante a aproximação do examinador. Muitos ginecologistas relutam em realizar o exame ginecológico com medo de traumatizar a mulher ou apresentam reações inadequadas que podem impedir que a paciente procure ajuda para seu problema sexual.

Dentre os exames laboratoriais, é conveniente avaliar glicemia, função tireoidiana e do eixo hipotálamo-hipófise-ovariano.

Existem poucas evidências de que os níveis séricos de estradiol ou testosterona estejam diretamente ligados ao desejo e à excitação subjetiva, e os exames de mensuração da testosterona atualmente disponíveis não são precisos o suficiente para os níveis baixos de testosterona encontrados em mulheres, tornando questionável seu uso para o diagnóstico de disfunções sexuais femininas.

TRATAMENTO

O tratamento das disfunções sexuais depende do diagnóstico realizado. Causas orgânicas causadoras de dor devem ser identificadas e abordadas individualmente. Orientações sobre o bem-estar físico e emocional, sono e dieta adequados, exercícios físicos, anatomia e fisiologia da resposta sexual podem ser úteis. Não devem ser utilizados valores pessoais para "aconselhar" as pacientes sobre seu comportamento sexual. Propostas não embasadas cientificamente podem ser danosas às pacientes e gerar conflitos desnecessários na relação médico-paciente. Caso necessário, encaminhar a paciente para terapia sexual. O modelo cognitivo-comportamental tem se mostrado muito eficiente para o manejo desse tipo de problema, de acordo com a literatura.

Os objetivos da terapia cognitivo-comportamental (TCC) no tratamento de disfunções sexuais abrangem uma série de mudanças cognitivas e comportamentais, entre elas: sentir-se mais confortável ao falar de sexualidade com os outros; abordar e questionar mitos e papéis de gênero errôneos que interferem na autonomia e autodeterminação em áreas sexuais e não sexuais; aumentar o conhecimento da anatomia e fisiologia da sexualidade; aprender mais sobre o próprio corpo e sentir-se mais confortável com ele; obter validação para as sensações prazerosas experimentadas; obter informações a fim de aumentar o repertório sexual; superar bloqueios emocionais à liberdade sexual (culpa, ansiedade, autodesvalorização e raiva) por meio do confronto com cognições distorcidas; melhorar a assertividade consigo mesma e na comunicação de seus desejos ao parceiro; desenvolver planos para manter e desenvolver os ganhos obtidos após o término do tratamento.

No tratamento do vaginismo, diversas modalidades terapêuticas além da TCC podem ser úteis, como *biofeedback* e exercícios do assoalho pélvico realizados por fisioterapeutas especializados, além de técnicas de dessensibilização.

Não existe consenso a respeito do uso de tratamentos medicamentosos para disfunções sexuais femininas, pois não foi comprovado efeito significativo dos inibidores de fosfodiesterase sobre o comportamento sexual. Da mesma forma, o uso de reposição de testosterona não é recomendado para mulheres na menacme ou que não sejam ooforectomizadas. O uso de estrogenoterapia (Ovestrion®, Stelle®) em creme vaginal em pacientes na pós-menopausa pode ser útil na recuperação do trofismo genital e na melhora de sintomas urinários. Pacientes com desejo hipoativo decorrente do uso de inibidores de recaptação de serotonina podem ser beneficiadas com a associação da bupropiona (Bup® 150 mg/dia).

Diante do exposto, pode-se concluir que o diagnóstico e o manejo das disfunções sexuais femininas exigem do ginecologista conhecimento sobre os diversos fatores que podem influenciar na sexualidade feminina, a fim de que este possa responder de maneira eficaz às frequentes demandas nesse sentido na prática clínica cotidiana.

LEITURAS RECOMENDADAS

1. Abdo CH, Oliveira WM Jr, Moreira ED Jr, Fittipaldi JA. Prevalence of sexual dysfunctions and correlated conditions in a sample of Brazilian women – results of the Brazilian study on sexual behavior (BSSB). Int J Impot Res 2004; 16(2):160-6.
2. Alexander JL, Dennerstein L, Burger H, Graziottin A. Testosterone and libido in surgically and naturally menopausal women. Womens Health 2006; 2(3):459-77.
3. American Psychiatric Association. DSM IV TR – Manual diagnóstico e estatístico de transtornos mentais. 4.ed. Porto Alegre: Artmed, 2002.
4. Basson R. Women's sexual dysfunction: revised and expanded definitions. CMAJ 2005; 172(10):1327-31.
5. Basson R. Women's sexual desire and arousal disorders and sexual pain in The Second International Consultation on Sexual Medicine: male and female dysfunction. Paris: Health Publications Limited, 2004.
6. Basson R, Wierman ME, Lankveld J, Brotto L. Summary of the recommendations on sexual dysfunctions in women. J Sex Med 2010; 7:314-26.
7. Bergeron S, Lord MJ. The integration of pelvi-perineal re-education and cognitive-behavioural therapy in the multidisciplinary treatment of the sexual pain disorders. Sexual Relationship Ther 2003; 18(2):135-41.
8. Berman JR, Berman LA, Lin H, Flaherty E, Lahey N, Goldstein I et al. Effect of sildenafil on subjective and physiologic parameters of the female sexual response in women with sexual arousal disorder. J Sex Marital Ther 2001; 27(5):411-20.
9. Berman JR, Berman LA, Toler SM, Gill J, Haughie S. Sildenafil Study Group. Safety and efficacy of sildenafil citrate for the treatment of female sexual arousal disorder: a double-blind, placebo controlled study. J Urol 2003; 170(6 Pt 1):2333-8.
10. Bertolasi L, Frasson E, Cappelletti JY, Vicentini S, Bordignon M, Graziottin A et al. Botulinum neurotoxin type A injections for vaginismus secondary to vulvar vestibulitis syndrome. Obst Gynecol 2009; 114(5):1008-16.
11. Brotto LA, Bitzer J, Laan E, Leiblum S, Luria M. Women's sexual desire and arousal disorders. J Sex Med 2010; 7 (1 Pt 2):586-614.
12. Brotto LA. The DSM diagnostic criteria for hypoactive sexual desire disorder in women. Arch Sex Behav 2010; 39(2):221-39.

13. Brotto LA. The DSM diagnostic criteria for sexual aversion disorder. Arch Sex Behav 2010; 39(2):271-7.
14. Cavalcanti AL. Efeitos do citrato de sildenafila na circulação do clitóris em mulheres na pós-menopausa com disfunção orgástica avaliadas por Doppler [tese]. São Paulo: Faculdade de Medicina, Universidade de São Paulo, 2006.
15. Cordás TA, Laranjeiras M. Efeitos colaterais dos psicofármacos na esfera sexual. Rev Psiq Clín 2006; 33(3):167-72.
16. Reissing E, Binik YM, Khalifé S, Cohen D, Amsel R. Etiological correlates of vaginismus: sexual and physical abuse, sexual knowledge, sexual self-schema and relationship adjustment. J Sex Marital Ther 2003; 29(1):47-59.
17. Walen S, Wolfe JL. Sexualidade da mulher. In: White JR, Freeman AS. Terapia cognitivo comportamental em grupo para populações e problemas específicos. São Paulo: Roca, 2003. p.349-79.
18. World Health Organization. Sexual health: a new focus for WHO. Progress in reproductive health research 2004. p.67.
19. Wylie K, Malik F. Review of drug treatment for female sexual dysfunction. Int J STD AIDS 2009; 20:671-4.

57
Disfunção sexual e climatério

Ana Lucia Cavalcanti
Jucilene Salles da Paixão
Angela Maggio da Fonseca
Marilene Alicia Souza

INTRODUÇÃO

Sexualidade é um processo complexo, coordenado e integrado pelo biológico, psicológico e interpessoal que produz prazer, satisfação e bem-estar. É um dos aspectos importantes da qualidade de vida, tanto para mulheres como para homens. Os problemas físicos associados às mudanças hormonais e às doenças crônicas tornam-se mais prevalentes com a idade e podem impactar significativamente no bem-estar físico e afetar a resposta do ciclo e da frequência sexual.

A maior longevidade na atualidade traz vários desafios à atenção integral a saúde das mulheres climatéricas e na terceira idade. A compreensão de que a sexualidade é componente indissociável do ser humano, que persiste durante toda a vida, implica o entendimento de que, no processo de envelhecimento, não deixarão de existir necessidades relativas ao exercício das atividades sexuais.

Distúrbios sexuais são particularmente frequentes durante o climatério. A real prevalência permanece insuficientemente definida, no entanto, estima-se que cerca de 30 a 50% das mulheres climatéricas apresentam dificuldade sexual. O agravamento da disfunção sexual com a idade é observado tanto na população feminina como na masculina, condição que costuma se acentuar após os 50 anos e, provavelmente, faz parte do cotidiano de muitos casais. Essa condição tem impacto negativo na qualidade de vida e frequentemente necessita de suporte médico, terapia sexual e, às vezes, farmacológica.

CONCEITO E ASPECTOS RELEVANTES DA DISFUNÇÃO SEXUAL NO CLIMATÉRIO

Define-se disfunção sexual feminina como distúrbios persistentes-recorrentes no desejo/interesse sexual, na excitação subjetiva e genital, no orgasmo ou, ainda, dor ou dificuldade para permitir ou completar a relação sexual. É importante salientar que, para o diagnóstico de disfunção sexual feminina, é necessário identificar não apenas a precariedade na função sexual, mas também a insatisfação ou o desconforto da mulher e/ou seu parceiro com essa condição, bem como tempo de pelo menos 6 meses de ocorrência da referida dificuldade. Para o diagnóstico, o tratamento e o prognóstico, é importante distinguir entre disfunção primária (ao longo da vida) e secundária (adquirida), bem como entre disfunção generalizada (presente com qualquer parceria) e situacional (presente em determinadas circunstâncias e/ou parcerias).

Disfunções sexuais, segundo o DMS-IV-TR (2004)

- Transtorno de desejo;
- transtorno de excitação;
- transtorno do orgasmo;
- vaginismo.

Etiopatogenia das disfunções sexuais

- Fatores socioculturais e econômicos;
- fatores relacionados ao parceiro ou ao relacionamento;
- fatores psicológicos.

Fatores socioculturais

- Falta de informação e consciência dos papéis de gênero que influenciam nas expectativas dos homens e mulheres no comportamento sexual;
- ignorância e ansiedade quanto à instrução sobre o sexo;

- falta de acesso aos serviços de saúde;
- falta de vocabulário para descrever as experiências subjetivas ou físicas;
- falta de informação sobre a fisiologia sexual.

Fatores relacionados ao parceiro ou ao relacionamento

- Inibição ou aflição, desagrado ou medo do parceiro, abuso de poder do parceiro e comunicação negativa entre os parceiros;
- ignorância ou inibição para comunicar preferências ou dar formas às atividades sexuais;
- perda de interesse entre os parceiros de conflitos (dinheiro, família, experiências traumáticas por infertilidade e morte de filho).

Fatores psicológicos

- Experiências passadas sexual ou emocional, abuso físico e violência sexual;
- depressão e ansiedade;
- inibição sexual por medo de gravidez, doenças sexualmente transmissíveis e perda do companheiro.

Medicamentos

- Drogas hipotensoras;
- antidepressivos;
- antipsicóticos.

Há pouco mais de uma década vem sendo sugerido que o modelo (linear) do ciclo de resposta sexual proposto por Masters e Johnson, posteriormente modificado por Helen Kaplan, adotado pelos critérios de diagnóstico até os dias de hoje, não corresponde ao que acontece na maioria das mulheres. Basson apresentou uma forma alternativa, um modelo circular exclusivo para a resposta sexual feminina. Nesse modelo, a ausência de desejo espontâneo não significa disfunção. O desejo pode ser um fenômeno responsivo e secundário à motivação cognitiva e à receptividade que aumenta com a intimidade emocional com o parceiro. O desejo não está necessariamente presente para iniciar uma experiência sexual, pois a mulher pode iniciar o ato sem desejo e apresentar orgasmos múltiplos ou nenhum durante a relação, mesmo tendo satisfação sexual. O climatério inclui dispareunia e distúrbio do desejo sexual hipoativo. Níveis adequados de estrogênio são importantes para manter a saúde genital. As alterações vasculares são base da fase de excitação sexual com transudação vaginal e lubrificação. A redução de estrogênios que ocorre no climatério e na pós-menopausa causa comprometimento dessas mudanças, levando a secura vaginal e dispareunia que, por sua vez, interferem negativamente na capacidade orgástica, podendo causar a perda da libido por *feedback* negativo e menos satisfação sexual emocional. O hipoestrogenismo também leva à presença de sintomas vasomotores, insônia e nervosismo, fatores que contribuem para a disfunção sexual.

Em contraste à diminuição do estrogênio, os níveis de testosterona não mudam abruptamente com a menopausa, mas diminuem progressivamente com a idade, exceto na menopausa cirúrgica, quando os níveis caem subitamente e, muitas vezes, prematuramente. Por esses motivos, essas mulheres têm maior probabilidade de ter disfunção sexual do que mulheres com menopausa natural. Outros fatores não hormonais devem ser considerados, como: questões relacionais, presença de comorbidades e uso de medicações, bem-estar físico e psicológico, sedentarismo, tabagismo, estresse e problemas de saúde do parceiro.

Mulheres na menopausa são mais suscetíveis à depressão. Os quadros depressivos podem ser causa e/ou acompanhar o desejo sexual diminuído. A falta de desejo, por sua vez, pode bloquear a evolução do ciclo de resposta sexual, inibindo a excitação e o orgasmo. Por outro lado, as disfunções sexuais podem ser induzidas pelo uso de determinados antidepressivos (cerca de 1/3 das mulheres em uso de inibidores seletivos da recaptação da serotonina – ISRS) e de antipsicóticos estabilizadores de humor. Essas condições podem comprometer a adesão ao tratamento e induzir a cronificação dos quadros depressivos e, consequentemente, da sintomatologia sexual.

Finalmente, a desinformação sobre as modificações anatômicas e fisiológicas que a idade determina têm grande importância. Na maioria das vezes, esses quadros disfuncionais se instalam sobre uma matriz de desinformação e se esses casais fossem mais bem informados, poderiam descobrir a riqueza de uma interação prazerosa.

INVESTIGAÇÃO

O diagnóstico das disfunções sexuais é eminentemente clínico. É importante avaliar a mulher no contexto de suas experiências e expectativas. Investigar circunstâncias atuais relacionadas, avaliar o *status* da parceria e certificar-se de que está recebendo estimulação adequada, tanto física quanto emocional.

O Ambulatório de Sexualidade e Climatério da Faculdade de Medicina da Universidade de São Paulo (FMUSP) utiliza o questionário multidimensional da sexualidade feminina (registrado na Biblioteca Nacional). Esse questionário foi validado estatisticamente como instrumento de coleta de dados e tem como objetivo investigar comportamentos, atitudes e variáveis que influenciam a sexualidade da mulher. O questionário originou-se de uma série de pesquisas e teses dentro da própria clínica.

Deve-se buscar a história médica completa: geral, obstétrica, uroginecológica e antecedentes de comorbidades. Avaliar a utilização de medicamentos prescritos e não prescritos. O exame físico deve incluir completa avaliação pélvica e genital, incluindo pesquisa da sensibilidade. Investigação laboratorial só deve ser feita para excluir fatores orgânicos contribuintes, como disfunção tireoidiana, hiperglicemia, hipertensão arterial e doenças consumptivas. Dosagem do estradiol, FSH, LH, prolactina, testosterona e SHBG podem ser úteis, principalmente em mulheres histerectomizadas, mas, na maior parte das vezes, não são informativos.

ABORDAGEM TERAPÊUTICA

A terapêutica consta de medidas de aconselhamento, orientações básicas sobre a função sexual, farmacoterapia e intervenções terapêuticas.

Nas intervenções para tratamento, não se pode desconsiderar a complexidade e os diferentes fatores que envolvem a função sexual da mulher, no entanto, é necessário reconhecer o papel dos estrogênios e androgênios na modulação da resposta sexual, pois exercem funções na preservação da sensibilidade e da receptividade envolvendo os efeitos em conjunto nos genitais e cérebro.

Independentemente da abordagem escolhida, é indispensável o incentivo à comunicação entre os parceiros, o esclarecimento do ciclo da resposta sexual, das mudanças relacionadas ao climatério e dos aspectos ligados à função sexual. Sempre aconselha-se o desenvolvimento de atitudes mais adequadas frente ao sexo. Podem ser sugeridos objetos de estimulação sexual, livros, revistas e filmes eróticos para facilitar o auto e heteroerotismo.

Psicoterapia sexual

A terapia sexual deve ser realizada por profissional capacitado, ter curta duração e descondicionar o comportamento ansioso ou fóbico diante da sexualidade.

No Ambulatório de Sexualidade e Climatério da FMUSP, com o objetivo de contemplar maior número de pacientes, são formados grupos. Ressalta-se que o grupo é considerado uma entidade em si, tem sua própria estrutura social e é onde os processos individuais desembocam, sem perder sua autonomia. Se o indivíduo nasce e vive em grupo, é nele que adoece, portanto, deve ser tratado no contexto de sua realidade. O simbólico reporta-se à noção de cultura, que constrói a partir da relação ser humano e natureza. Desta relação emerge um universo de símbolos e sentidos que se referem não à compreensão do real, mas geram significações, simbolizações e permitem uma constante criação, elaboração e transformação.

Terapia em grupo

É o método empregado na execução das técnicas psicodramáticas. O grupo é de tempo limitado, estabelece as atividades coordenadas pelo diretor e o ego auxiliar e tem como objetivos:

- identificar a construção social de gênero na família de origem que corrobora para disfunções sexuais;
- favorecer a conscientização e a sensibilização das mulheres com disfunção sexual para desconstruir mitos, valores e crenças sobre gênero e sexualidade;
- ter função psicoeducativa, fundamentada em temas selecionados a partir da identificação dos aspectos da sexualidade feminina importantes para a saúde sexual no climatério;
- estabelecer novas conexões emocionais entre os membros ou fortalecimento das já existentes;
- incentivar o reconhecimento e a comunicação de seus sentimentos, revelando as diferenças e as semelhanças entre eles;
- cultivar interações baseadas em sentimentos entre membros do grupo;
- contextualizar preocupações passadas, futuras e externas no aqui e agora.

Os grupos são fechados, visto não ser permitida a entrada de novas participantes, e constituídos por mulheres climatéricas. Os encontros têm duração de 2 horas, 1 vez/semana, durante 6 semanas. Após a última sessão do grupo, se necessário, a paciente é encaminhada para terapia sexual individual.

Técnicas terapêuticas específicas

Essas intervenções facilitam a desinibição e a expressão, desenvolvendo habilidades de auto-observação e comunicação, ampliando as possibilidades de lidar com a função sexual.

Autofocagem

Tem como objetivo facilitar e explorar as sensações agradáveis e desagradáveis, diminuindo a ansiedade e o temor de desempenho.

Focos de Kaplan

Técnica de autorreconhecimento corporal que permite observar sensações, sentimentos e percepções despertados no contato com o próprio corpo e consequente aquisição de consciência corporal. Facilita o processo de aprendizagem do comportamento orgástico.

Focos sensorial (I e II)

Técnica que envolve o casal e tem como objetivo facilitar a comunicação, explorar as sensações agradáveis e desagradáveis, diminuir a ansiedade e o temor do desempenho. Esses exercícios permitem o desenvolvimento de intimidade e da comunicação verbal e não verbal entre o casal.

Exercícios de Kegel

Exercícios com finalidade de fortalecer os músculos do períneo. Trata-se de movimentos de contração e relaxamento destes músculos que desenvolvem a percepção dos estados de tensão e o reforço do tônus da musculatura, que é útil para produzir orgasmos mais intensos.

Cones vaginais

São pequenas cápsulas de formato anatômico, material resistente e pesos variáveis que podem ser utilizadas com exercícios passivos e ativos de contração do períneo, com objetivo de fortalecer esta musculatura. A palpação digital é graduada de 0 a 5, sem e com função perineal adequada (45 g, 57 g e 70 g). São confeccionados em silicone lavável e contêm um fio na extremidade para facilitar a remoção. Um cone é introduzido e mantido profundamente na vagina, provocando aumento de pressão intra-abdominal, o que proporciona o estímulo sensorial desencadeando a contração do períneo (principalmente das fibras rápidas) ao redor do cone vaginal, e visando a retê-lo na vagina.

Eletroestimulação

Também tem como objetivo melhorar o tônus e a ação da musculatura do assoalho pélvico, contribuindo para a melhora subjetiva da satisfação sexual.

A musculatura do assoalho pélvico (MAP) é corresponsável pela manutenção da continência urinária, suporte dos órgãos pélvicos e satisfação sexual feminina. A melhora do desempenho sexual pode ser atribuída à prática de exercícios direcionados aos músculos que envolvem a região da vagina e do ânus, como o pubococcígeo e o elevador do ânus, principais MAP, e à subsequente melhora da percepção vaginal. É evidente que a satisfação sexual não está ligada restritamente à parte mecânica do ato, mas também aos fatores emocionais. Eletroestimulação endovaginal associada à contração perineal ativa aumenta a força e o tempo de contração dos MAP e contribui para a melhora subjetiva da satisfação sexual das mulheres.

TRATAMENTO MEDICAMENTOSO

Estrogênios

Favorecem a resposta sexual em mulheres climatéricas na medida em que combatem os sintomas vasomotores e urogenitais, atuando perifericamente pelo aumento da vascularização, lubrificação, elasticidade e trofismo da vagina e diminuindo a dor na relação sexual. Sua utilização e escolha do produto devem seguir os critérios gerais da terapia hormonal. Pode ser administrado por via sistêmica (oral, transdérmica, injetável) ou tópica (creme vaginal), individualizado a cada caso. Entretanto, em relação à libido e à satisfação sexual, os estrogênios podem ter benefícios inconsistentes. Uma das razões é que, pelo *feedback* negativo, os estrogênios podem reduzir os níveis de LH, dos androgênios ovarianos e aumentar a produção hepática da globulina fixadora dos esteroides sexuais (SHBG). Esse aumento da SHBG resulta em maior conjugação da testosterona, diminuindo a sua fração livre, que é biologicamente ativa.

Nas pacientes com útero, o emprego de estrogênios associados a progestagênios não androgênicos, como a medroxiprogesterona ou acetato de ciproterona, pode diminuir a libido da paciente. Nesses casos, a substituição do progestagênio por um derivado 19-nor pode melhorar o quadro.

Os estrogênios atuam no sistema nervoso central, no córtex, no sistema límbico e em estruturas hipotalâmicas, influenciando a liberação de neurotransmissores e modulando importantes funções, como as relacionadas com a sensibilidade, a percepção e o prazer. Os estrogênios sensibilizam os receptores de Pacini estimulando a sensibilidade de toque e transmissão dos estímulos pelos nervos. Assim, o desequilíbrio desses hormônios pode causar mudanças na resposta sexual.

Androgênios

A testosterona é um dos fatores responsáveis pela manutenção do interesse e motivação sexuais. Pode restaurar o desejo e a excitação, bem como favorecer as fantasias sexuais das mulheres que não respondem ao estrogênio isolado. A terapia androgênica deve ser administrada na menor dose e pelo menor tempo que atenda aos objetivos do tratamento concomitante com terapia estrogênica. Está indicada na presença de sintomas clínicos de insuficiência androgênica feminina (IAF), principalmente nas mudanças na função sexual (redução da libido, da receptividade sexual e da capacidade orgástica). Níveis adequados de estrogênios plasmáticos são pré-requisito para diagnóstico de IAF. Essa insuficiência também se identifica por persistência dos sintomas climatéricos, fadiga, insônia, desânimo e falta de motivação inexplicável.

A testosterona administrada por via oral sofre absorção intestinal e passa por metabolização hepática antes de atingir os órgãos-alvo, e não existe em nosso mercado medicamento industrializado.

Metiltestosterona é utilizada por via oral, nas doses de 1,25 a 2,5 mg/dia, preparada por manipulação. A terapia estrogênio-androgênica por via oral reduz, por competição, a capacidade de ligação dos androgênios à SHBG, diminui em 45% os níveis séricos de SHBG elevando a quantidade de T e E2 livres para atravessar a barreira encefálica e atuar em sintomas vasomotores, humor e função sexual.

A administração parenteral de testosterona pode ser feita por meio de adesivos, de formulações em gel transdérmico, de implante subcutâneo disponíveis em formulações intramusculares, mas não industrializadas no Brasil; é necessário cuidado com o risco de dosagem excessiva.

Propionato de testosterona a 2% em petrolato branco aplicado sobre a região genital (clitóris e pequenos lábios) parece aumentar a sensibilidade local e melhorar o desejo sexual das mulheres.

Aconselhamento sobre os potenciais riscos do tratamento androgênico deve ser fornecido à mulher antes de iniciar a terapia. A resposta terapêutica deve ser monitorada com base na melhora da sexualidade e do bem-estar, e o aparecimento de eventos adversos orienta para redução da dose utilizada ou até descontinuação da terapia.

Deve ser contraindicado em mulheres com câncer de mama ou útero, naquelas com doença cardiovascular ou hepática.

A tibolona é um esteroide sintético, derivado da noretisterona, que, após ser administrado por via oral, é bioconvertido no intestino e no fígado em três metabólitos: 3-alfa e 3-beta-hidroxitibolona com atividade estrogênica, e delta-4-tibolona com atividade progestogênica e androgênica, sendo boa opção à terapia hormonal estroprogestativa convencional. Estudos randomizados e placebo-controlados têm confirmado que a tibolona, à semelhança da terapia estroprogestativa, alivia fogachos, sudorese, insônia, cefaleia, fadiga e atrofia urogenital. Em mulheres na pós-menopausa, com ou sem sintomas vasomotores e disfunção sexual, a tibolona tem o efeito aditivo de melhorar os indicadores de sexualidade, observado tanto com doses de 2,5 mg/dia como com 1,25 mg/dia. É bem tolerada, sendo a incidência de mastalgia e sangramento muito baixa.

Sildenafil

Citrato de sildenafil é um inibidor seletivo da fosfodiasterase (PDE5), a qual é responsável pela degradação do guanilato monofosfato cíclico (GMPc). A inibição da PDE5 causada pelo citrato de sildenafil aumenta os níveis de GMPc, resultando no relaxamento da musculatura lisa e no afluxo de sangue nos corpos cavernosos. É indicado no transtorno de excitação com doses que variam de 50 a 100 mg/dia.

Antidepressivos

Os antidepressivos costumam causar ou agravar a disfunção comum em quadros depressivos, sendo mais prescritos nos dias atuais os inibidores seletivos de recaptação da serotonina (ISRS). Cerca de 1/3 das mulheres em uso de ISRS refere disfunção sexual. Para o tratamento da depressão em pacientes que apresentam disfunção sexual previamente, ou como consequência do tratamento, é imperativo buscar antidepressivos com o mínimo comprometimento sexual. Os mais indicados são descritos a seguir.

Bupropiona

É um inibidor da recaptação de catecolamina (dopamina e da norepinefrina) com efeito mínimo na recaptação de indolaminas (serotonina) sem inibir a monoaminoxidase, para tratamento da depressão e tabagismo com algum efeito positivo sobre a sexualidade. É vantajoso no tratamento da depressão quando comparado a outros antidepressivos, pois apresenta menor incidência de disfunções sexuais. A dose indicada é de 150 a 300 mg/dia.

Trazadona

Este medicamento em geral não interfere no desejo. É indicado na dose de 50 a 150 mg/dia, divididos em duas tomadas ao dia ou administrada em dose única, à noite.

Fitoterápicos

Tribulus terrestris (Androsten®), planta originária da Índia, é composta por esteroides, saponinas, flavonoides e alcaloides. Alguns trabalhos sugerem ação positiva na libido e no desempenho sexual, na dose de 250 mg, 1 a 3 vezes/dia.

LEITURAS RECOMENDADAS

1. Basson R, Berman J, Burnett A, Derogatis L, Ferguson D, Fourcroy J et al. Report of the International consensus Development conference on female sexual dysfunction definitions and classifications. J Urol 2000; 163:188-93.
2. Biglia N, Maffei S, Lello S, Nappi RE. Tibolone in postmenopausal women: a review based on recent randomized controlled clinical trials. Gynecol Endocrinol 2010; 26(11):804-14.
3. Davis SR, Jane F. Sex and perimenopause. Focus – Menopause. Reprinted from Australian Family Physician 2011; 40(5):274-8.
4. Penteado SRL, Fonseca AM, Bagnoli VR, Assis JS, Pinotti JA. Sexuality in healthy postmenopausal women. Climateric 2003; 6:321-9.
5. Medeiros MW. Efeitos da fisioterapia no aprimoramento da vida sexual feminina. Monografia.Tubarão: UNISUL, 2003.

6. Moreno JL. Psicodrama. Buenos Aires: 1969. p.248, 253, 261.
7. Nappi RE, Ferdeghini F, Sampaolo P, Vaccaro P, De Leonardis C, Albani F et al. Clitoral circulation in postmenopausal women with sexual dysfunction: a pilot randomized study with hormone therapy. Maturitas 2006; 55:288-95.
8. Krapf JM, Simon JA. The role of testosterone in the management of hypoactive sexual desire disorder in postmenopausal women. Maturitas 2009; 63(3):213-9.
9. Ziaei S, Mogasemi M, Fagihzadeh S. Comparative effects of conventional hormone replacement therapy and tibolone on climacteric symptoms and sexual dysfunction in postmenopausal women. Climacteric 2010; 13(2):147-56.
10. Zampieiri AM. Sociodrama construtivista da Aids. Campinas: Editorial PSY, 1996.

Seção 11

Ginecologia em situações especiais

Coordenador

Edmund Chada Baracat

58

Sintomas, sinais indiretos e consequências da violência cometida contra a mulher

Sandra Dircinha Teixeira de Araújo Moraes
Vicente Renato Bagnoli
Erika Mendonça das Neves
Ana Lucia Cavalcanti

INTRODUÇÃO

O reconhecimento da amplitude e complexidade da violência cometida contra a mulher no Brasil, em qualquer fase da vida, não significa a impossibilidade de enfrentamento dessa problemática. As intervenções exigem mudanças de ordem cultural, política e econômica, além da participação de toda a sociedade.

A maioria dos estudos nacionais e internacionais aponta que mulheres, crianças e adolescentes são as que sofrem violência doméstica e sexual com mais frequência. A maioria das pessoas que sofrem violência sexual é do sexo feminino (80,9%) e 19,1% meninos na faixa etária entre 12 e 18 anos. Em 83% dos casos, o perpetrador é um adulto familiar à criança/adolescente, sendo o pai biológico (57,4%) e o padrasto (37,2%) descritos frequentemente como as figuras abusivas.

O Sistema de Vigilância de Violências e Acidentes (VIVA) do Ministério da Saúde tem a finalidade de viabilizar a obtenção de dados que apontam que a violência se expressa de forma diferente entre homens e mulheres. Esta deve ser entendida a partir da violência de gênero. No sexo masculino, as crianças na faixa entre 0 e 9 anos foram as mais acometidas, sendo a agressão física a forma mais frequente de violência. As mulheres entre 10 e 19 anos foram as principais vítimas, sendo as violências psicológica/moral, física e sexual as mais prevalentes. As evidências apontam que muitos casos são perpetuados ao longo de anos ou de gerações, em razão da dificuldade da mulher e da família em romper o ciclo da violência.

As mulheres brasileiras têm sofrido com frequência algum tipo de violência por parte do homem, fato evidenciado pela pesquisa "Mulheres Brasileiras nos Espaços Público e Privado", realizada em 2010 pela Fundação Perseu Abramo em parceria com o SESC. Uma em cada 5 mulheres considera já ter sofrido alguma vez "algum tipo de violência de parte de algum homem, conhecido ou desconhecido". O parceiro (marido ou namorado) é o responsável por mais de 80% dos casos reportados. Cerca de 6 em cada 7 mulheres (84%) e homens (85%) já ouviram falar da Lei Maria da Penha, e cerca de 4 em 5 cinco (78% e 80%, respectivamente) têm percepção positiva dessa lei.

Para as questões imediatas, os profissionais da saúde estão na linha de frente, pois cotidianamente atendem mulheres com as mais variadas queixas, estando nestas incluídos os diversos tipos de violência sofrida em qualquer fase da vida e incorporadas nas diferentes comorbidades que apresentam.

Qualquer profissional que se defronte com casos de violência deve estar ciente de que está diante de situação complexa, muitas vezes com risco de morte, que deixa sequelas físicas e psíquicas graves, que afeta todos os membros da família de maneira e intensidade diferentes. Portanto, é vital realizar a adequada detecção dos sintomas e sinais indiretos desta problemática sobre a qual, ainda nos dias atuais, nem escolas médicas nem serviços de residência em geral oferecem uma formação satisfatória.

Visando a colaborar no suprimento de tal lacuna, este capítulo foi escrito com base em evidências científicas para apoiar tanto o médico residente quanto o ginecologista ou qualquer profissional de saúde, no exercício da profissão em serviços públicos ou privados para atender vítimas de abuso.

DEFINIÇÕES DOS PRINCIPAIS TIPOS DE VIOLÊNCIA

Violência física domiciliar

Caracteriza-se pelo ato violento, com o uso da força física intencional, portanto, não acidental, praticado por pais, responsáveis, familiares ou pessoas próximas, com o objetivo de ferir, lesar ou destruir a vítima, deixando ou não marcas evidentes.

Negligência

É a omissão de cuidados básicos para o desenvolvimento físico, emocional e social, como falta de atendimento e cuidados necessários com a saúde e alimentação, higiene, ausência de proteção contra as alterações climáticas do meio (frio e calor) e o não provimento de estímulos e de condições para a frequência à escola, ausência/carência de amor, atenção e vínculo afetivo saudável. O abandono é uma forma extrema da negligência.

Violência psicológica

Depreciação, cobranças exageradas, discriminação, desrespeito, xingamentos, punições humilhantes e utilização da criança ou adolescente para atender a necessidades psíquicas de um adulto.

Outra forma de violência psicológica para a qual o profissional deve estar atento é a síndrome de Münchausen por transferência, situação na qual o paciente, geralmente criança/adolescente, é trazido para cuidados médicos, mas os sintomas e sinais que se apresentam são inventados/provocados pelo cuidador. Esta prática muitas vezes impõe sofrimento físico ao paciente, com exigências de exames complementares desnecessários, uso de medicamentos ou ingestão forçada de substâncias, além de provocar danos psicológicos pelas multiplicações de consultas e internações sem motivo. É considerada uma forma de transtorno mental e deve ser tratada adequadamente.

Abuso sexual

Consiste em todo ato ou jogo sexual, relação hétero ou homossexual, cujo agressor está em estágio de desenvolvimento psicossexual mais adiantado que a vítima. Pode variar desde atos em que não exista contato sexual (voyeurismo e exibicionismo) até diferentes atos com contato sexual sem penetração (toques, carícias e masturbação) ou com penetração (vaginal, anal e oral). Essas práticas eróticas e sexuais são impostas pela força física, ameaças ou indução de sua vontade.

VIOLÊNCIA SOFRIDA NA INFÂNCIA E NA ADOLESCÊNCIA

Diagnóstico da violência física

Grande parte das violências sofridas pelas mulheres é mascarada e, para se fazer o diagnóstico adequado, é necessário conhecer o que aconteceu com a pessoa que sofreu a violência, conversando não só com ela, mas com acompanhantes, parentes, vizinhos e amigos. Este é um passo crucial na diferenciação entre violência e acidente. É imprescindível estar atento ao ambiente em que a pessoa vive, pois informações duvidosas ou contraditórias e histórias discrepantes são fortes sinalizadores de violência física.

A princípio, a violência é sempre referida como um acidente. É muito relevante para o diagnóstico atentar a pais ou acompanhantes que omitem total ou parcialmente a história de trauma, que a modificam cada vez que são interrogados ou que apresentam histórias divergentes quando são interrogados separadamente.

É importante saber como ocorreu o trauma e seu mecanismo o mais detalhadamente possível, bem como se há testemunhas. Quando o profissional de saúde questiona a criança sobre detalhes do trauma, não é incomum que ela pergunte para o acompanhante se está autorizada a contar ou que o acompanhante se antecipe e narre o fato, sempre aludindo a frequentes indisciplinas/peraltices da criança ou adolescente.

Quando uma queda é aludida como o mecanismo responsável pelo trauma craniano, por exemplo, deve-se considerar o estágio de desenvolvimento da paciente, a altura da queda e a superfície sobre a qual ela pode ter caído. Uma fratura importante da caixa craniana imatura com lesão neurológica significativa, por exemplo, requer queda de uma altura maior que 120 cm sobre uma superfície dura. Sugere-se que o profissional visualize mentalmente a queda e procure reconstruir a cena, tentando encontrar coerência com o(s) relato(s).

São características sugestivas de violência: tristeza, apatia, medo, posturas defensivas (se esconder, fechar os olhos e proteger o rosto). Tais atitudes foram muitas vezes adotadas durante as agressões sofridas e são repetidas durante a consulta. Às vezes, a criança está esperando atendimento e escuta o choro de outra criança na sala de medicação, e já começa a chorar automaticamente, sinalizando o ambiente doméstico de que, quando uma criança chora no quarto, é porque acabou de apanhar e daqui a pouco chegará a sua vez.

Exame físico

Deve ser cuidadoso e todo o corpo do paciente deve ser examinado. Caso o profissional encontre alguma lesão durante o exame físico que não fora anteriormente mencionada pela paciente ou acompanhante, este fato pode ser um dos sinais de violência.

O exame físico costuma revelar, com frequência, equimoses, queimaduras, escoriações em qualquer parte do corpo, lembrando que, diante de uma queda, os primeiros locais a serem lesados são regiões de sustentação ou extremidades: cotovelos, joelhos, pés, mãos, testa. Lesões cutâneas múltiplas em diferentes estágios de evolução, principalmente quando localizadas em regiões protegidas e não proeminentes, são bastante sugestivas de maus-tratos. Uma lesão violácea significa que esta ocorreu há menos de 3 dias; pardo-esverdeada ou amarelo-esverdeado, entre 3 e 7 dias; e amarelada ou amarelo-amarronzada, entre 7 e 30 dias. Entre crianças e adolescentes submetidas à violência física, 50% apresentam equimoses ou abrasões na região do crânio ou da face; queimaduras aparecem em 10% das crianças submetidas a abuso físico.

As lesões agudas ou cicatrizes em forma de moeda nas mãos ou pés podem sugerir queimaduras por cigarro. As queimaduras por imersão surgem mais em nádegas, pés e mãos e, diferente das causadas por acidentes, não indicam marcas de respingos. Fraturas ocorrem em 10 a 15% dos traumas acidentais da infância, porém estão presentes em aproximadamente 30% das crianças submetidas à violência física. A ocorrência de fraturas múltiplas bilaterais em diferentes estágios de consolidação é um sinal altamente sugestivo de maus-tratos. O mesmo ocorre com o achado de fraturas sem história clínica que as justifiquem. Fraturas metafisárias (próximas as articulações) são bastante sugestivas de violência. Quando a força do trauma é aplicada nas zonas de inserção ligamentar, há arrancamentos de fragmentos ósseos e fratura transmetafisária. As fraturas dos arcos costais posteriores (5% a 27% de todas as fraturas por violência física) habitualmente múltiplas, bilaterais e próximas das articulações costovertebrais, são frequentes antes do 1º ano de vida e causadas por mecanismo indireto de compressão anteroposterior do tórax com as mãos dos adultos e compressão secundária do extremo posterior das costelas contra as respectivas apófises transversas. Fraturas costais são raras nos traumas acidentais de crianças, exceto em acidentes violentos.

Fraturas diafisárias (no meio dos ossos) espiraladas de úmero ou fêmur, mesmo isoladas, sugerem fortemente abuso e ocorrem por torção e rotação forçada da extremidade, assim como a fratura do extremo distal da clavícula e da escápula, pois as fraturas acidentais da clavícula acontecem em seu terço médio. Fraturas metacarpais e metatarsais em geral são acompanhadas de outras fraturas e ocorrem quando os adultos pisam nas mãos ou nos pé da criança. As de epífises e metáfises frequentemente decorrem de atos violentos, pois nos traumas acidentais, as fraturas de diáfise são 4 vezes mais comuns. Assim, o aparecimento das primeiras sugere violência física, por necessitarem de força extra para serem produzidas, não bastando somente simples quedas ou impacto direto.

Os traumas do sistema nervoso central (SNC) provocados por abuso físico são os mais graves, associados a alta morbimortalidade. A frequência de traumas cranianos acidentais em crianças até o 2º ano de vida é relativamente alta, porém somente os decorrentes de acidentes automobilísticos ou de quedas de grandes alturas costumam provocar lesões significativas no sistema nervoso central. Hematomas, lacerações ou escoriações em couro cabeludo devem alertar para trauma craniano e lesão do SNC. Convulsões, letargia ou coma sugerem hemorragias epidural, subdural ou subaracnóidea com risco de morte.

Síndrome do bebê sacudido

Caracteriza-se por lesões do SNC e hemorragias oculares em crianças menores de 3 anos de idade, provocadas por chacoalhamento, que não precisa ser prolongado. Pode ser bastante breve e ocorrer apenas uma ou repetidas vezes durante vários dias, semanas ou meses. Ocorre em crianças normalmente com menos de 1 ano, em geral, menos de 6 meses de idade, e do sexo masculino, cuidadas por apenas uma pessoa no período da agressão. Em 90% das vezes, o agressor é do sexo masculino, normalmente o pai. Quando o agressor é do sexo feminino, é mais provável que seja a babá do que a mãe biológica. Os sintomas podem ser leves ou graves, mas são inespecíficos: diminuição do nível de consciência, sonolência, irritabilidade, diminuição da aceitação alimentar, vômitos, convulsões, alteração do ritmo respiratório, incluindo apneia, coma e postura em opistótono (a coluna vertebral, o pescoço e a cabeça formam um arco côncavo para trás). É característica desta síndrome a presença da hemorragia retiniana.

Abuso sexual em crianças e adolescentes

O abuso sexual tem grande impacto na saúde física e mental da mulher, especialmente da criança e do adolescente, deixando marcas em seu desenvolvimento, com danos que podem persistir por toda vida. De acordo com diversos pesquisadores, pode ser fator de risco para o desenvolvimento, em virtude das severas sequelas emocionais, comportamentais, sociais e cognitivas associadas à sua ocorrência.

A vulnerabilidade e as sequelas do abuso sexual dependem do tipo de abuso, de sua cronicidade, da idade da vítima e do relacionamento geral que tem com o agressor.

Na assistência a crianças e adolescentes vítimas de maus-tratos, há que se considerar que, em aproximadamente 20% de todos os casos, existe o abuso sexual, sempre acompanhado das agressões psicológicas, como em todas as formas de violência nessa faixa etária.

Os casos mais frequentes de violência sexual em crianças e adolescentes são decorrentes de incesto, ou seja, quando o agressor tem ou mantém algum grau de parentesco com a vítima, sendo esta lesão psicológica muito mais grave do que na agressão sofrida por estranhos. É uma forma de violência doméstica que costuma acontecer repetitivamente, é insidiosa, em um ambiente relacional favorável, sem que a criança tome, inicialmente, consciência do ato abusivo do adulto, que a coloca como provocadora e participante, levando-a a crer que é culpada por seu procedimento (o abuso). O agressor usa a relação de confiança que tem com a criança ou adolescente e o poder como responsável para se aproximar cada vez mais, praticando atos que a vítima considera inicialmente como demonstrações afetivas e de interesse. Essa aproximação é recebida, a princípio, com satisfação pela criança, que se sente privilegiada pela atenção do responsável. Este lhe passa a ideia de proteção e que seus atos seriam normais em um relacionamento de pais e filhas ou filhos, ou mesmo entre a posição de parentesco ou de relacionamento que tem com a vítima.

As abordagens, que se tornam cada vez mais frequentes e abusivas, levam a um sentimento de insegurança e dúvida, que pode permanecer por muito tempo, dependendo da maturidade da vítima, de sua estrutura de valores e conhecimentos, além da possibilidade ou não que teria de diálogo e apoio com o outro responsável, habitualmente favorecedor, consciente ou não, da violência.

Muitas vezes, a possibilidade oferecida a uma criança de revelar a violência sofrida pode desencadear a denúncia por parte das outras crianças e adolescentes do mesmo ambiente familiar que estejam ou tenham sido submetidos à mesma forma de abuso. Em alguns casos, a descoberta de abuso sexual de uma criança ou adolescente por parte dos responsáveis mais velhos de segunda geração, como avós ou tios-avós, pode levar à quebra da amnésia pós-traumática de um abuso sofrido pela própria mãe ou pai da vítima.

Anamnese

A anamnese na violência sexual deve ser realizada poupando ao máximo a paciente de estar repetindo sua história, mesmo para profissionais diferentes, pois a fará reviver sua dor e até mesmo potencializá-la, de acordo com a reação e a abordagem de cada profissional. A avaliação da história colhida em momentos diferentes com outras pessoas envolvidas (além da própria paciente, seus acompanhantes e responsáveis), procurando observar se há incoerências e contradições, pode conduzir ao diagnóstico definitivo, pois nem sempre a queixa é clara.

Em casos da não revelação imediata do abuso, perguntar: Já teve relação sexual? Quando teve a primeira? Foi você quem decidiu? Alguém obrigou você a ter relação? Gostaria de contar alguma coisa?

O acolhimento é primordial, e o atendimento deve ser realizado preferencialmente por uma pessoa do sexo oposto ao agente causador da violência, disponibilizando tempo para uma conversa tranquila, evitando a revitimização e afastando culpas.

Diagnóstico da violência sexual

A violência sexual é a forma de violência em que é frequente o diagnóstico assumir maior complexidade. Portanto, é necessário: ouvir as evidências verbais e reconhecer sinais diretos e indiretos que sugerem abuso sexual; colher história clínica com privacidade e em local apropriado, com perguntas objetivas; registrar detalhes; não oferecer sugestão; não julgar; avaliar se a paciente está em risco ao revelar; e evitar a repetição da história.

As crianças com menos de 3 anos de idade tendem a não produzir uma recordação verbal de traumas ou abusos passados, contudo, suas experiências podem ser reproduzidas em seus jogos ou fantasias.

O abuso sexual deve ser considerado fator predisponente a sintomas posteriores, como fobias, ansiedades e depressão, bem como envolvimento de transtorno dissociativo de identidade, também conhecido como transtorno de personalidade múltipla com possibilidade de comportamento autodestrutivo e suicida.

Sintomas e sinais gerais de abuso sexual

O maior problema encontrado pelo ginecologista e pelos meios de proteção legal é a comprovação do abuso sexual quando falta a evidência física. Diferentemente da violência física, cujo diagnóstico é baseado fortemente em consequências observadas, o abuso sexual é geralmente definido por meio de sinais indiretos da agressão psicológica somados aos fatos relatados pela paciente ou por um adulto próximo.

O ginecologista e o pediatra geralmente são os primeiros profissionais a serem procurados quando um ou os dois responsáveis, ou ainda outro membro da família, estão preocupados com a possibilidade do abuso sexual.

O exame físico de toda a criança e adolescente deve ser completo, e a inspeção dos genitais e ânus, uma rotina. Dessa forma, o profissional familiariza-se com os dados normais e fica mais habilitado e seguro para reconhecer qualquer alteração dessa área.

Em geral, o contato – oral, digital ou genital – ocorre na genitália externa e na área anal. A não ser que ocorra penetração vaginal, a injúria é limitada à região da vulva e ânus. Quando o perpetrador roça seu pênis na vulva da criança, podem ser evidenciados eritema, edema, lesões e escoriações nos grandes lábios. Achados similares podem ser observados quando o perpetrador manipula digitalmente a vulva ou o introito vaginal sem que ocorra a penetração.

As crianças dificilmente revelam de imediato o abuso sexual, o que oportuniza que o processo de cicatrização se complete dentro de poucos dias e, quando ela é examinada posteriormente, a apresentação anatômica da área anogenital pode já não apresentar lesões evidentes.

O uso de estratégias como brincar com bonecos ou colocar a paciente nos papéis de filha, filho ou responsáveis pode evidenciar alguns sinais ou sintomas. Também nos desenhos, muitas vezes, a criança/adolescente descreve, até mesmo em detalhes, às vezes simbólicos, todo o seu sofrimento.

Em outras situações, a criança e/ou adolescente podem ser induzidos a acusar um estranho ou qualquer outro mais distante, que não possam se defender da acusação, encobrindo, assim, o verdadeiro agressor. Habitualmente, são histórias não consistentes e que não se sustentam diante de uma argumentação mais detalhista. Somente quando passam a confiar no profissional é que essas vítimas conseguem revelar o abuso, geralmente repetitivo e de longa duração, perpetrado pelos pais, familiares e outros de seus relacionamentos. Existe ainda a possibilidade de falsa denúncia, na qual a criança ou adolescente é induzido ou convencido a acusar um dos responsáveis em crises conjugais ou como meio de impedir a guarda daquele filho, ou mesmo como instrumento de vingança.

Os sinais e sintomas psicológicos ocasionados pela violência ou abuso sexual são: tristeza constante, prostração aparentemente desmotivada, sonolência diurna, medo exagerado de adultos, habitualmente aqueles do mesmo sexo do abusador, história de fugas, comportamento sexual adiantado para idade, masturbação frequente e descontrolada, tiques ou manias, enurese ou encoprese e baixa autoestima. Embora nem sempre presentes, os sintomas e sinais de lesão física são bastante conclusivos no diagnóstico de abuso sexual na infância e adolescência e devem sempre ser pesquisados.

Considerar o diagnóstico de violência ou abuso sexual sempre que encontrar:

- lesões em região genital, edemas, hematomas ou lacerações em região próxima ou em área genital, como partes internas de coxas, grandes lábios, vulva, vagina, região escrotal ou anal, tanto em meninas como em meninos;
- dilatação anal ou uretral ou rompimento de hímen confirmam o diagnóstico de abuso sexual, mas nem sempre são sinais evidentes dentro das variações da normalidade, necessitando muitas vezes de uma avaliação minuciosa por profissionais especializados da área de perícia médica;
- lesões como equimoses, hematomas, mordidas ou lacerações em mamas, pescoço, parte interna e/ou superior de coxas, baixo abdome e/ou região de períneo;
- sangramento vaginal ou anal em crianças pré-púberes, acompanhado de dor, afastados os problemas orgânicos que possam determiná-los;
- achado de doenças sexualmente transmissíveis, como gonorreia, sífilis, HPV, clamídia, entre outras;
- aborto ou gravidez.

SINAIS E SINTOMAS DA VIOLÊNCIA EM PORTADORES DE DEFICIÊNCIAS

Pessoas portadoras de deficiências merecem atenção especial, pois, muitas vezes, têm seus sinais e sintomas do abuso ignorados por serem considerados parte do quadro da doença principal. Os portadores de deficiências físicas e/ou sensoriais são de alto risco para todas as formas de violência, incluindo a sexual, pelo extremo grau de dependência a que estão submetidos em seu dia a dia. No caso dos deficientes mentais, a sedução pelo adulto é muito mais fácil, pois a sua idade mental, que não acompanha o desenvolvimento de seu corpo nem sua situação hormonal, agrava o não reconhecimento de suas queixas, fortalecendo o discurso do cuidador/responsável de que, em grande parte das vezes, é o agente causador da violência. Nos casos crônicos, infelizmente a maioria, tem-se uma pessoa extremamente fragilizada e que pode apresentar todos os sinais de destrutividade e autodestrutividade, frutos das sequelas emocionais do abuso. Os sinais gerais são menos drásticos, mas nem por isso menos graves. A situação familiar deve ser muito bem investigada, procurando se evidenciar, ou não, a participação de outros na manutenção do abuso, seja por impotência, conivência ou negligência.

VIOLÊNCIA COMETIDA CONTRA A MULHER ADULTA

No processo de violência cometida contra a mulher adulta, deve-se ter em mente que as relações estabelecidas entre homens e mulheres são, quase sempre, de poder deles sobre elas, para difundir e reafirmar a supremacia masculina em detrimento da já cultural inferioridade feminina. Os homens agressores recorrem a artifícios mais ou menos sutis, como a violência moral e/ou psicológica, para fazer valer suas vontades, e a violência física se manifesta quando ele considera que a violência psicológica não oprimiu a mulher o suficiente.

A identidade de uma mulher que sofre violência doméstica é, comumente, fruto desse padrão familiar de subordinação e não questionamento das imposições masculinas. Principalmente na classe trabalhadora, o respeito (ou medo) ao marido é um valor cultural sedimentado. Questionar essa realidade é ir contra uma estrutura de pensamento religioso, moral, econômico, psicológico e social. É muito difícil desarticular uma estrutura que embasa crenças e conceitos antigos de dominação.

Sintomas e sinais indiretos

Podem ser observados transtornos crônicos (vagos e repetitivos), infecção urinária de repetição (sem causa secundária), dor pélvica crônica, síndrome do intestino irritável, transtornos na sexualidade, complicações em gestações anteriores, abortos de repetição, depressão, ansiedade, dor crônica em qualquer parte do corpo ou mesmo sem localização precisa, história de tentativa de suicídio, lesões físicas que não se explicam de forma adequada, fibromialgia e artralgias.

Queixas vagas, somatização e retorno frequente ao atendimento médico podem ser sinais que não estão diretamente ligados às lesões, porém são indicativos importantes. Deve-se dar atenção especial para sinais como dor de cabeça, dor no pescoço, palpitações, sensação de choque, intercurso sexual doloroso, dor pélvica, infecções urinárias e vaginites.

CONSEQUÊNCIAS DA VIOLÊNCIA E DO ABUSO SEXUAL

Podem ser psicológicas, comportamentais, sociais e físicas. Esta divisão é didática, sendo difícil separar uma forma da outra. Os maus-tratos podem provocar danos para a criança, adolescente, família e sociedade por toda a vida.

O impacto da violência é influenciado por fatores como idade, grau de desenvolvimento, tipo de abuso, frequência, duração, gravidade do abuso e relação existente entre vítima e abusador. Sabe-se que 12% dos meninos submetidos a violência passaram a exercer violência (externalização). A maioria das meninas passa a abusar de si mesmas (internalização).

1. Saúde mental: estresse pós-traumático, depressão, ansiedade, fobias, pânico, distúrbios alimentares, baixa autoestima, comportamento autodestrutivo, ideação suicida.
2. Saúde física: ferimentos, incapacitação permanente, danos funcionais, sintomas físicos, obesidade severa, síndromes de dores crônicas, irritação intestinal, distúrbios gastrointestinais, fibromialgia.
3. Saúde reprodutiva: gravidez indesejada, DST (*Neisseria gonorrhoeae, Chlamydia trachomatis*, *Trichomonas vaginalis*, *Treponema pallidum*, papilomavírus humano – HPV, herpes simples, HIV/AIDS), distúrbios ginecológicos, complicações na gravidez, abortos e baixo peso de recém-nascidos, doença inflamatória pélvica, anorgasmia.
4. Sociais e comportamentais: abuso de drogas e álcool, tabagismo, comportamento sexual de risco, inatividade física, compulsão alimentar, perda de emprego e reclusão social.
5. Distúrbios psicossexuais: especialmente incapacidade de atingir o orgasmo, desprazer ou aversão sexual, redução de desejo sexual, dispareunia, depressão, condutas automutiladoras e autoaniquiladoras, baixa autoestima e tendência suicida. Problemas nas relações interpessoais também são associados, além de prostituição e homossexualidade.

Considera-se que 15% das vítimas de violência sexual contraem algum tipo de DST, e uma em cada mil mulheres é infectada pelo HIV.

As consequências fatais são homicídio, suicídio, mortalidade materna, além de infecção por HIV e hepatite C.

CONSIDERAÇÕES FINAIS

O profissional de saúde precisa estar apto a decodificar os sinais e sintomas dados pela mulher, principalmente a criança e a adolescente que sofreu violência doméstica, em especial o abuso sexual. Ele precisa ser acolhedor e proficiente na escuta, no exame clínico e no tratamento. A escuta da história da paciente, livre de preconceitos, sem interrupções ou solicitações de detalhamentos desnecessários para a condução médica do caso, demonstra respeito a quem foi desrespeitado no que tem de mais precioso, que é seu corpo, sua imagem e seu amor-próprio. Deve-se ter em mente que ele está diante de uma paciente extremamente fragilizada, confusa em seus sentimentos de humilhação, vergonha, culpa, medo e desamparo. É preciso que se crie um bom vínculo, explicando sempre o que será feito e o porquê, nunca prometendo o que não se pode cumprir, por exemplo, que essa violência não mais acontecerá ou que ela estará sempre protegida.

O profissional deve estar capacitado para o manejo psicológico da situação de violência e ter conhecimento da legislação e meios de proteção legais e sociais existentes em sua comunidade, sempre necessários na assistência às pessoas que sofrem qualquer tipo de violência, em especial aquelas que sofrem abuso sexual.

Deve-se ter em mente que o abuso sexual faz parte de um conjunto de rupturas de relacionamentos em uma estrutura familiar doente, que vem do histórico de vida de cada membro dessa família, incluindo o agressor.

É conveniente que faça parte da rotina da história médica a revisão de experiências sexuais da criança e da adolescente e, quando a criança/adolescente relatar sintomas relacionados à genitália ou ânus e/ou estiver apresentando comportamento sexualizado adiantado para a idade, é obrigatório que essa investigação seja mais aprofundada.

A atenção inadequada ou incompleta deixa marcas físicas e emocionais, determinadas pelas diversas modalidades de violência que, especialmente, a criança ou adolescente sofreu.

A falta ou inconclusão do ato pericial legal, em muitos casos, leva a não se conseguir responsabilizar o agente causador da violência e, com isso, a obter a proteção da pessoa que sofreu violência, que muitas vezes permanece sob o mesmo teto e com a mesma dependência. A violência fica então potencializada pela falta de punição após o ato criminoso ser delatado.

É esperado que todo profissional de saúde, dentro de seu papel e dever profissional, seja capaz de atuar para a prevenção da violência doméstica e sexual, de fazer o diagnóstico precoce da violência sofrida, ter em mente a existência do pacto do silêncio e denunciar, em tempo hábil, para que se possa colaborar na manutenção da integridade física e emocional da paciente, em especial da criança e do adolescente sob seus cuidados. A atenção continuada, especializada e multidisciplinar da saúde física e emocional da pessoa em situação de violência, bem como de sua família, matriciando a assistência e afastando o agressor, será sempre necessária. Da qualidade assistencial dependerá o restabelecimento da autoestima e da integridade física, psíquica, social e espiritual das pacientes.

É imprescindível que os profissionais se conscientizem que, ao atender uma paciente com alguns dos sinais apresentados ou ao levantar a suspeita de violência, mesmo com poucas ou aparentemente infundadas queixas trazidas pela paciente, é preciso lembrar que estas estão buscando neste profissional uma esperança de rompimento do pacto do silêncio que envolve a família violentada, colaborando para que não sejam abandonadas à sua sorte, atenuando as sequelas que elas trazem dentro de si, muitas vezes durante toda uma vida.

LEITURAS RECOMENDADAS

1. Assis SG, Constantino P. Violência contra crianças e adolescentes: o grande investimento da comunidade acadêmica na década de 90. In: Minayo MCS, Souza ER. (orgs.). Violência sob o olhar da saúde: a infrapolítica da contemporaneidade brasileira. Rio de Janeiro: Fiocruz, 2003. p.163-98.
2. Azevedo MA. Contribuições brasileiras à prevenção da violência doméstica contra crianças e adolescentes. In: Westphal MF. (org.). Violência e criança. São Paulo: Edusp, 2002. p.125-35.
3. Bentovim A. Preventing sexually abused young people from becoming abusers, and treating the victimization experiences of young people who offend sexually. Child Abuse & Neglect 2002; 26(6-7):661-78.
4. Brasil. Ministério da Saúde. Secretaria de Vigilância em Saúde Viva: Vigilância de Violências e Acidentes, 2006 e 2007. (2009).

5. Cicchetti D, Toth SL. Child maltreatment. Annu Rev Clin Psychol 2005; 1:409-38.
6. Dubé R, Hébert M. Sexual abuse of children under 12 years of age: a review of 511 cases. Child Abuse Negl 1988; 12:321-30.
7. Furniss T. Abuso sexual da criança: uma abordagem multidisciplinar. Porto Alegre: Artmed, 1993.
8. Heger A, Ticson L, Velasquez O, Bernier R. Children referred for possible sexual abuse: medical findings in 2384 children. Child Abuse Negl 2002; 26:645-59.
9. Johnson CF. Child sexual abuse. Lancet 2004; 364:462-70.
10. Kaplan H, Sadock B, Grebb J. Problemas relacionados ao abuso ou negligência. In: Kaplan & Sadock. Compêndio de Psiquiatria. 7.ed. Porto Alegre: Artmed, 1997. p.738-44.
11. Moraes SD, da Fonseca AM, Soares JM Jr, Bagnoli VR, Souza MA, Ariê WM et al. Impact of domestic and sexual violence on women's health. J Hum Growth Develop 2012; 22:2.
12. Paolucci EO, Genuis ML, Violato C. A meta-analysis of the published research on the effects of child sexual abuse. J Psychol 2001; 135.
13. Pfeiffer L, Salvagni EP. Visão atual do abuso sexual na infância e adolescência. J Pediatr 2005; 81(Supl. 5):197-204.
14. Sociedade Brasileira de Pedriatria. Manual de Segurança da Criança e do Adolescente, DCSCA, SBP, 2004.
15. Venturi G, Recamán M, Oliveira S (orgs.). A mulher brasileira nos espaços público e privado. São Paulo: Fundação Perseu Abramo, 2004.
16. World Health Organization. Guidelines for medico-legal care for victims of sexual violence, 2003.

59

Endometriose

Mauricio Simões Abrão
Sérgio Podgaec

INTRODUÇÃO

A endometriose é definida pela presença de tecido endometrial fora da cavidade uterina e afeta cerca de 10 a 15% das mulheres em idade reprodutiva. Representa atualmente um importante problema de saúde pública por ser uma das principais causas de dor pélvica e de infertilidade na mulher.

Na década de 1990, houve relevante mudança na abordagem da doença, a partir da descrição da endometriose profunda. Em 1992, foi definida a classificação da endometriose conforme sua profundidade e, a seguir, surgiu a hipótese de que as diferentes apresentações dessa afecção podem, de fato, ser consideradas doenças distintas, considerando-se os focos que se localizam em ovário, peritônio e, na época, o chamado septo retovaginal. Esta última forma foi denominada endometriose infiltrativa profunda e, a partir de então, atenção específica tem sido dada aos aspectos diagnósticos e terapêuticos desta moléstia envolvendo cada um destes três sítios.

Em 2000, Brosens e Brosens sugeriram que a endometriose infiltrativa profunda possui características próprias, diferentes do acometimento de peritônio e ovário, sendo lesões menos frequentes, de envolvimento de regiões centrais da pelve, que se desenvolvem por metaplasia de tecido celômico em tecido endometrial, e não por implante do refluxo menstrual para a cavidade peritoneal, e sendo, em geral, mais sintomáticas, progressivas e menos responsivas à terapêutica hormonal.

ETIOPATOGENIA

Desde a teoria de Sampson, publicada em 1921, sobre a ação da menstruação retrógrada na gênese da endometriose, vários autores tentaram introduzir teorias para justificar a presença da doença em locais alheios à participação do refluxo menstrual como transportador de fragmentos endometriais. Outras teorias foram propostas antes e após a hipótese de Sampson, como a da metaplasia celômica, dos restos embrionários, da disseminação linfática e hematogênica, a teoria hormonal e o implante iatrogênico.

A partir de 1980, os estudos sofreram uma guinada importante, quando o sistema imunológico foi envolvido como fator de influência fundamental no implante do tecido endometrial ectópico. As células participantes do sistema imune foram sendo envolvidas no racional dessa hipótese e avaliadas em diversos estudos, como os linfócitos B e T, macrófagos e células *natural killer*. Os fatores solúveis incluem inúmeras citocinas, como o fator de necrose tumoral (TNF-alfa), interleucinas 1, 2, 4, 6, 8, 10, 12 e 18, frações do complemento, lisozimas e proteínas inflamatórias da fase aguda. O que gera controvérsias é se essas alterações inflamatórias são causa ou consequência na formação da doença, ou seja, se precedem a endometriose ou vice-versa. Além disso, foram realizados estudos em que se encontrou alta positividade para fator antinúcleo, fator reumatoide e anticorpos anticardiolipina, ressaltando alterações no nível de autoimunidade, sendo a pesquisa precursora publicada por Weed e Arguembourg em 1980.

Mais recentemente, destacaram-se alguns dados adicionais:

1. Participação do VEGF (*vascular endothelial growth factor*), que promove crescimento específico do endotélio aumentando a permeabilidade vascular e modula a secreção de enzimas proteolíticas ligadas a angiogênese. Esse fator é produzido e secretado no líquido peritoneal principalmente por macrófagos ali presentes e tem sua produção aumentada quando estes estão ativados. O VEGF provavelmente age no tecido endometrial ectópico, favorecendo sua

perpetuação e infiltração, pela ação angiogênica, uma vez que o implante endometrial ectópico apresenta grande rede vascular ao seu redor.

2. Participação de interleucinas, que agem ativamente na resposta inflamatória, associadas a monócitos e/ou macrófagos ativados, além de ser potente regulador da ativação dessas células.
3. Apoptose ou morte celular programada é evento importante para vários processos fisiológicos e patológicos, caracterizando-se pelo controle de atividade celular por meio da morte induzida da célula, após estímulo específico, principalmente a diminuição da concentração de fatores de crescimento e aumento do fator de necrose tumoral alfa (TNF-alfa).
4. Fatores ambientais, como a dioxina formada durante a produção de vários compostos clorados, em diferentes processos de combustão e encontrados na atmosfera, vindo a contaminar os alimentos, que são, então, ingeridos por seres humanos. Estariam aumentados em pacientes com endometriose.
5. Fatores familiares: estudos recentes têm surgido no sentido de sugerir a participação genética no processo.

Com o aprimoramento do conhecimento desses fatores, acrescido de gatilhos ambientais que possam modular o sistema de defesa da mulher, como o estresse, tão presente na vida da mulher moderna, a gênese da doença pode ser mais bem esclarecida. Além disso, inegavelmente a maior influência hormonal estrogênica, caracterizada pelo menor número de gestações que as mulheres apresentam atualmente, aliada à idade da menarca cada vez mais precoce, concorrem para essa associação.

ENDOMETRIOSE PROFUNDA

A endometriose infiltrativa profunda foi inicialmente relatada por Sampson no início do século, quando descreveu um processo aderencial extenso no fundo de saco posterior, obliterando sua porção inferior e unindo o colo uterino ou porções inferiores do corpo uterino ao reto, com invasão de tecido endometrial nessas regiões.

Na década de 1980, Koninckx e Martin iniciaram estudos relativos às características dessa forma de endometriose que se apresentava infiltrando o peritônio em direção ao fundo de saco posterior, observando que algumas lesões se infiltravam mais profundamente no estroma subperitoneal. Dessa forma, a endometriose profunda foi definida como a lesão que penetra mais que 5 mm, diferenciando-se das lesões superficiais.

Donnez et al. propuseram haver dois diferentes tipos de endometriose profunda. A primeira seria a endometriose profunda infiltrativa, causada por invasão de uma lesão peritoneal profunda ativa no espaço retroperitoneal. Em casos de invasão peritoneal lateral, os ligamentos uterossacrais e a parede anterior do reto poderiam estar envolvidos, resultando em um processo de retração, adesão e obliteração secundária da escavação retouterina (fundo de saco de Douglas). O segundo tipo seria decorrente de pseudoinfiltração, também denominada adenomiose do septo retovaginal, em que as lesões seriam originadas do tecido do próprio septo retovaginal e consistiriam de musculatura lisa com epitélio glandular ativo ou estroma, sendo, portanto, menos invasivas.

É importante salientar que a endometriose acometendo o septo retovaginal propriamente dito não é comum, sendo fundamental definir essa questão. Em 2002, Martin enfatizou que a endometriose de septo retovaginal seria aquela que acomete o tecido conjuntivo presente entre a vagina e o reto, em geral presente a partir do terço médio da vagina para baixo, diferindo da doença profunda mais alta, posterior ao colo uterino, a qual denominou de endometriose retrocervical. Os nódulos que atingem o septo retovaginal (menos frequentes) e a parede intestinal representam a forma mais severa de acometimento da endometriose, devendo ser lembrados em pacientes com queixa clínica de dor pélvica sem relação com o ciclo menstrual, dispareunia de profundidade e alterações intestinais cíclicas, como aumento do trânsito intestinal, dor ao evacuar e/ou sangramento nas fezes durante o fluxo menstrual. Nestes casos, o toque vaginal associado a métodos de imagem, como a ultrassonografia transvaginal, podem sugerir o diagnóstico desse tipo de afecção.

DIAGNÓSTICO

O diagnóstico definitivo da endometriose é histológico, realizado com obtenção de amostra de tecido suspeito, em geral, durante videolaparoscopia. Contudo, os métodos diagnósticos tidos como não invasivos são fundamentais para a decisão de como e quando se deve indicar o procedimento cirúrgico.

Dados clínicos

As queixas clínicas mais frequentes entre as portadoras de endometriose são dismenorreia, dor pélvica crônica, infertilidade e dispareunia de profundidade. As alterações urinárias e intestinais cíclicas, que ocorrem durante o fluxo menstrual, devem ser também valorizadas, como dor à evacuação, diarreia, disúria perimenstrual, polaciúria, urgência miccional e hematúria.

Dos achados do exame físico, destacam-se os nódulos e os espessamentos em fundo de saco posterior e ligamentos uterossacrais, massas anexiais e retroversão uterina fixa. O exame físico minucioso, principalmente quando efetuado pouco antes da menstruação, dá informações importantes não só sobre a presença da moléstia como também chama a atenção sobre a eventual presença de doença infiltrativa, de maior gravidade.

Exames de imagem

Entre os métodos propedêuticos utilizados para o diagnóstico da endometriose, a laparoscopia representa o mais acurado, porém trata-se de procedimento cirúrgico invasivo, estando hoje restrita como método diagnóstico da doença, com critérios bem estabelecidos para a sua indicação. Para tanto, outros métodos diagnósticos de imagem merecem destaque.

Ultrassonografia

Representa um dos principais avanços no diagnóstico da doença. Pode indicar a presença da doença ovariana, na forma dos endometriomas e, por meio da ultrassonografia (US) especializada, com preparo intestinal, por via transvaginal e pélvica, consegue-se sugerir com alta acurácia a presença da doença infiltrativa profunda em suas diferentes localizações, quais sejam retrocervical, vagina, retossigmoide, íleo terminal, ceco, apêndice, bexiga e ureteres. O preparo intestinal é realizado com laxantes simples na véspera e aplicação de enema retal 1 hora antes do exame. Este método, quando efetuado por profissionais experientes, permite o mapeamento da pelve e a mensuração dos focos, inclusive com detalhes relativos às camadas intestinais quando acometidas pela doença (Figura 1).

Ressonância nuclear magnética

Representa método de acurácia semelhante à US e requer a especialização do radiologista, de forma semelhante ao exame ultrassonográfico. Tem aplicação específica na diferenciação do endometrioma, caso haja dúvida nessa identificação. Em relação ao comprometimento intestinal, tem a limitação de não permitir, como na US, distinguir as camadas intestinais comprometidas pela lesão (Figura 2).

Ecoendoscopia retal (US transretal)

Tem aplicação restrita para lesões intestinais e necessita de sedação (Figura 3).

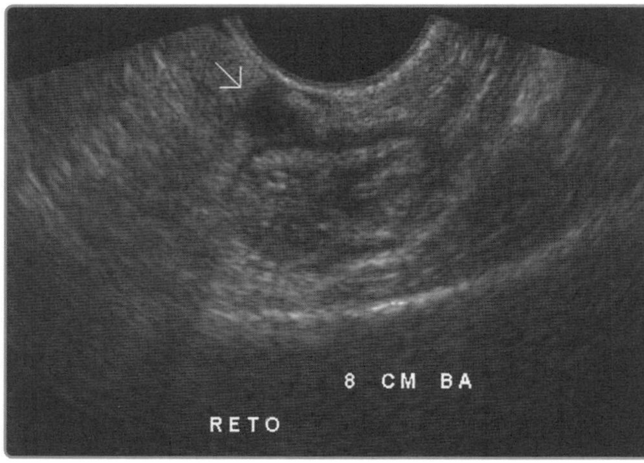

FIGURA 1 US transvaginal mostrando foco de endometriose profunda com infiltração da parede do reto (seta).

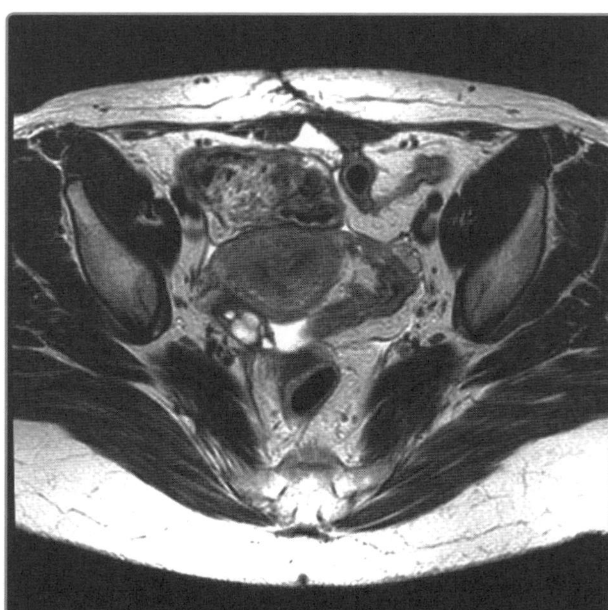

FIGURA 2 Ressonância magnética evidenciando endometriose profunda pélvica.

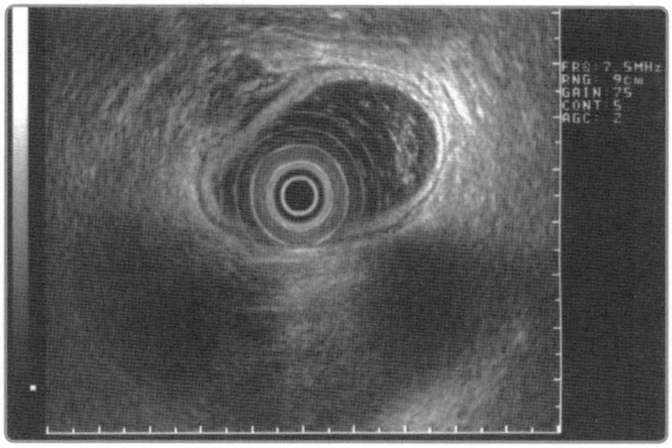

FIGURA 3
Ecoendoscopia retal mostrando foco de endometriose profunda acometendo a parede do reto.

Laparoscopia

É a principal modalidade terapêutica da endometriose. Nesse procedimento, é importante visualizar toda a pelve, o que é facilitado pelo auxílio de segunda ou terceira punções. A superfície ovariana, a fossa ovárica, a escavação retouterina e os ligamentos uterossacrais devem ser criteriosamente examinados (Figuras 4 e 5).

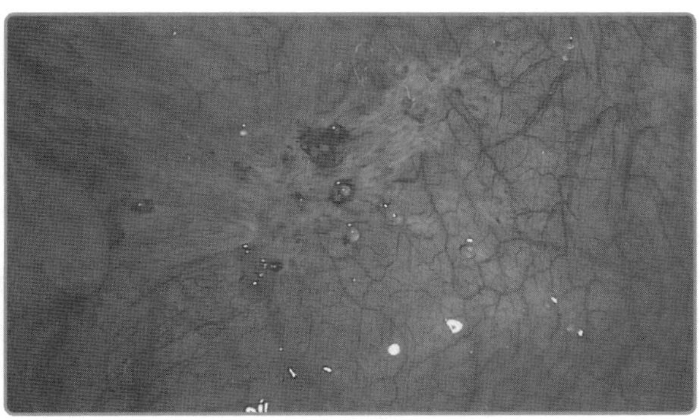

FIGURA 4
Laparoscopia no diagnóstico da endometriose peritoneal.

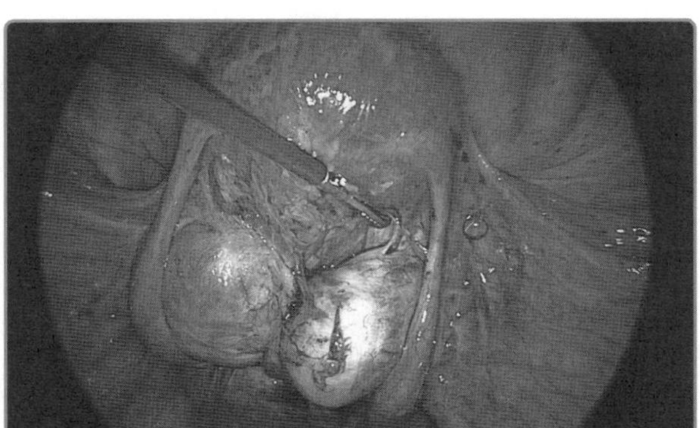

FIGURA 5
Laparoscopia no diagnóstico da endometriose ovariana com *kissing ovaries*.

TRATAMENTO

Quando há suspeita clínica de endometriose, deve ser solicitado exame de imagem, com preferência pela US especializada. Importante lembrar que exames clínicos e de imagem normais não descartam a presença de lesões superficiais.

Inicialmente, pacientes com quadros álgicos e sem desejo reprodutivo, que não apresentem imagens sugestivas de doença avançada, devem ser tratadas clinicamente.

Considera-se doença avançada a presença de volumosos endometriomas de ovário (acima de 4 cm), lesões profundas em íleo terminal, ceco, apêndice, ureteres e retossigmoide com risco de obstrução. Essa conduta clínica consiste na administração, por 6 a 12 meses, de tratamento hormonal com contraceptivos hormonais combinados ou exclusivos de derivados progestagênicos. A esta medicação, acrescentam-se anti-inflamatórios não hormonais (AINH) de nova geração no período perimenstrual e incentiva-se a realização de exercícios físicos. Esse tratamento é possível tendo como base o grande avanço dos exames de imagem que, com alta acurácia, permitem o controle do crescimento das lesões sem a necessidade da ressecção cirúrgica de forma indiscriminada. Para isso, a paciente deve realizar exames de imagem periódicos para o controle da estabilidade ou não das lesões, indicando o sucesso clínico (dos sintomas) e de manutenção das lesões.

Na falha desse tratamento, ou seja, se a paciente não apresenta melhora clínica ou se a doença mantém-se em crescimento, é então indicado o tratamento cirúrgico. Por meio desse procedimento, efetua-se a ressecção de todos os focos de endometriose. Após a cirurgia, caso a paciente não apresente desejo reprodutivo, indica-se tratamento clínico subsequente. O mesmo deve ser efetuado de forma semelhante ao descrito anteriormente.

Ênfase especial deve ser dada à doença profunda com comprometimento intestinal. Nessa situação, avalia-se tal possibilidade pelos métodos de imagem e recomenda-se, conforme a sequência já descrita, a ressecção do nódulo quando o comprometimento for ao menos da camada muscular interna em lesões unifocais menores que 3 cm. Em lesões multifocais e/ou maiores que 3 cm, é indicada a ressecção segmentar intestinal.

CONSIDERAÇÕES FINAIS

A paciente com endometriose pode referir diferentes sintomas com intensidades diversas, característica talvez ligada ao fato de a doença poder afetar órgãos pélvicos superficial ou profundamente. Assim, é fundamental salientar a importância de se tratar a mulher globalmente, e não apenas o órgão acometido, dando adequada atenção aos aspectos psíquicos e ambientais envolvidos no processo.

LEITURAS RECOMENDADAS

1. Abrao MS, Dias JA Jr, Podgaec S, Carvalho FM, Averbach M. Bowel endometriosis and schistosomiasis: a rare but possible association. Fertil Steril 2006; 85(4):1060.e1-2
2. Abrao MS, Neme RM, Averbach M, Petta CA, Aldrighi JM. Rectal endoscopic ultrasound with a radial probe in the assessment of rectovaginal endometriosis. J Am Assoc Gynecol Laparosc 2004; 11(1):50-4.
3. Abrao MS, Podgaec S, Carvalho FM, Goncalves MO, Dias JA Jr, Averbach M. Bowel endometriosis and mucocele of the appendix. J Minim Invasive Gynecol 2005; 12(4):299-300.
4. Abrao MS, Podgaec S, Filho BM, Ramos LO, Pinotti JA, de Oliveira RM. The use of biochemical markers in the diagnosis of pelvic endometriosis. Hum Reprod 1997; 12(11):2523-7.
5. Bazot M, Darai E. Sonography and MR imaging for the assessment of deep pelvic endometriosis. J Minim Invasive Gynecol 2005; 12(2):178-85.
6. Brosens IA, Brosens JJ. Redefining endometriosis: is deep endometriosis a progressive disease? Hum Reprod 2000; 15(1):1-3.
7. Donnez J, Nisolle M, Casanas-Roux F, Bassil S, Anaf V. Rectovaginal septum, endometriosis or adenomyosis: laparoscopic management in a series of 231 patients. Hum Reprod 1995; 10(3):630-5.
8. Dubernard G, Piketty M, Rouzier R, Houry S, Bazot M, Darai E. Quality of life after laparoscopic colorectal resection for endometriosis. Hum Reprod 2006; 21(5):1243-7.
9. Duepree HJ, Senagore AJ, Delaney CP, Marcello PW, Brady KM, Falcone T. Laparoscopic resection of deep pelvic endometriosis with retosigmoid involvement. J Am Coll Surg 2002; 195:754-8.
10. Fedele L, Bianchi S, Zanconato G, Tozzi L, Raffaelli R. Gonadotropin-releasing hormone agonist treatment for endometriosis of the rectovaginal septum. Am J Obstet Gynecol 2000; 183(6):1462-7.
11. Fleisch MC, Xafis D, De Bruyne F, Hucke J, Bender HG, Dall P. Radical resection of invasive endometriosis with bowel or bladder involvement – long-term results. Eur J Obstet Gynecol Reprod Biol 2005; 123(2):224-9.
12. Ford J, English J, Miles WA, Giannopoulos T. Pain, quality of life and complications following the radical resection of rectovaginal endometriosis. BJOG 2004; 111(4):353-6.
13. Garry R, Clayton R, Hawe J. The effect of endometriosis and its radical laparoscopic excision on quality of life indicators. BJOG 2000; 107(1):44-54.
14. Gorell HA, Cyr DR, Wang KY, Greer BE. Rectosigmoid endometriosis. Diagnosis using endovaginal sonography. J Ultrasound Med 1989; 8(8):459-61.

15. Jerby BL, Kessler H, Falcone T, Milsom JW. Laparoscopic management of colorectal endometriosis. Surg Endosc 1999; 13:1125-8.
16. Kennedy S, Bergqvist A, Chapron C, D'Hooghe T, Dunselman G, Greb R et al. ESHRE guideline for the diagnosis and treatment of endometriosis. Hum Reprod 2005; 20:2698-704.
17. Koninckx PR, Martin DC. Deep endometriosis: a consequence of infiltration or retraction or possibly adenomyosis externa? Fertil Steril 1992; 58(5):924-8.
18. Koninckx PR, Poppe W, Deprest J. Carbon dioxide laser for laparoscopic enterocele repair. J Am Assoc Gynecol Laparosc 1995; 2(2):181-5.
19. Martin DC, Batt RE. Retrocervical, retrovaginal pouch, and rectovaginal septum endometriosis. J Am Assoc Gynecol Laparosc 2001; 8(1):12-7.
20. Minelli I, Barbieri F, Fiaccavento A, Landi S. Complete laparoscopic removal of endometriosis for the management of pain symptomatology. J Am Assoc Gynecol Laparosc 2003; 10(S):11.
21. Nisolle M, Donnez J. Peritoneal endometriosis, ovarian endometriosis, and adenomyotic nodules of the rectovaginal septum are three different entities. Fertil Steril 1997; 68(4):585-96.
22. Ohba T, Mizutani H, Maeda T, Matsuura K, Okamura H. Evaluation of endometriosis in uterosacral ligaments by transrectal ultrasonography. Hum Reprod 1996; 11(9):2014-7.
23. Olive DL, Schwartz LB. Endometriosis. N Engl J Med 1993; 328(24):1759-69.
24. Possover M, Diebolder H, Plaul K, Schneider A. Laparascopically assisted vaginal resection of rectovaginal endometriosis. Obstet Gynecol 2000; 96(2):304-7.
25. Redwine DB, Wright JT. Laparoscopic treatment of complete obliteration of the cul de sac-de-sac associated with endometriosis: long-term follow-up of en bloc resection. Fertil Steril 2001; 76:358-65.
26. Reich H, McGlynn F, Salvat J. Laparoscopic treatment of cul-de-sac obliteration secondary to retrocervical deep fibrotic endometriosis. J Reprod Med 1991; 36(7):516-22.
27. Remorgida V, Ragni N, Ferrero S, Anserini P, Torelli P, Fulcheri E. How complete is full thickness disc resection of bowel endometriotic lesions? A prospective surgical and histological study. Hum Reprod 2005; 20(8):2317-20.
28. Roseau G, Dumontier I, Palazzo L, Chapron C, Dousset B, Chaussade S et al. Rectosigmoid endometriosis: endoscopic ultrasound features and clinical implications. Endoscopy 2000; 32(7):525-30.
29. Sampson JA. Perforating hemorragic (chocolate) cysts of the ovary: their importance and especially their relation to pelvic adenomas of the endometrial type. Arch Surg 1921; 3:245.
30. Senagore AJ, Duepree HJ, Delaney CP, Brady KM, Fazio VW. Results of a standardized technique and postoperative care plan for laparoscopic sigmoid colectomy. Dis Colon Rectum 2003; 46:503-9.
31. Varol N, Maher P, Healey M, Woods R, Wood C, Hill D et al. Rectal surgery for endometriosis: should we be agressive? J Am Assoc Gynecol Laparosc 2003; 10(2):182-9.
32. Varol N, Maher P, Woods R. Laparoscopic management of intestinal endometriosis. J Am Assoc Gynecol Laparosc 2000; 7:405-9.

33. Vignali M, Bianchi S, Candiani M, Spadaccini G, Oggioni G, Busacca M. Surgical treatment of deep endometriosis and risk of recurrence. J Minim Invasive Gynecol 2005; 12(6):508-13.
34. Yantiss RK, Clement PB, Young RH. Endometriosis of the intestinal tract: a study of 44 cases of a disease that may cause diverse challenges in clinical and pathologic evaluation. Am J Surg Pathol 2001; 25(4):445-54.

60

Leiomioma uterino

Nilo Bozzini

INTRODUÇÃO

Os leiomiomas são tumores monoclonais benignos de células musculares lisas do miométrio. São compostos de matriz extracelular contendo colágeno, fibronectina e proteoglicanas. São ricos em colágeno tipos I e III, mas as fibras são desarranjadas em sua arquitetura, de maneira semelhante ao que ocorre nos queloides (Figura 1).

Do ponto de vista anatômico, os leiomiomas são classificados em três tipos: submucosos (quando crescem na cavidade endometrial), intramurais (quando crescem na espessura do miométrio) e subserosos (quando crescem externamente, sob a serosa uterina). Quando se exteriorizam pelo canal cervical são denominados leiomiomas em parturição.

Os leiomiomas são tumores muito comuns, encontrados em até 77% como achados histopatológicos de peças de mulheres submetidas à histerectomia, sendo muitas vezes assintomáticos e não diagnosticados em exames de rotina, que são incapazes de diagnosticar lesões menores que 1 cm.

Por serem lesões muito comuns, são de grande interesse para a saúde coletiva, sendo indicação frequente de miomectomias e histerectomias, gerando significativo gasto de saúde pública, seja por conta de tratamento medicamentoso, procedimentos cirúrgicos, internações hospitalares ou taxas de absenteísmo profissional.

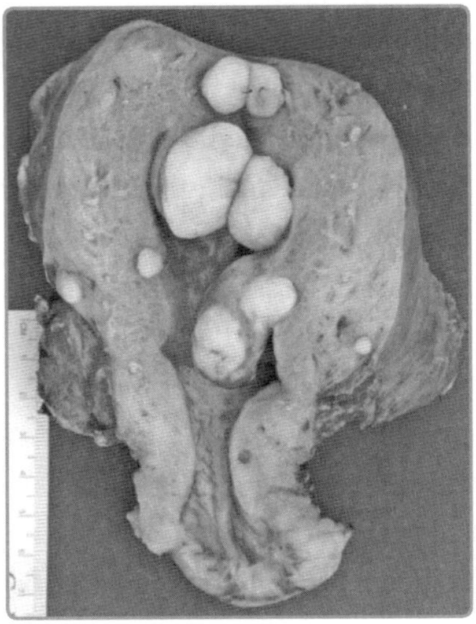

FIGURA 1 Leiomiomas uterinos. Observam-se leiomiomas submucosos e intramurais.

DIAGNÓSTICO

O leiomioma é uma afecção benigna comum em mulheres na menacme, podendo, muitas vezes, ser um achado diagnóstico durante exames de imagem da pelve feminina. Muitas vezes são assintomáticos, podendo ser subdiagnosticados. Quando sintomáticos, podem ser responsáveis por quadros clínicos diversos, que vão desde dor abdominal e sangramento uterino até sintomas de retenção urinária ou obstipação intestinal.

O diagnóstico de leiomioma uterino baseia-se fundamentalmente na anamnese e no exame físico, mas exames de imagem podem ser úteis tanto para o diagnóstico diferencial como para a programação terapêutica.

EPIDEMIOLOGIA

Os fatores de risco para o desenvolvimento de leiomiomas são:

1. Faixa etária: raramente antes da menarca, maior incidência dos 35 aos 45 anos e menor incidência a partir dos 50 anos de idade.
2. Etnia: maior incidência em afroamericanas quando comparadas às mulheres caucasianas e orientais.

3. História menstrual: menarca precoce e menopausa tardia são consideradas fatores de risco para o desenvolvimento de leiomiomas, dado o maior tempo de exposição ao estrogênio.
4. Gravidez: mulheres com gestações bem-sucedidas apresentam risco menor do que as nulíparas.
5. Sobrepeso: o risco de leiomioma aumenta com o aumento do índice de massa corpórea (IMC), provavelmente pela maior conversão periférica de androgênios em estrogênios, favorecendo o desenvolvimento dos leiomiomas.
6. Tabagismo: a maioria das pesquisas mostra que mulheres fumantes têm risco reduzido de desenvolvimento de miomas.
7. Antecedentes familiares: pacientes com familiares de primeiro grau acometidas pelo leiomioma têm risco aumentado em 2,5 vezes de desenvolvimento do tumor.
8. Doenças inflamatórias e infecções: doenças pélvicas inflamatórias causam lesões teciduais que podem aumentar o risco de leiomioma.

DIAGNÓSTICO

Anamnese

A avaliação inicial da paciente constitui-se primordialmente de entrevista cuidadosa, investigando os fatores de riscos para o desenvolvimento de leiomiomas, bem como análise crítica do quadro clínico da paciente, que pode ser muito variável com relação à presença deste tumor, suas características e faixa etária.

Em relação aos sintomas e sinais, como já comentados, os leiomiomas podem ser assintomáticos ou podem provocar sintomas como aumento do fluxo menstrual, algia pélvica, infertilidade, aumento do volume abdominal, compressão do trato intestinal, urinário ou sistema venoso, e corrimento sanguinolento. Infertilidade também é queixa comum, mas vale ressaltar que outras causas devem ser excluídas, mesmo com a presença de leiomiomas, posto que em poucas situações eles são a única causa da infertilidade conjugal.

Sangramento

É o sintoma mais comum e o que mais leva à indicação cirúrgica. A menorragia (aumento do volume menstrual) ocorre em 30 a 60% dos casos e também pode estar relacionada a outras patologias (alterações hormonais, hiperplasia endometrial ou pólipos endometriais).

Dor

A algia pélvica ocorre em 30 a 50% dos casos (dor em peso no hipogástrio, com irradiação para a região lombossacral e membros inferiores), assim como dismenorreia, dispareunia, pressão pélvica ou algia pélvica crônica. Quadros agudos, como a parturição do leiomioma submucoso, caracterizam-se por dor em cólica e sangramento. Em casos de dor aguda, também deve ser considerada a hipótese de torção ou degeneração do tumor.

Infertilidade

O fator mais importante na infertilidade associada ao leiomioma é a localização do tumor, sendo a variedade submucosa a principal responsável pelo sintoma. Essa localização da lesão requer tratamento quando existe desejo de gravidez, enquanto os subserosos parecem não afetar o sucesso reprodutivo e sua retirada não se justifica nos casos em que a única queixa é a infertilidade. A influência dos leiomiomas intramurais sobre a fertilidade não está bem estabelecida e a conduta nestes casos deve ser discutida individualmente com o casal.

Aumento do volume abdominal

É queixa frequente, porém geralmente não é compatível com o volume uterino. Apenas tumores com volume equivalente a gestação de 12 semanas ou mais podem causar diretamente o aumento do volume do hipogástrio.

Compressão de órgãos adjacentes

O volume expressivo do útero e do leiomioma pode comprimir estruturas vizinhas e causar sintomas como incontinência urinária, polaciúria, urgência miccional e infecções urinárias de repetição; manifestações mais graves incluem a hidronefrose uni ou bilateral. A compressão do ureter é 3 a 4 vezes mais comum à direita, uma vez que o ureter esquerdo é parcialmente protegido pelo sigmoide. A compressão do reto pode trazer repercussões como constipação e dor abdominal, puxo e tenesmo. Já a compressão do sistema venoso manifesta-se como edema e dor em membros inferiores, além de parestesia e hemorroidas.

Exame físico e ginecológico

O exame clínico geral, atentando-se para quadros de anemia, instabilidade hemodinâmica, aumento do volume abdominal ou sinais de infecção, são de extrema importância.

Os exames físico geral e ginecológico podem mostrar o tumor já à palpação abdominal em pacientes magras e com tumores volumosos, ou durante o toque vaginal bimanual. Durante o exame especular, pode-se visualizar mioma pediculado ou em parturição através do colo do útero entreaberto, com exteriorização do nódulo tumoral. Na maioria dos casos, o exame ginecológico conclui o diagnóstico. Geralmente, esses quadros cursam com sangramento contínuo. Deve-se ter cuidado especial com relação a quadros infecciosos pélvicos, em virtude da dilatação do colo uterino para a passagem dessa tumoração. Quanto à torção de leiomioma seroso pediculado, ocasionalmente pode ser causa de abdome agudo, com quadro de dor súbita, distensão abdominal, náuseas, vômitos e febre. O abdome se mostra doloroso ao exame, em especial no local da torção, podendo ser também palpado tumor nessa topografia.

Diagnóstico complementar

O diagnóstico do leiomioma é realizado clinicamente e confirmado por exames de imagem. Os exames complementares são importantes para diagnosticar afecções associadas. Os exames mais relevantes são:

1. Hemograma: para avaliar possível anemia em casos de sangramento vaginal aumentado.
2. Coagulograma: para afastar coagulopatia como causa de sangramento.
3. Urina tipo I e urocultura: para casos em que há sintomas urinários associados.
4. Colpocitologia oncótica: para afastar alterações cervicais e uterinas.
5. Ultrassonografia: exame de imagem de eleição para o diagnóstico de leiomioma uterino e sua localização (Figura 2).
6. Histerossalpingografia ou histerossonografia: exames para avaliar a permeabilidade das tubas uterinas e a cavidade uterina, com possíveis distorções de sua anatomia causada pelo mioma (Figuras 3 e 4).
7. Ressonância magnética: exame de indicação eventual para detectar lesões menores, para o diagnóstico diferencial da adenomiose e na programação cirúrgica da miomectomia (Figura 5).
8. Histeroscopia: exame útil para os casos de miomas submucosos e outras lesões cavitárias (Figura 6).

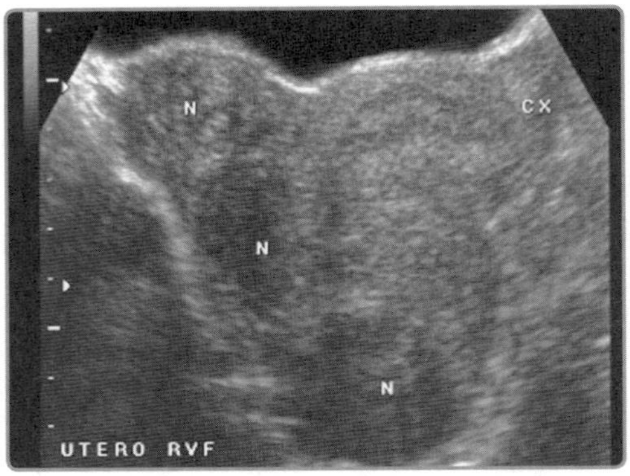

FIGURA 2 Ultrassonografia evidenciando leiomiomas.

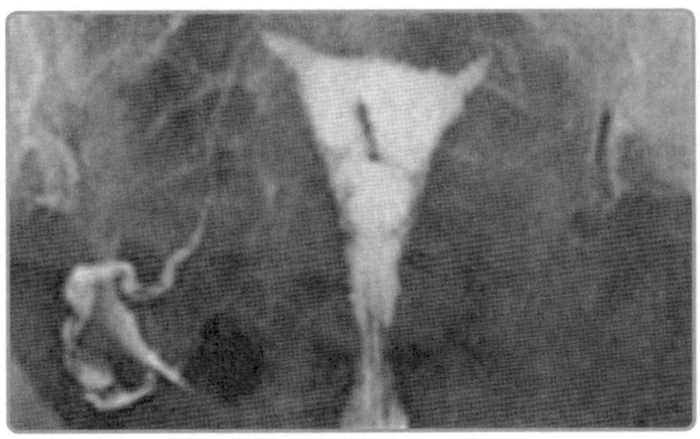

FIGURA 3 Histerossalpingografia evidenciando permeabilidade tubária direita e sinéquia intrauterina.

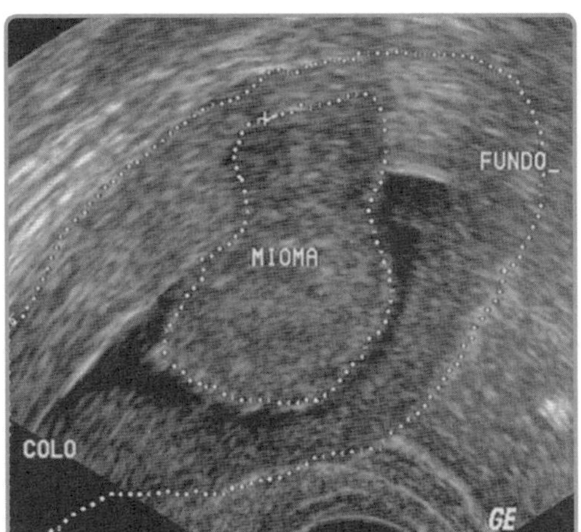

FIGURA 4 Histerossonografia evidenciando mioma submucoso.

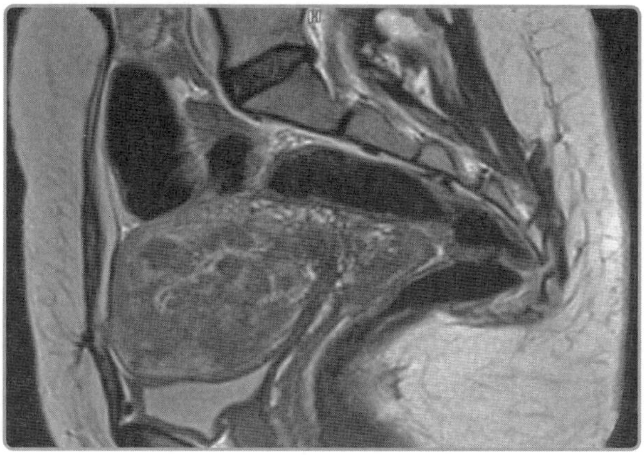

FIGURA 5 Ressonância magnética evidenciando leiomioma uterino.

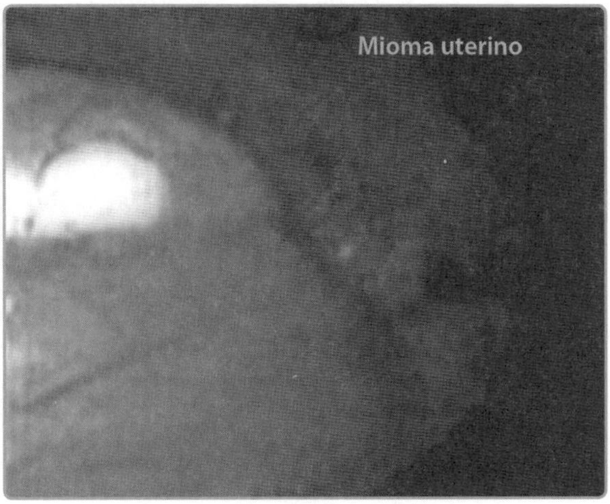

FIGURA 6 Histeroscopia evidenciando leiomioma submucoso.

DIAGNÓSTICO DIFERENCIAL

Leiomiossarcoma

Tumor de crescimento rápido e, ao exame de imagem, mostra sinais de degeneração e necrose. A transformação maligna ocorre em 1% dos casos. Aproximadamente 70% dos leiomiossarcomas provêm de focos intramurais, 20% de submucosos e 10% de subserosos.

Pólipos endometriais

O diagnóstico diferencial com miomas submucosos pode ser difícil e, muitas vezes, só é obtido pela visualização direta na histeroscopia.

Adenomiose

Diagnóstico diferencial em casos com volume uterino aumentado e suspeita de múltiplas lesões miomatosas. A RM é o melhor exame para essa diferenciação (a presença de adenomiose está associada a espessamento da zona juncional em mais de 15 mm, além de áreas focais mal delimitadas de hiper ou hipossinal dentro do miométrio).

TRATAMENTO

A conduta terapêutica do leiomioma uterino tem sido modificada nas últimas décadas, em razão do desenvolvimento de novos fármacos e de técnicas cirúrgicas menos agressivas, tornando-se cada vez mais conservadoras.

Tratamento clínico

Existem inúmeros medicamentos utilizados no tratamento clínico do leiomioma uterino, como anti-inflamatórios não hormonais (AINH), anticoncepcionais hormonais combinados orais (AHCO) e progestagênios, todos com benefícios apenas sintomáticos e parciais. O tratamento medicamentoso do leiomioma tem como melhor opção os análogos de GnRH.

Anti-inflamatórios não hormonais

São drogas muito utilizadas nos casos de dor e sangramento menstrual aumentado, mas não têm se mostrado eficazes para o tratamento de leiomiomas.

Anticoncepcionais hormonais combinados orais

Os estudos vigentes não apresentam consenso sobre a eficácia do uso de AHCO e derivados progestagênicos para o tratamento de leiomiomas, uma vez que esses tumores são ricos em receptores para tais hormônios, que podem funcionar, em alguns casos, como fatores de crescimento, embora, em outros casos, possam funcionar como regulador e redutor do sangramento menstrual.

Análogos do GnRH

São as substâncias mais utilizadas no momento para o tratamento clínico do leiomioma uterino. Ligam-se a receptores específicos de membrana nas células gonadotróficas da hipófise, assim como o GnRH nativo, e levam à liberação intensa das reservas de LH e FSH (efeito *flare-up*). Quando se faz aplicação contínua dessas substâncias, há dessensibilização dos gonadotrofos pela regulação para baixo dos receptores de GnRH e desregulação da sinalização intracelular. As indicações são:

- acetato de leuprolida de depósito (Lupron Depot® 3,75 mg a cada 28 dias ou 11,25 mg, a cada 84 dias, via intramuscular) por tempo variável;
- gosserrelina (Zoladex® 3,6 mg, 1 vez/mês; Zoladex LA® 10,8 mg, 1 vez a cada 90 dias, por via subcutânea).

Este medicamento demonstrou promover a diminuição do volume do mioma e do sangramento uterino. A redução do volume do mioma ocorre pela diminuição de níveis de progesterona e estradiol, além de redução da matriz extracelular, necrose hialina e redução do suprimento sanguíneo, e acontece principalmente nos primeiros 3 meses de tratamento. No entanto, após cessação do uso do medicamento, o volume do leiomioma pode retornar aos seus valores prévios ao tratamento em 4 a 6 meses.

Os benefícios e a aplicabilidade dos análogos de GnRH são limitados pelos efeitos colaterais e os riscos associados ao seu uso. Os efeitos adversos são resultados do hipoestrogenismo, que incluem fogachos, secura vaginal, cefaleia, artralgia, mialgia, redução da libido, insônia e perda de massa óssea.

A indicação do uso do análogo do GnRH em casos de leiomioma uterino, levando-se em conta efeitos clínicos indesejáveis e seu alto custo, requer uma normatização. Na presença de quadro anêmico e na ausência de urgência, deve-se optar por tratamento clínico hormonal para supressão das perdas sanguíneas. Outra situação em que se pode utilizá-lo é para reduzir o volume tumoral e a consequente alteração da técnica operatória, bem como facilitar a retirada do tumor no intraoperatório, geralmente com menor morbidade cirúrgica.

O uso pré-operatório para redução de volume e sintomas dos leiomiomas ou o uso temporário pré-menopausa parecem ser as indicações mais adequadas para o emprego dos análogos de GnRH.

DIU medicado com levonorgestrel

Em mulheres com útero de volume menor que 12 semanas e cavidade uterina preservada, pode ser utilizado o DIU medicado com progesterona, com melhora da dor e do sangramento local. Grande parte das mulheres usuárias do DIU entra em amenorreia e alcança níveis de hemoglobina maiores que 12 g/dL.

Tratamento cirúrgico

O tratamento cirúrgico pode ser conservador (miomectomia – Figura 7) ou radical (histerectomia – Figura 8), dependendo fundamentalmente do desejo reprodutivo e/ou da conservação do útero pela paciente e do seu quadro clínico.

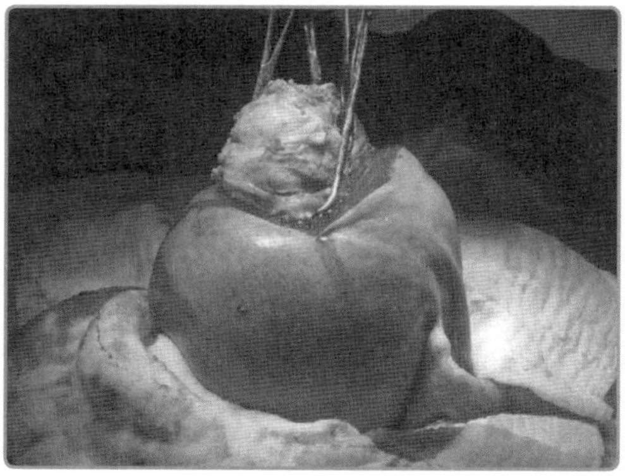

FIGURA 7 Miomectomia.

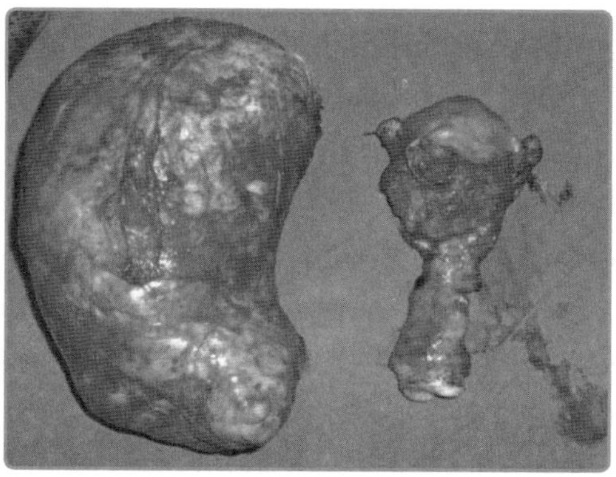

FIGURA 8 Produto de histerectomia total. À esquerda, leiomioma uterino. À direita, útero que o comportava, retirado por via laparotômica.

A indicação de tratamento radical para leiomioma uterino deve considerar os seguintes aspectos:

- prole constituída ou ausência de desejo reprodutivo;
- leiomiomas com contraindicação para abordagem por outras técnicas cirúrgicas;
- sangramento uterino anormal, associado ao leiomioma uterino, sem resposta ao tratamento medicamentoso;
- suspeita de neoplasia uterina maligna associada ao leiomioma;
- suspeita de leiomiossarcoma.

Entre as possibilidades de tratamento cirúrgico, pode-se adotar a via laparotômica, vaginal, laparoscópica ou histeroscópica, sendo que a escolha deve ser individualizada a cada caso.

De modo geral, todos esses procedimentos necessitam de avaliação clínica e psicológica pré-operatória adequada.

Os procedimentos pré-operatórios constam de:

1. Avaliação clínica: comorbidades associadas, condições hemodinâmicas.
2. Exames laboratoriais: avaliação de anemia, coagulopatias e outros exames pertinentes às comorbidades associadas.
3. Orientações pré-internação: período do ciclo menstrual (durante o período menstrual aumenta o risco de sangramento ou de endometriose pela cirurgia); tratamento de leucorreia preexistente.

Na indicação da via de acesso e intraoperatório, outros cuidados são importantes para decisão da melhor abordagem cirúrgica: condições clínicas, tamanho do tumor, melhor habilidade do cirurgião e equipe e outras.

Antibioticoprofilaxia

Deve ser feita na indução anestésica, que pode ser realizada com diferentes posologias e diferentes drogas, dependendo da recomendação da comissão de controle de infecção hospitalar de cada serviço.

Profilaxia de trombose venosa profunda (TVP)

Indica-se o enfaixamento de membros inferiores, estímulo à deambulação precoce e uso de anticoagulantes no perioperatório, dependendo das necessidades de cada paciente.

Cirurgia endovascular: embolização das artérias uterinas (EAU)

A EAU atua por meio de isquemia do tumor pela impactação de partículas de polivinil nos vasos que o nutrem. O índice de satisfação das pacientes após o tratamento é de aproximadamente 80 a 90%, e a taxa de recidiva ou reincidência é menor que 10%.

A dor pós-EAU, que ocorre mais frequentemente nas primeiras 24 a 48 horas, tem sido minimizada e bem controlada após a introdução da anestesia peridural ou raquidiana para analgesia. A síndrome pós-embolização, presente em aproximadamente 20% dos casos, caracteriza-se pela presença de dor abdominal, febre, vômitos e mal-estar.

A EAU pode ser indicada para portadoras de miomatose uterina e que não desejam retirar seu útero, mas ainda não existem dados suficientes que suportem a EAU como método terapêutico seguro para mulheres com desejo de gestação subsequente ao tratamento. Uma análise clínica e radiológica detalhada é de grande valor para definir a indicação do melhor tratamento. Esses cuidados acarretaram melhor resultado para a paciente, já que todas as opções disponíveis têm grande valor quando bem indicadas.

As Figuras 9 e 10 apresentam os esquemas de tratamento do leiomioma uterino indicados para mulheres assintomáticas e sintomáticas.

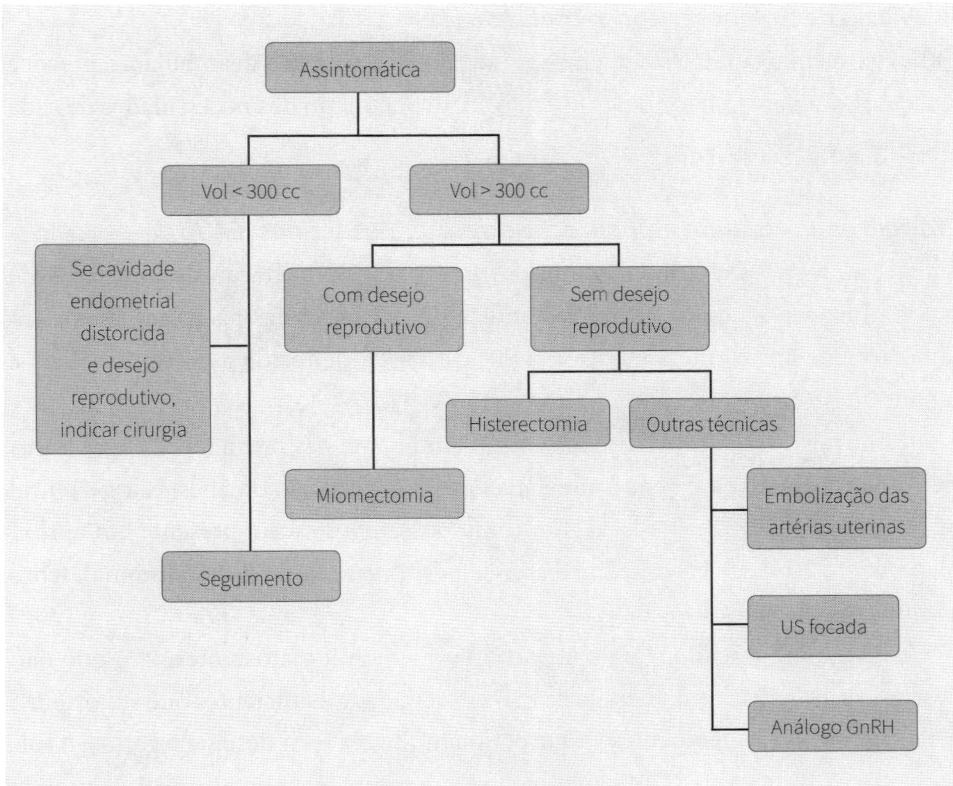

FIGURA 9 Tratamento do leiomioma uterino em mulheres assintomáticas.
US: Ultrassonografia.

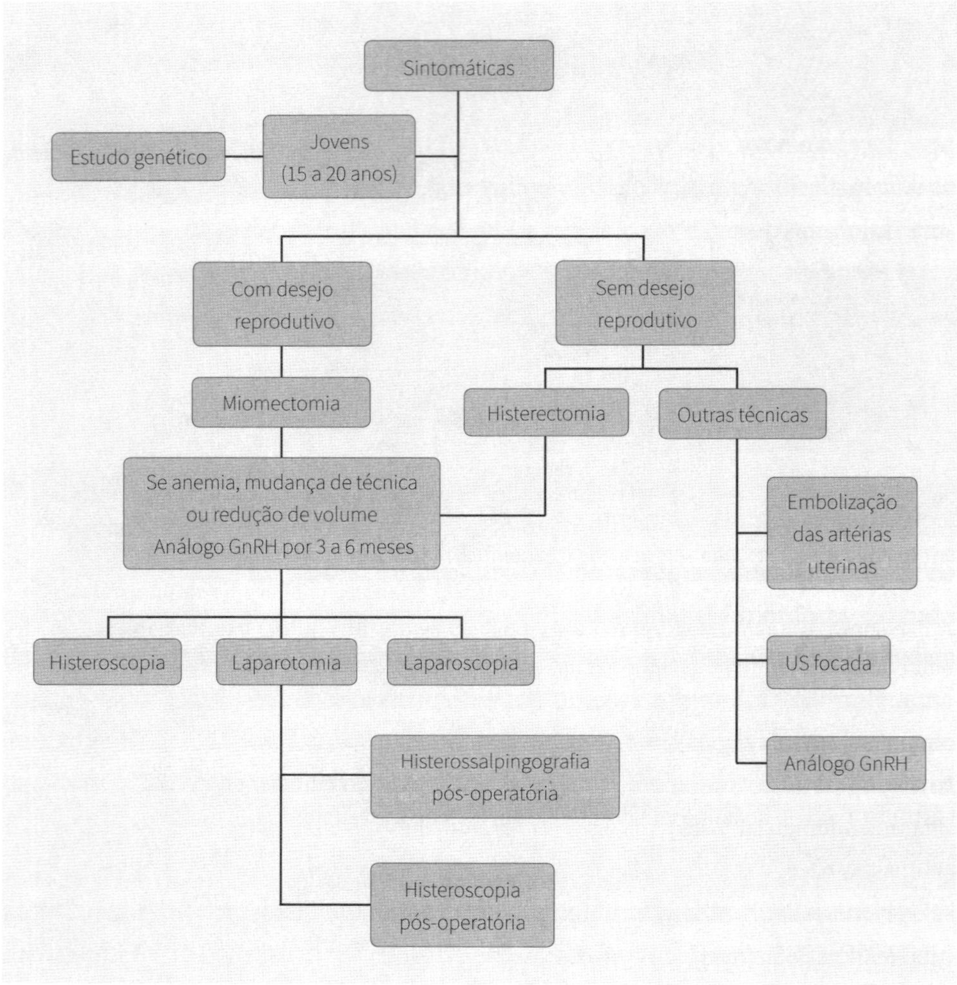

FIGURA 10 Tratamento do leiomioma uterino em mulheres sintomáticas.
US: Ultrassonografia.

LEITURAS RECOMENDADAS

1. Bozzini N. Leiomioma uterino. 2.ed. São Paulo: Planmark, 2005.
2. Gupta S, Jose J, Manyonda I. Clinical presentation of fibroids. Best Pract Res Clin Obstet Gynaecol 2008; 22(4):615-26.
3. Parker WH. Etiology, symptomatology, and diagnosis of uterine myomas. Fertil Steril 2007; 87(4):725-36.
4. Parker WH. Uterine myomas: management. Fertil Steril 2007; 88(2):255-71.
5. Vitiello D, McCarthy S. Diagnostic imaging of myomas. Obstet Gynaecol Clin N Am 2006; 33:85-95.

Índice Remissivo

F

G

H

M

N

Q

R

S

U

V

Z